国がん中央病院　がん攻略シリーズ

最先端治療
胆道がん・膵臓がん

国立がん研究センター中央病院　肝胆膵内科、肝胆膵外科、他 編著

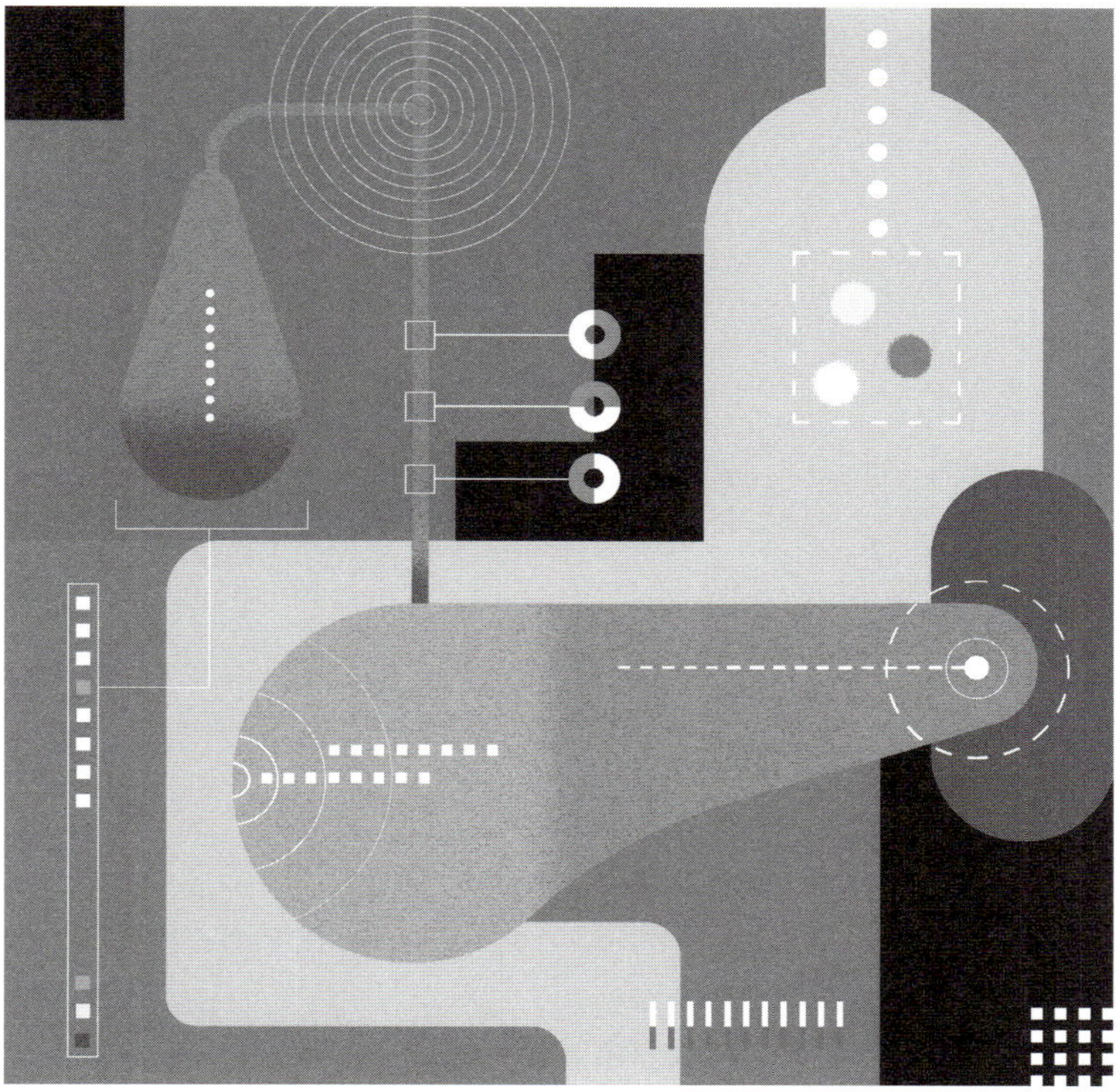

国がん中央病院 がん攻略シリーズ
刊行にあたって

がんは今や不治の病ではなく、半数以上の患者さんが治癒《ちゆ》しています。しかし、進行期で発見された患者さんや再発した患者さんでは、治癒するのは難しい場合が多く、数多くの患者さんががんと闘っているのも事実です。さまざまな病期で、それぞれの悩みをもつ患者さんに、がん治療に関する最新の情報を正確に提供することは非常に重要です。

現在では、書籍、インターネット、テレビ、ラジオ、新聞、雑誌などでがん治療に関する多くの情報を得ることができます。しかし、残念なことに巷《ちまた》に溢《あふ》れているいずれの情報にも、間違った情報、有効性が誇張された情報、科学的な根拠に基づかない情報などが少なくありません。何事も勉強は大切ですが、正しい教科書で勉強することが重要であることはいうまでもありません。誤った内容の教科書を使っての勉強は、「百害あって一利なし」ですが、患者さんやご家族がご自身でその内容が正しいか否かを判断することは困難です。がん治療を解説した書籍も数多く出版されていますが、多くは標準的な治療法を解説する内容にとどまっています。このような状況のなかで、少しでも希望をもてる最新の治療に関する正しい情報を求めている患者さん、ご家族は非常に多いと思います。

がんの治療は近年、急速に進歩、変貌《へんぼう》しています。外科的治療、薬物による治療、放射線治療、あるいはそれらを補助したり、積極的に患者さんの心身の苦痛を取り除いたりする緩和医療など、集学的な治療の重要性が指摘され、スペシャリストによるチーム医療のあり方も模索されています。さらに分子標的薬治療、免疫チェックポイント阻害薬による免疫療法などの進歩は目覚ましく、がん種によっては、進行期のがんを薬で治せる時代が、あと一歩のところまできています。

本シリーズでは、国立がん研究センター中央病院で実施されている最先端の治療を中心に解説しています。病期やがんのタイプなど条件が許せば、治験・臨床試験に参加するなどして、特に先端をいく治療を受けることもできます。

多くの患者さん、ご家族にがん治療に関する正しい情報が提供され、今後の治療に役立てていただけることを願っています。

２０１９年１月

国立がん研究センター中央病院　副院長
大江裕一郎

もくじ

第2部 膵臓がん

第3部 胆道がん・膵臓がんに対する最新・近未来の治療

◆本書に掲載の内容はすべて2019年1月現在のものです。

【協力者一覧】
カバー・本文デザイン／川畑一男
イラスト／ネモト円筆（カバー・本文）・野口賢司
編集協力／渡辺百合・はせべみちこ・佐野悦子
DTP／D・Free
撮影協力／(株) 明治座アートクリエイト

胆道がん、膵臓がんの治療の現状

適切なタイミングで、適切な治療を行い
その人らしい生活を支える

●〝難治〟といわれる胆道がん、膵臓がん

胆道、膵臓は上腹部の表面から比較的深い位置にある消化器の一部です。周囲には胃や十二指腸、肝臓などのほかの消化器や、太い動脈や静脈、神経といった重要な器官があります。こうした位置関係は、胆道がん、膵臓がんの診断や治療にとってとても大きな意味をもちます。

現在、胆道がんや膵臓がんに対して根治が期待できる唯一の治療法は手術です。手術可能な段階でがんを発見できるかどうかによって大きく治療方針が変わります。ただし、容易にアプローチできない位置であることから検査が難しく、発見が遅れ、診断がついたときには手術で摘出できない段階まで進行している患者さんが少なくありません。

また、仮に手術が可能であると診断された場合であっても、周囲を主要臓器に囲まれていること、切除が広い範囲に及ぶことなどから、手術には非常に高い技術が求められます。肉眼的にがんを全部取り切ったと判断されても、目に見えないがんが手術範囲の外側にまで広がっている可能性は否定できず、これらが早期に再発を起こしてくることが多いのも、この病気の特徴です。

●画像診断の進歩、分子標的薬の開発に期待

近年、診断の精度や技術は飛躍的に向上しています。CTや内視鏡を使って、患者さんに大きな負担をかけずに非常に鮮明な画像が得られるようになりました。発がんリスクの解明も進み、効率のよい早期発見、早期診断につながるシステムの確立が模索されています。

さらにこれらの技術は診断にとどまらず、治療にも応用され、痛みや黄疸《おうだん》、胆管炎といったこの病気に特徴的な症状に対して迅速な対応が

可能になり、患者さんのＱＯＬ（生活の質）の向上に寄与しています。

長く有効な抗がん薬がなかったこの分野ですが、１９９７年に膵臓がんへのゲムシタビンの効果が報告されて以来、治療法は徐々に増えています。現在、世界中の研究者たちが少しでも効果の高い治療法を求め、その開発に努力し、新しい分子標的治療や免疫療法などの研究が精力的に行われ、その成果が待たれるところです。

●がんとともにその人らしく生きる

胆道がん、膵臓がんの治療では、もちろん根治を目指すものの、たとえ、がんをすべて取り除くことができない場合であっても、がんとともに、苦痛を感じることなく、できるだけその人らしい生活を送り続けることが大切な目標となります。

化学療法（抗がん薬治療）などによってがんを攻撃し増殖を抑える治療（抗がん治療）を行いながら、並行して、積極的に鎮痛薬を用いて痛みを軽減する治療や、ステントなどによって黄疸を抑える治療といったがんに伴う症状をやわらげる治療（緩和治療）を行う、さらには食欲不振や栄養不良など患者さんのＱＯＬの低下を招くさまざまな支障に対してはその都度必要なケアを行うというように、医師だけでなく患者さんにかかわる看護師、薬剤師、管理栄養士など幅広い専門スタッフが連携しながら、患者さん一人ひとりの症状、体調、悩みに応じて、タイミングを逃さず、バランスよく適切に対応していくことが欠かせません。こうしたがん治療は、２人に１人はがんを患う時代における一つの方向性を示すものとして、重要な意味をもつと考えています。

本書では胆道がん、膵臓がんの検査や診断、治療を取り上げ、図版を交えてできるだけわかりやすく解説しました。特に治療については、標準治療はもちろん、本シリーズの趣旨であるこれから期待が寄せられる近未来の治療、その発展に密接にかかわる検査や診断法の研究、開発の動向などにも触れています。さらに、症状を緩和する治療や、患者さんに寄り添ったケアの実際などについてもページを割き、患者さんにすぐに役立てていただける情報提供を心がけました。

読者のみなさんがこの本をご覧になることによって、病気についての理解が深まり、今後の治療法を適切に選択し、質の高い生活を続けるための助けとなれば幸いです。

国立がん研究センター中央病院 肝胆膵内科長
奥坂拓志

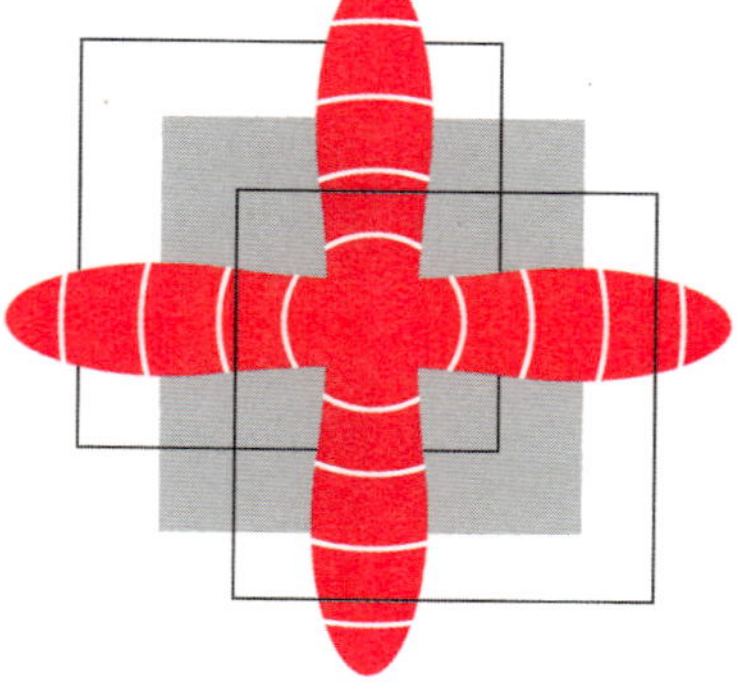

第1部

胆道がん

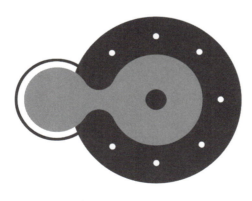

胆道がんにはこんな特徴があります

肝臓から十二指腸に続く胆汁の通り道が胆道

胆道は、肝臓の肝細胞でつくられる胆汁という消化液を十二指腸まで運ぶ通り道（経路）のことを指します。胆汁は肝臓内にある細い胆管を通って右肝管・左肝管のいずれかに流れ込み、出口となる肝門部の胆管に集まり肝臓の外に出ます。

肝臓から出た胆管は胆のう管に続き、胆汁は一旦、胆のうにため置かれます。

胆道の位置

胆道は胆管、胆のう、十二指腸乳頭部からなる、胆汁という消化液の経路。胆汁は肝臓でつくられ、胆管を通って胆のう、十二指腸へと送られる。胆管は肝臓内、十二指腸の後方、胃の後ろにある膵臓の内部を通っていて、体の前面からは見えにくい位置にある。

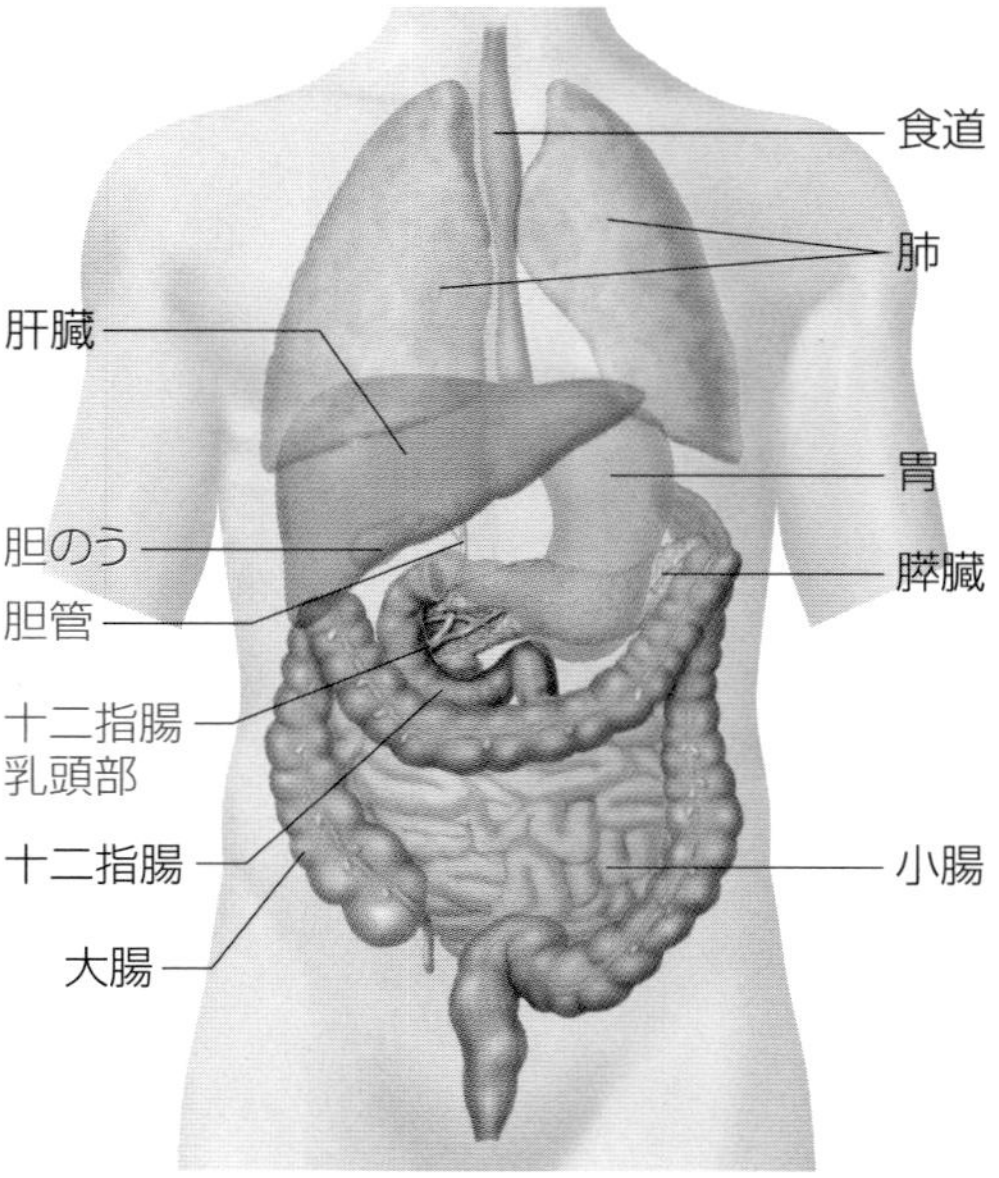

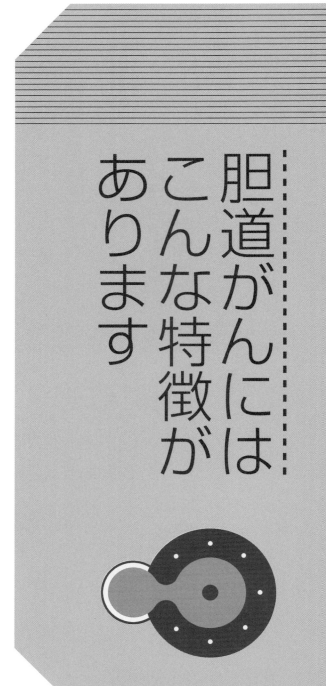

胆道の構造

肝臓内の細い胆管は出口で一つになり、胆汁を肝臓の外へと送り出す。肝臓内の胆管は肝内胆管、肝臓からの出口部分は肝門部領域胆管、その先は遠位胆管と呼ばれる。胆汁は胆のうに一旦ためられ、必要に応じて胆のう管から総胆管を通り、十二指腸乳頭部から十二指腸内に流出される。

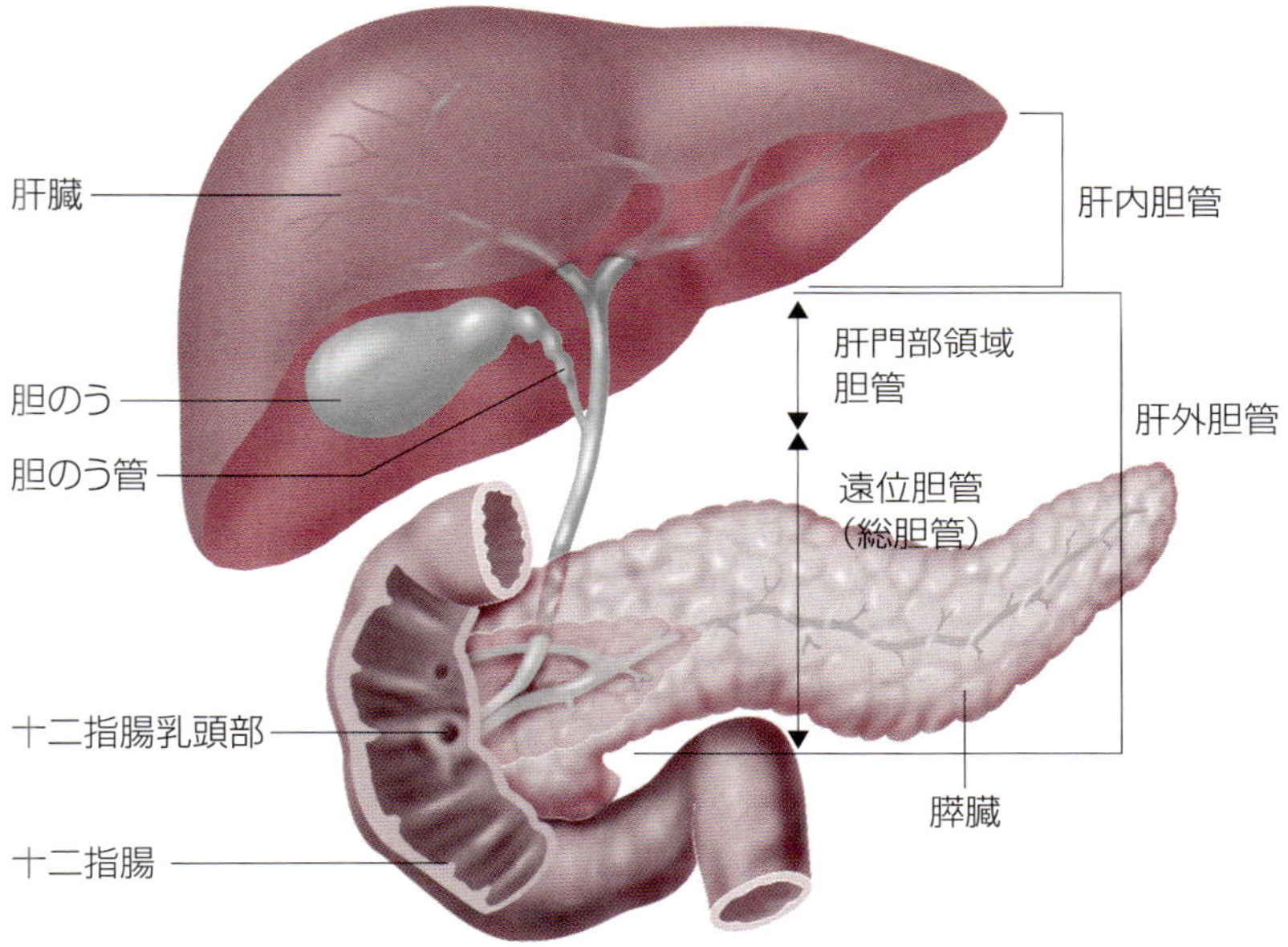

胆のうは、長さ10㎝、幅4㎝程度の西洋梨のような形をしており、50～60㎖の胆汁を蓄えることができるとされています。正常な胆汁は黄褐色の液体（時間の経過で酸化すると緑色になる）で、主に脂肪の消化に使われます。ビリルビンという黄色の色素、コレステロール、胆汁酸塩などが主な成分ですが、およそ90％は水分です。胆のうにためられているうちに、胆汁の水分は吸い取られ、ほぼ5～10倍に濃縮されます。

私たちが食事をし、食べ物が十二指腸に到着したと感知されると、貯蔵されていた胆汁が、胆のうから十二指腸へと続く胆管（総胆管）を通って流出され、消化を助けます。十二指腸の入り口部分は十二指腸乳頭部と呼ばれ、ここが胆管の終点となります。

つまり、胆道とは、胆管＋胆のう＋十二指腸乳頭部からなり、肝臓から十二指腸まで続く胆汁の通り道のどこかに発生したがんを胆道がんと呼びます。

発生場所、細胞の種類などによる分類がある

胆道がんは、がんが発生した場所によって、たとえば肝臓に近いほうか、あるいは十二指腸に近いほうかによって手術の方法が変わってきます。代表的な症状である黄疸の出かたも変わってきます。そこで、胆道がんは、がんが発生した場所によって大きく胆管がん、胆のうがん、十

がんの発生場所による分類

胆道がんはがんの発生部位によって大きく三つに分けられ、胆管がんはその位置によってさらに分類される。

胆管がん
・肝内胆管がん
・肝外胆管がん 肝門部領域胆管がん 遠位胆管がん
胆のうがん
十二指腸乳頭部がん

●胆のうがん

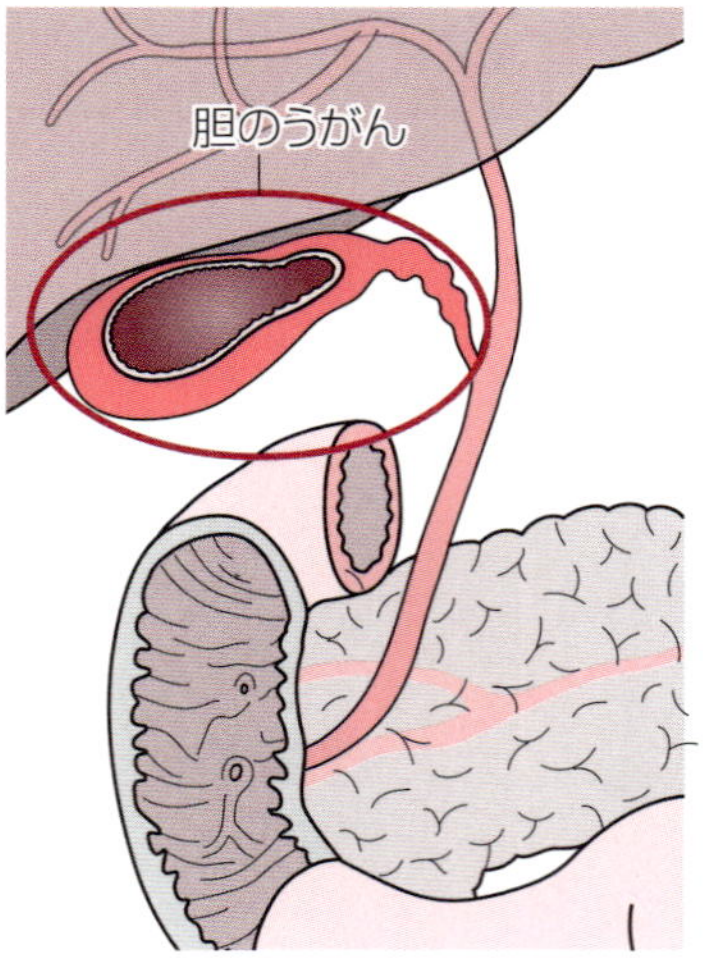

●十二指腸乳頭部がん

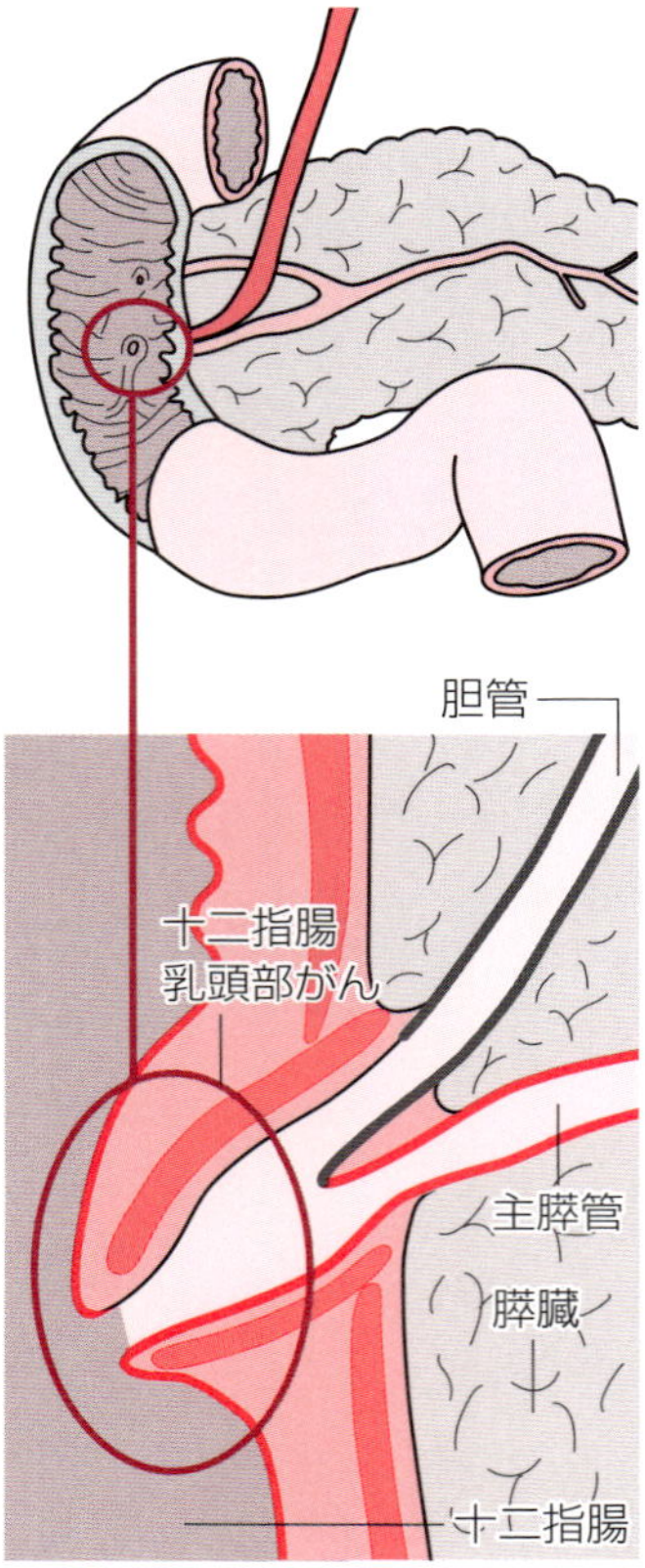

●胆管がん

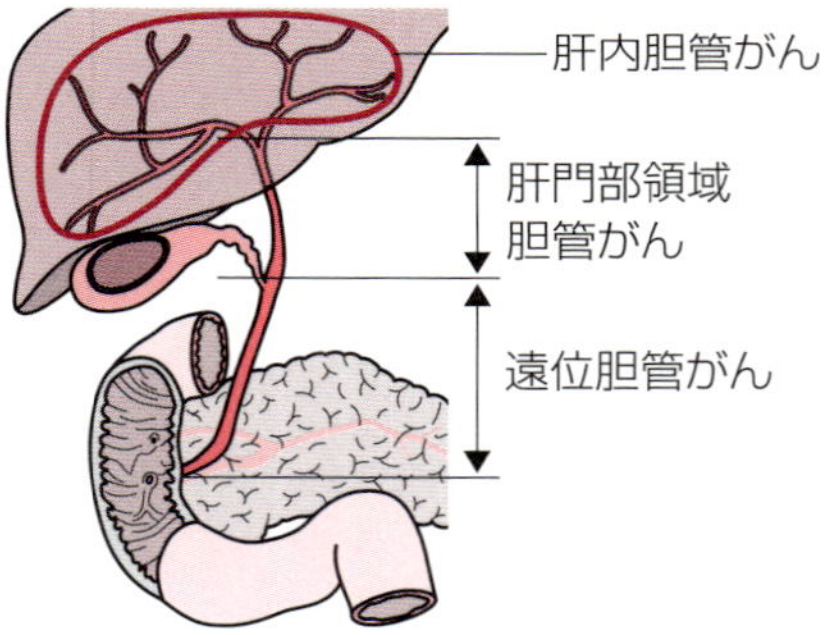

二指腸乳頭部がんに分けて考えられます。

さらに胆管は、長く広い範囲に及んでいるので、肝内胆管がん、肝外胆管がんに区分され、肝外胆管がんはさらに肝門部領域胆管がん、遠位胆管がんに分類されます。

このうち、肝臓の中にある胆管にできた肝内胆管がんは、「癌《がん》取扱い規約」という日本のがんの診断手順の約束事をまとめたルールブックでは、肝臓に発生したがん（原発性肝がん）として分類されています。ただし、一般的な原発性肝がんとは性格が大きく異なっており、抗がん薬治療などでは胆道がんとして扱われ、肝外胆管がんに準じた治療法が行われています。

胆道がんを、がん細胞の種類によって分類すると、ほとんどが腺《せん》がんです。腺がんは、すべてのがんのうち最も多くみられるタイプで、胃がんや肺がん、大腸がん、膵臓がんのほとんどが腺がんに分類されます。

腺がん以外では、一般的ではありませんが、神経内分泌腫瘍《しゅよう》、扁平上《へんぺいじょう》

胆道がん（胆管がん・胆のうがん）の罹患《りかん》率と死亡率の推移

胆道がんは罹患率、死亡率のグラフのラインが近く、治りにくいがんであることを示している。

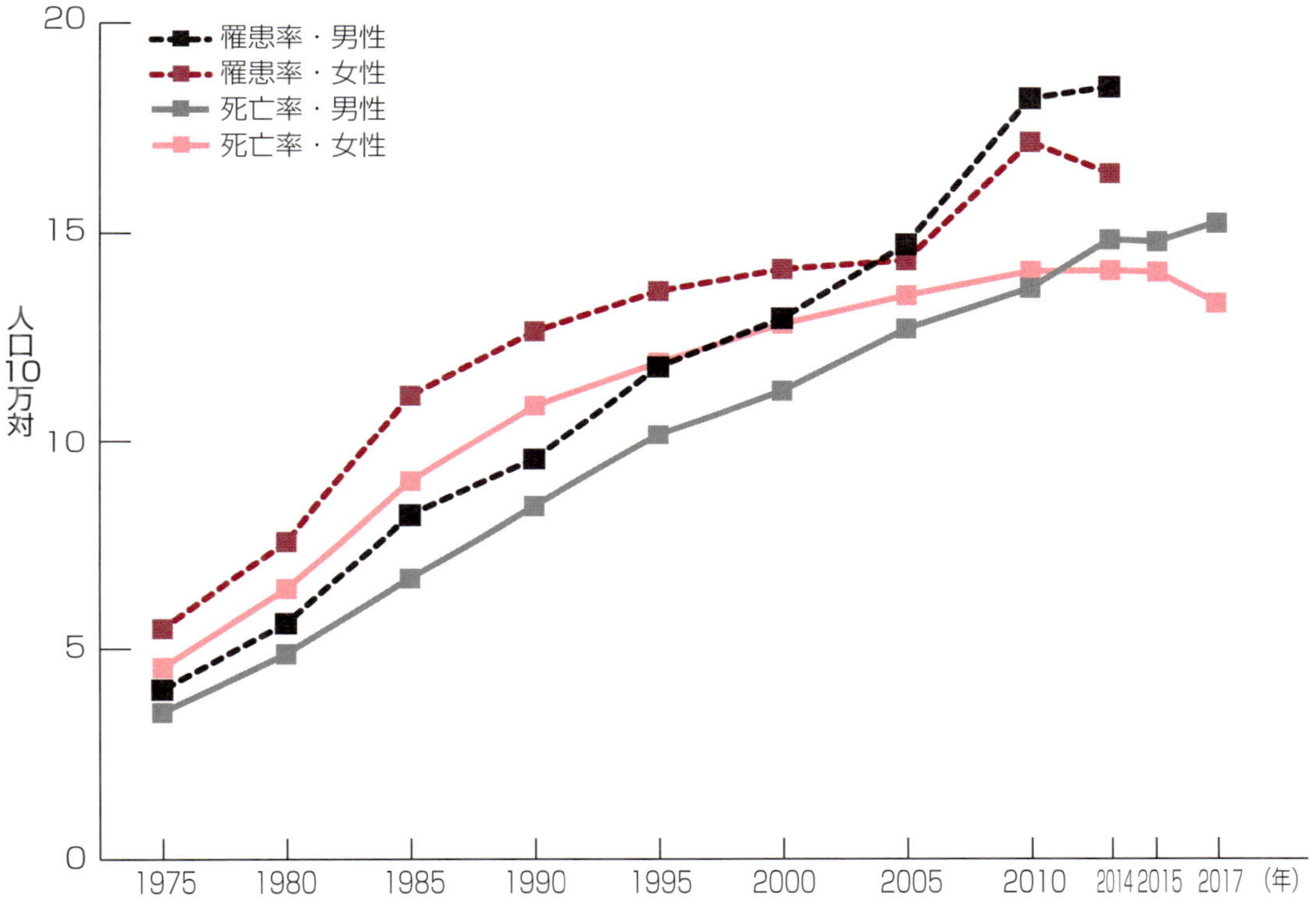

「国立がん研究センターがん情報サービス　がん登録・統計」より作成

皮《ひ》がん、未分化がんといったタイプの胆道がんがごくまれにみられることがあります。

男女差、地域差がみられる

胆道がんは日本では決して珍しいがんではなく、2014年の調査によると、1年間のうちに新たに胆道がんと診断される人の数（年間罹患《りかん》者）は約2万2千人、2017年の死亡者は約1万8千人とされています（国立がん研究センターがん対策情報センター）。

年次推移を見ると、増加の続いていた胆道がんに新たにかかる人（罹患者）、胆道がんによって死亡する人の数は、近年になってやや横ばいの傾向がみられます。また、上のグラフにみられる、罹患率と死亡率の近さは、胆道がんが治りにくいがんであることを示しています。

罹患率、死亡率のいずれも50歳代から増えはじめて、70歳代、80歳代に多くみられ、加齢に伴いかかる人が増えていくことがわかります（左グラフ参照）。

胆道がんでは、発症に男女差や地域、民族差があるのも特徴の一つです。欧米先進国では患者数が少なく、まれながん（希少がん）とされていますが、東アジアや南米、東欧ではさらに患者数は少なくありません。

日本人は、東アジアの人やアメリカ在住の日系人と比較し、罹患率が高いことがわかっています。胆のうがんの死亡率は女性が男性より若干高く、胆管がんの死亡率は男性のほうが高い傾向にあります。

こうした人種や地域における差、男女の差が生じる原因は明らかになっていません。

胆道がん（胆のうがん・胆管がん）の年齢別罹患率

胆道がんにかかる人は、多くのがんと同様、50歳代から増えはじめ、70歳代、80歳代に多くみられる。

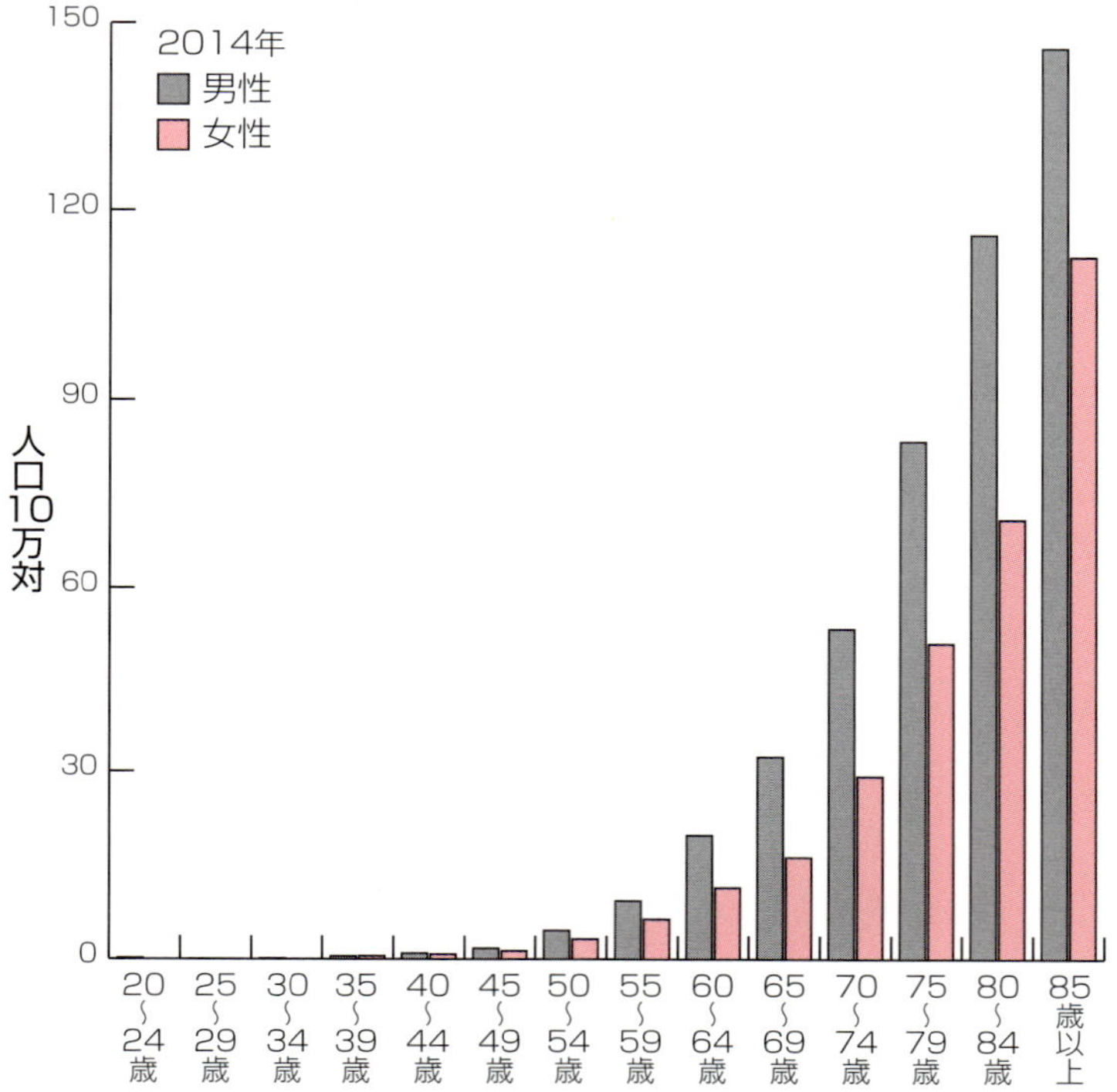

「国立がん研究センターがん情報サービス　がん登録・統計」より作成

慢性の炎症や刺激が発症リスクに

胆道がんの発症には、胆道が慢性の炎症やなんらかの刺激にさらされることが関与していると考えられています。具体的には、胆石症、胆管炎、胆のう炎、先天性膵・胆管合流異常症といった胆道関連の病気、潰《かい》瘍《よう》性大腸炎、クローン病などの炎症性の腸の病気、肝吸虫の寄生などが挙げられます。

特に、膵管と胆管が十二指腸よりも上部で合流する先天性膵・胆管合流異常症では、膵液と胆汁の逆流が生じるため、胆道や膵臓にさまざまな悪影響を及ぼすことがわかっており、胆道がんの大きな危険因子と考えられています。そこで、先天性膵・胆管合流異常症では、予防的に胆のうを摘出する手術が行われることがあります。

また、胆のうポリープのうち、10mm以上で徐々に大きくなっているものや、画像検査で大きさとは関係なく粘膜の表面がなだらかに盛り上がっているような病変の場合は胆のうがんが強く疑われるため、摘出する手術が勧められます。

そのほか、胆道がんの危険因子としては、女性であること、肥満、高カロリーの食事、野菜や果物の摂取不足、出産回数が多いことなどの可能性が指摘されていますが、明確な関与が解明されてはいません。

近年、職業性の胆道がんの存在が明らかになっています。２０１２年、大阪市にある印刷会社において従業員男性に、日本人男性平均の約１２００倍という通常では考えられないほどの高い頻度で胆管がんが発生していたことが報告されています。作業の工程で使用される化学物質のジクロロメタン、ジクロロプロパンの関与が疑われ、調査が進められました。その結果、この会社における胆管がんについては、ジクロロプロパンを長期にわたって吸い込んだことが発症の要因である可能性が高いとされています。

■胆道がんの危険因子

・胆道の慢性の炎症や胆道への慢性の刺激 胆石症、胆管炎、胆のう炎、先天性膵・胆管合流異常症、潰瘍性大腸炎、クローン病、肝吸虫の寄生、など
・胆のうポリープ 10㎜以上で、徐々に大きくなる 粘膜の表面がなだらかに盛り上がっている
・女性
・肥満
・高カロリーの食事
・野菜や果物の摂取不足
・出産回数が多い

受診のきっかけとなる症状

ほかの多くのがんと同じように、胆道がんにおいても、早期には、特定の自覚症状がほとんどみられません。

実際に、どのような症状から受診につながり、診断に至ったかについて調査した結果によると、黄疸、腹痛・腰背部痛、全身の倦怠感《けんたい》、食欲不振、体重減少といった症状が挙げられています。

最も代表的な症状が黄疸です。胆道がんは胆汁の通り道にできるがんであるため、がんによって胆汁の流れが途中でせき止められてしまいます。行き場を失った胆汁は血液中に流れ出します。胆汁は黄色の色素ビリルビンを含んでおり、血液中でその濃度が高くなるため、皮膚、白目などが黄色くなるといった症状が現れます。黄疸を自覚するきっかけとしては、顔色などの変化よりも、黄疸に伴う白っぽくクリーム状の白色便、尿が茶色く濃くなる黄疸尿、皮膚のかゆみなどの症状が多くなっています。

胆道がんにおいて、黄疸の症状を緩和することは重要な治療となります（60ページ参照）。

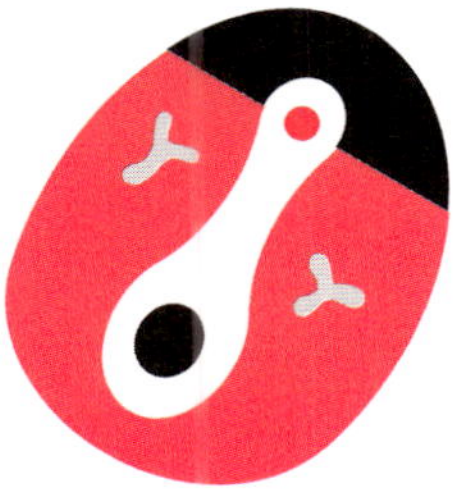

診断確定までの検査の流れ

肝機能障害があれば検査を受けてみる

胆道がんは、現状では有効な検診もなく、早期の発見が難しいとされます。主に発見のきっかけとなる黄疸は、早期の段階では現れず、ある程度進行し、がんが胆管をふさぐようになってから現れる症状です。

今のところ、特に症状のないごく初期のうちに診断されるのは、健康診断やほかの病気の治療中に、血液検査の異常などをきっかけにたまたま発見される場合に限られています。

通常の健康診断の血液検査でも調べられる肝機能障害は、胆石や胆道がん早期発見のための有効な手掛かりの一つです。肝機能障害を指摘されたら、腹部超音波検査、ＣＴまたはＭＲＩなどの画像検査を受けることが勧められます。また、原因不明の腹痛、発熱が続く場合も同様です。

検査は一定の手順で進める

黄疸や腹痛（右上腹部など）によって医療機関を受診し、胆道がんが疑われる場合、一定の流れに沿って各種の検査が進められます。検査の流れは、ファーストステップ、セカンドステップ、サードステップの三段階で行われ、段階ごとの必要な検査により、胆道閉塞《へいそく》の兆候、がんの存在、正確な位置の確認、大きさや広がりなどを調べて、診断を確定させていきます。

その結果に基づいてがんの進行度が決定され、治療の方針が検討されます。

胆道がんの検査・診断の流れ

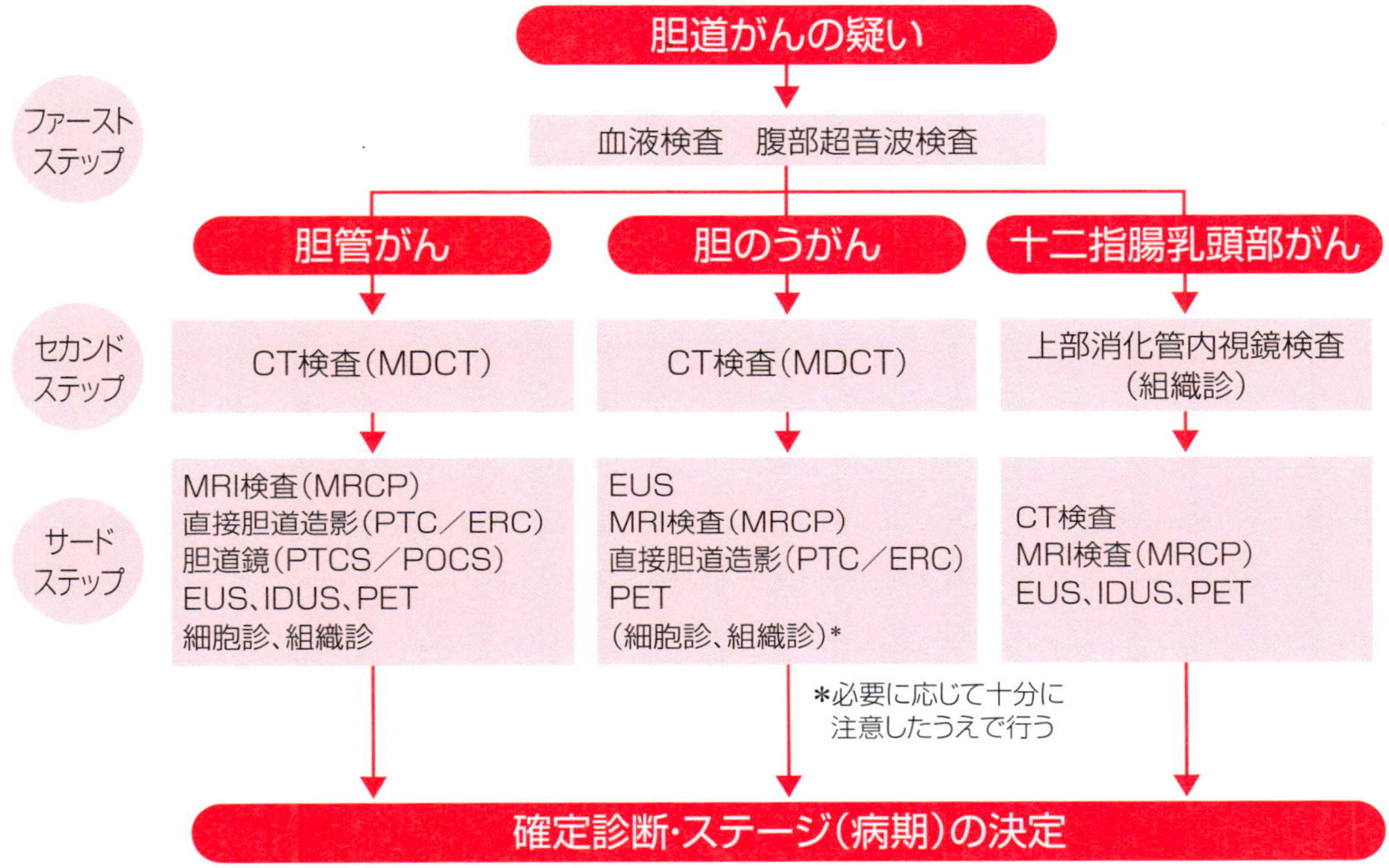

MDCT：マルチスライスCT　MRCP：磁気共鳴胆管膵管造影　PTC：経皮経肝胆道造影
ERC：内視鏡的逆行性胆管造影　PTCS：経皮経肝胆道鏡　POCS：経口胆道鏡
EUS：超音波内視鏡検査　IDUS：管腔内超音波検査　PET：陽電子断層撮影

日本肝胆膵外科学会・胆道癌診療ガイドライン作成委員会編「エビデンスに基づいた胆道癌診療ガイドライン　改訂第2版」（医学図書出版2014年発行）より改変

診断のためのファーストステップ

胆道がんが疑われる場合にファーストステップとして行われるのは、主として血液検査と腹部超音波検査です。

・血液検査

黄疸を引き起こす胆汁の流れの停滞を示すビリルビンやアルカリフォスファターゼ（ALP）の数値、それによって生じる肝臓の機能障害を示すγ《ガンマ》-GTP、AST、ALTなどの数値が上昇していないかを調べます。

がん細胞がつくり出す物質を腫瘍マーカーといいますが、残念ながら胆道がんを特定できる特異的な腫瘍マーカーはありません。ただし、診断の補助的な指標としては役立てることができるので、CA19-9やCEAといった、消化器系がん患者の血液中に多い腫瘍マーカーを測定します。

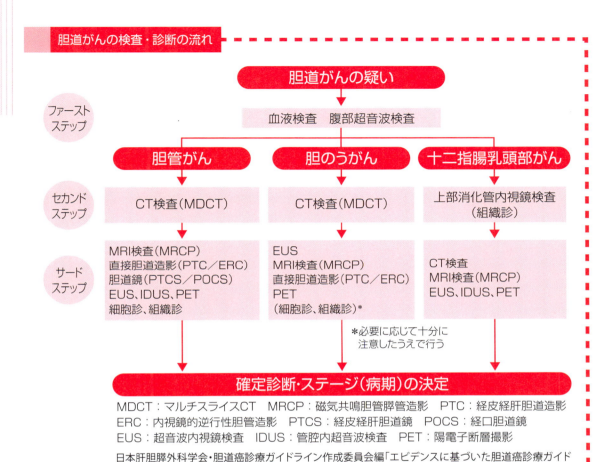

ファーストステップで行われる腹部超音波検査

体の外から超音波を発生するプローブを当て、映し出される画像を診《み》る検査。患者さんは横になっているだけで苦痛もなく、外来で簡単に行えるのが利点となる。

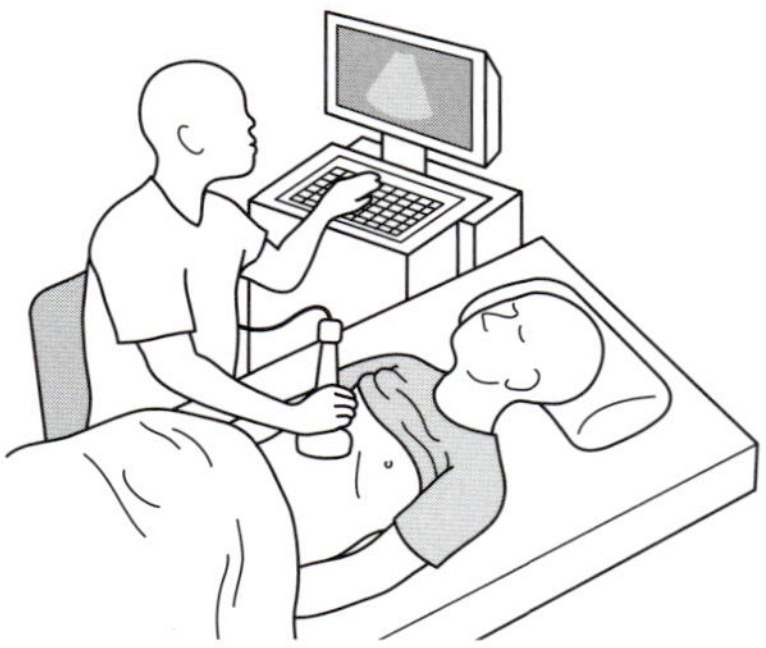

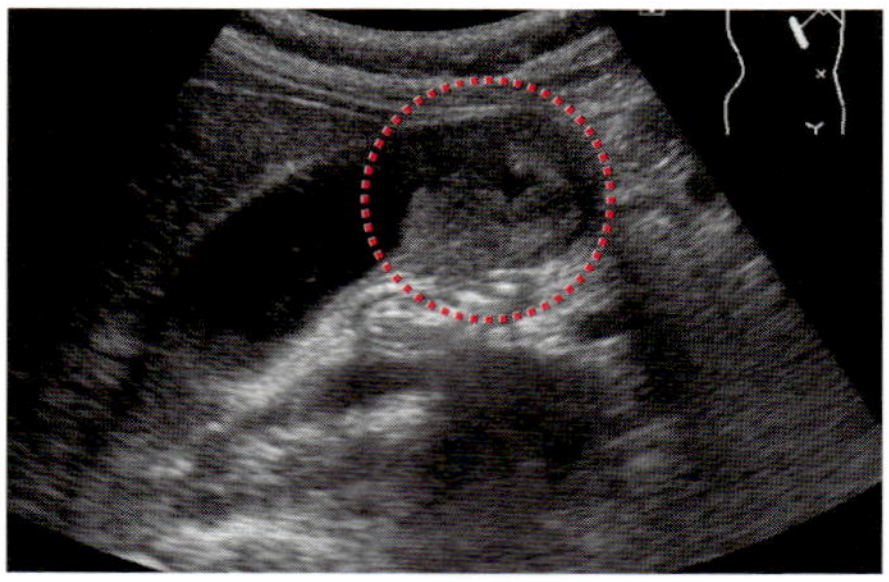

胆のうがんの腹部超音波画像。赤点線内にがん

・腹部超音波（エコー）検査

画像を用いた検査としては、腹部超音波検査が広く行われています。体の表面にプローブ（超音波を発生する装置）を当て、肝臓の内部や周辺の腫《は》れや病変を調べます。患者さんへの負担もほとんどなく、簡便なので外来で何度でも行える検査です。

胆管がんの場合、がんそのものを画像としてとらえることができる確率（描出率）は21～90％とばらつきがありますが、胆管の狭窄《きょうさく》（狭くなること）による胆汁の流れの停滞から生ずる胆管の拡張をモニター上で確認することで、がんの存在を推測できます。

胆のうがんの場合は、がんそのものを50％以上の確率でとらえることができるとされています。

ただし、体の奥にある臓器に対して、体表から当てる超音波が届く範囲には限界があり、がんのある位置や患者さんの体形（脂肪が多い、肥満であるなど）によっては、確認しにくいこともあります。

診断のためのセカンドステップ（部位別の精密検査）

ファーストステップの検査によって、胆道がんの疑いがさらに強くなったり、がんそのものの存在が確認されたりしたら、次のステップの検査が行われます。胆管がん、胆のうがんではCT検査、十二指腸乳頭部がんでは上部消化管内視鏡検査が中心となります。

・CT（コンピュータ断層撮影）検査

X線を用いて、全身を輪切りにした状態を撮影し、断面画像として映し出す検査です。造影剤を用いることで、がんとその周囲をより鮮明に詳細な画像で表し、周囲の血管や臓器への広がり、転移の有無や程度などの情報を把握することができます。

最近では、機器と技術の進歩により、1回のスキャンで多数の断面画像を得られる、MDCT（マルチスライスCT）による検査が推奨され

セカンドステップに有用なCT検査

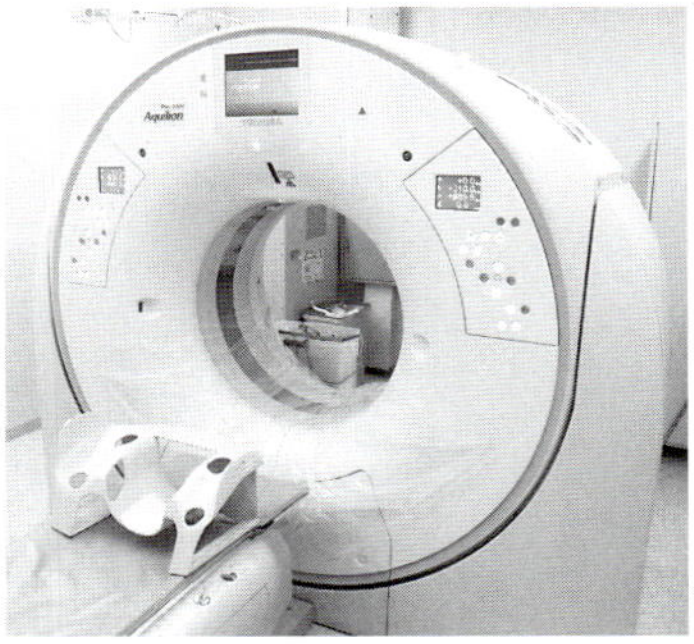

CT検査装置

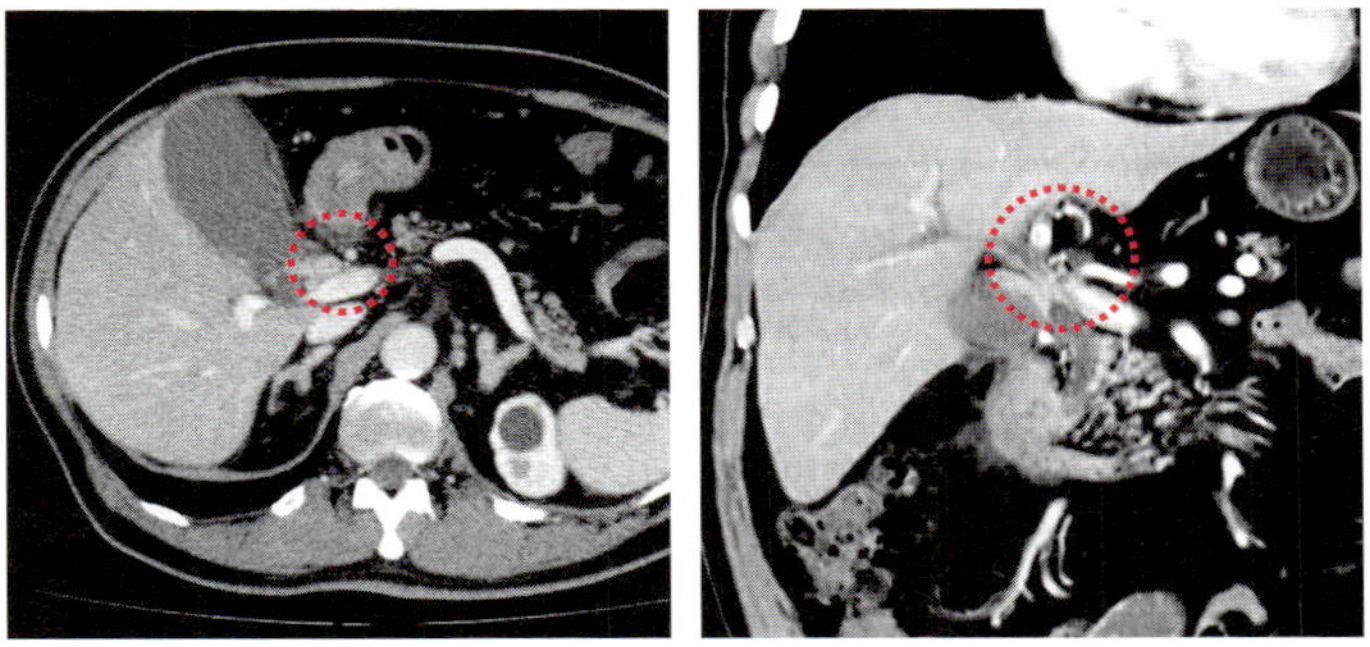

胆管がんのCT画像。赤点線内にがん

十二指腸乳頭部は上部消化管内視鏡で観察

口から内視鏡を入れ、消化管を通して十二指腸まで挿入し、モニターの画像を観察する。

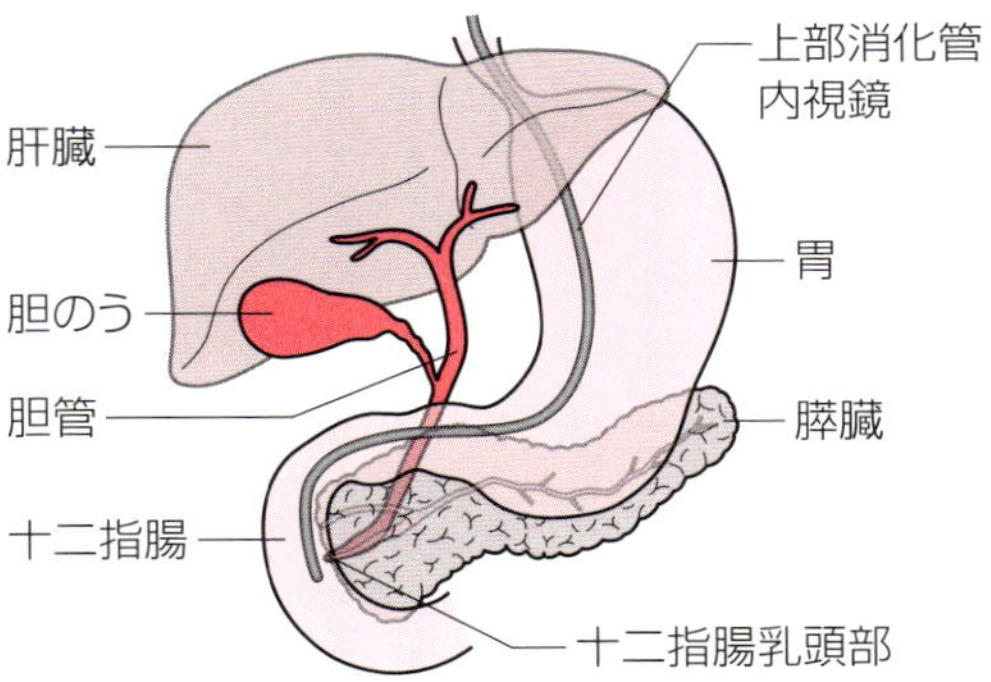

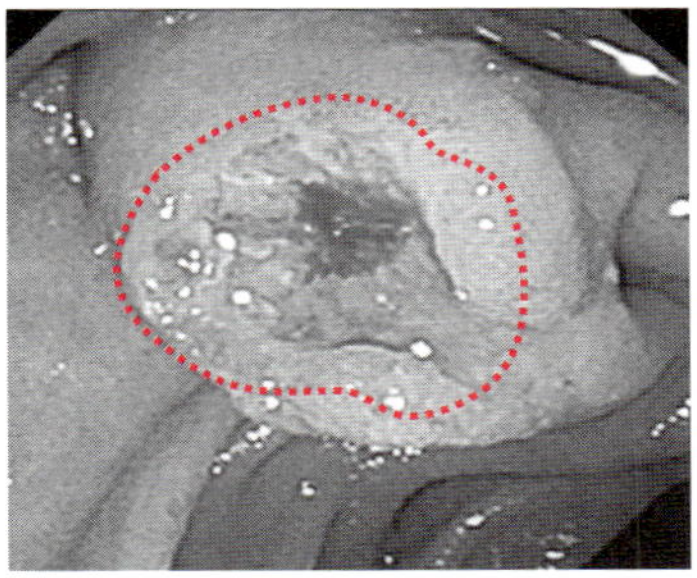

十二指腸乳頭部がんの内視鏡画像
赤点線内にがん

ています。短時間で広い範囲を鮮明に撮影でき、画像データの処理によって3D画像（3次元画像）や、縦、横、斜めなどさまざまな角度からの画像を得ることが可能です。

さらに、造影剤を注射後、短時間で同じ部位をくり返し撮影して血流の変化を見る、ダイナミックCTという撮影法を用いれば、がんの判別や周囲への浸潤《しんじゅん》の度合いなど、より詳細な診断に役立ちます。

・上部消化管内視鏡検査

内視鏡を口から十二指腸乳頭部まで入れ、モニターの画像を観察します。胆道がんの検査の場合、基本的にはレンズが横向きについた側視鏡（十二指腸鏡）が用いられます（次ページ囲み）。がんが疑われる場合は、内視鏡で組織を採取して顕微鏡で調べる、病理検査が行われます。

診断のためのサードステップ（さらなる精密検査）

サードステップではさらなる検査

内視鏡のしくみ

内視鏡システム

細長い管状の電子スコープとモニター、ビデオプロセッサー、光源装置などからなるシステム本体で構成され、スコープ先端の超小型カメラ（CCD）から送られる映像をモニターで観察する

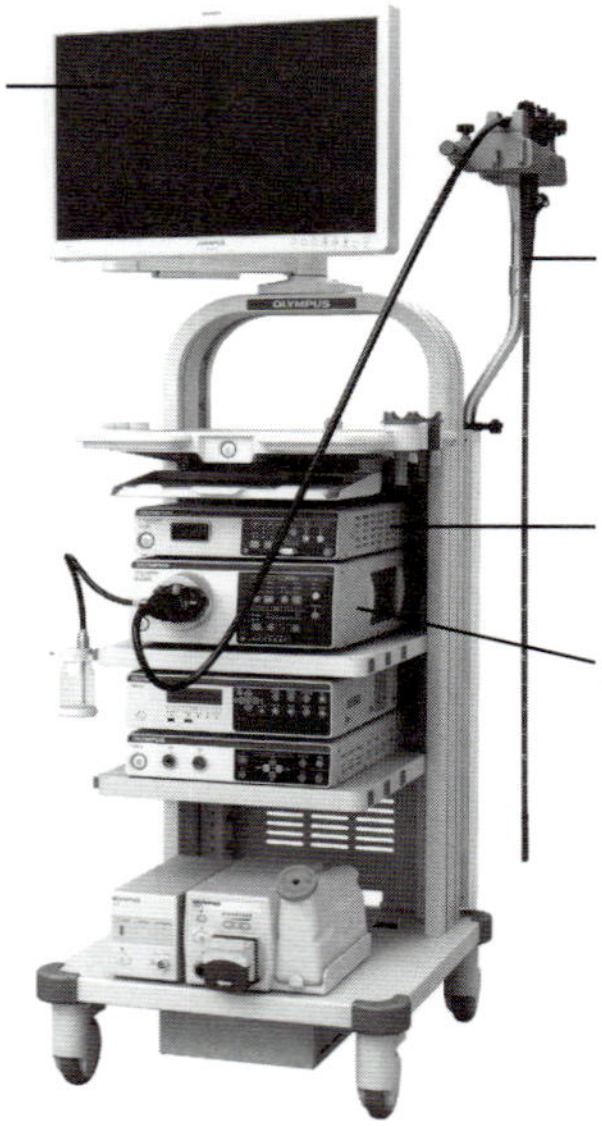

写真提供：オリンパス株式会社

内視鏡（十二指腸鏡）

アングル（握り部分）を操作して自在にスコープを動かすことができ、用途に応じて処置具（デバイス）を入れ替え、検査や組織採取を行う

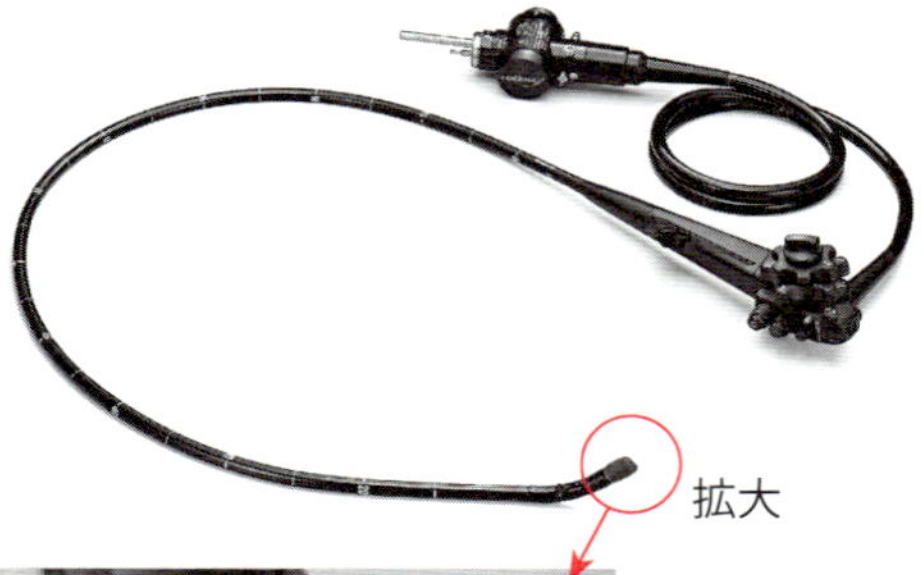

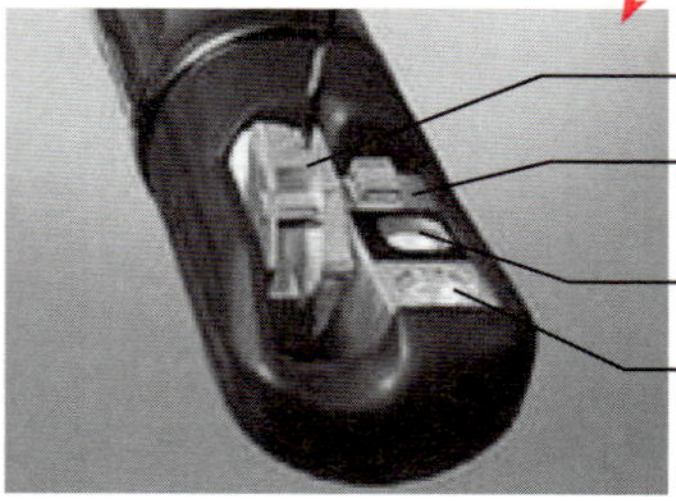

先端部

胆道の検査には側面に装置のついた十二指腸用の側視鏡が多く用いられる。内視鏡で行われる検査や処置の際は、用途に応じて鉗子出口からチューブや処置具を出して使用する

によって、病変についての詳しい情報を集めます。胆道自体が体の奥深くにあり、長い臓器であるため、病変がどこに位置するかによって、どのような手段（器具など）で、どのような経路をたどって、病変に到達して情報（画像や組織など）を得るか、適切な方法が異なってきます。それぞれの部位では、必要に応じて以下のような検査が行われます。

【胆管がん】

MRI（磁気共鳴画像法）検査
MRCP（磁気共鳴胆管膵管造影）
直接胆道造影／胆道鏡
EUS（超音波内視鏡検査）
IDUS（管腔《かんくう》内超音波検査）
PET（陽電子断層撮影）検査
病理検査：胆汁や組織を採取して顕微鏡で観察

【胆のうがん】

EUS／MRI検査／MRCP／直接胆道造影／PET検査／病理検査

【十二指腸乳頭部がん】

CT検査／MRI検査／MRCP／EUS／IDUS／PET検査

MRI検査装置とMRCP：磁気共鳴胆管膵管造影画像

●MRI検査

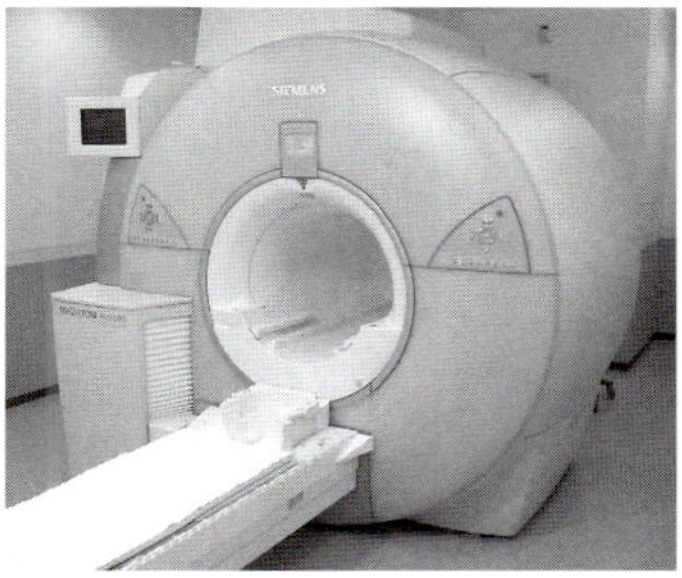
MRI検査装置

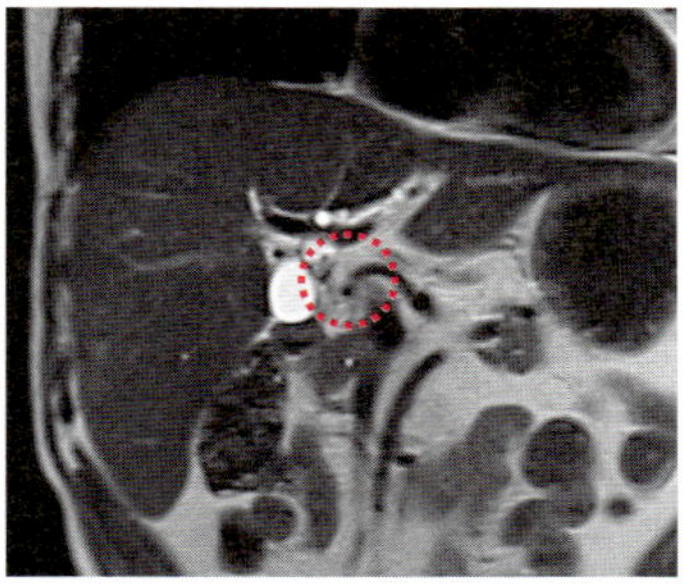
胆管がんのMRI画像。赤点線内にがん

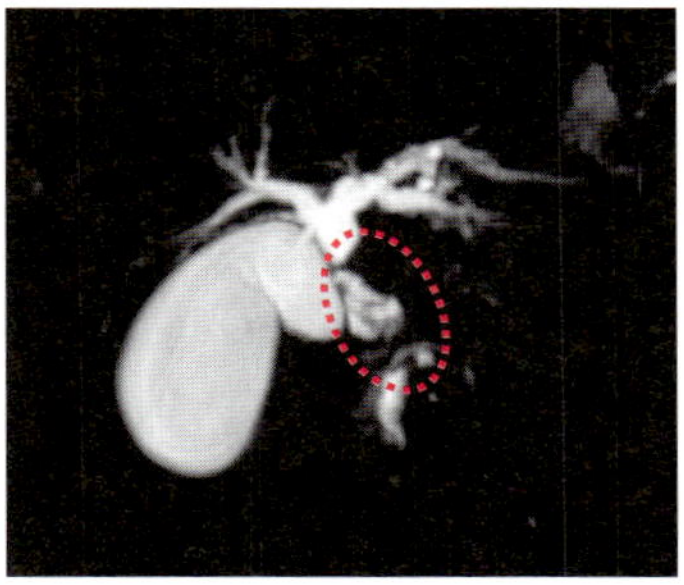
胆管がんのMRCP画像。赤点線内にがん

・MRI（磁気共鳴画像法）検査

磁気を使用して、さまざまな角度の体の断面画像を撮影する検査です。目的はCT検査と同じですが、CT検査とは異なる情報が得られます。病変の位置や進行度、周囲への浸潤の度合いなどを判断します。

・MRCP（磁気共鳴胆管膵管造影）

さらに、胆管や胆のうなどの状態を調べる検査としてMRCPが行われます。これは、MRIの技術を活用したもので、MRIで得られた画像情報をもとに、コンピュータを用いて胆道、胆のうの画像を3次元的に構築する検査方法です。胆管を見やすくするため、経口造影剤を服用する場合があります。

MRCPで得られる画像は、直接の胆道造影（左記）に比較すると精彩さには欠けますが、患者さんの負担が少ない検査法であり、技術の進歩によりかなり正確な情報を得ることができるようになっています。

・直接胆道造影

胆道内のX線撮影では、より鮮明な画像を得るために造影剤が使用されます。造影剤を注入する手段・経路には、次の二つがあります。

PTC（経皮経肝胆道造影）

腹部の皮膚から針を刺し、肝臓を経由して胆管まで挿入し、その経路からチューブを入れて造影剤を注入します。

直接胆道造影　PTC：経皮経肝胆道造影

腹部の皮膚から、肝臓を経由して胆管までチューブを通し、造影剤を注入する。

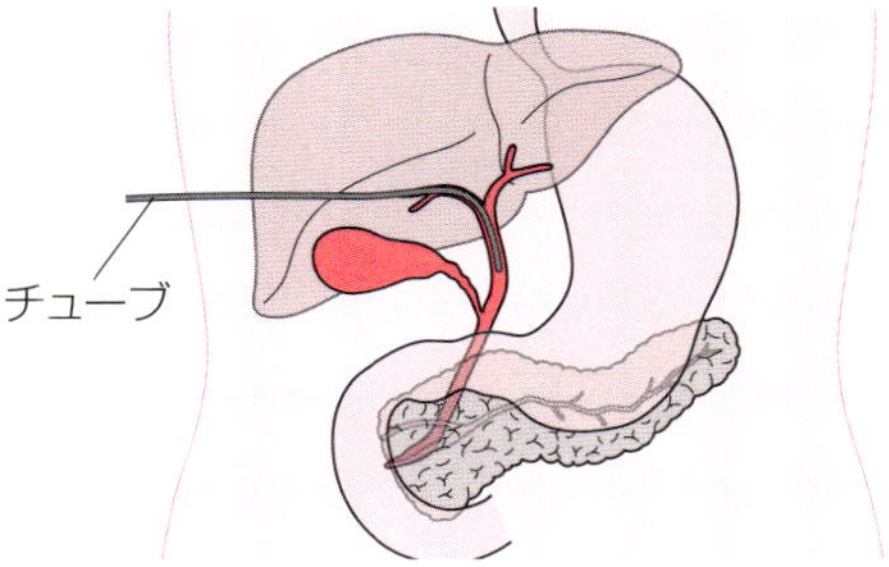

X線透視画像で胆管の狭窄や閉塞のようすを詳しく調べることができ、病変の位置や広がりの診断に役立ちます。

ERC（内視鏡的逆行性胆管造影）

内視鏡を口から挿入し、十二指腸乳頭部まで到達させます。そこから胆管に細いチューブを入れ、造影剤を注入する方法です。胆管の形状を調べることができます（詳しくは31ページ参照）。

・胆道鏡

直径5㎜ほどの細い胆道鏡という内視鏡を胆管の中に挿入し、胆管内を直接観察する検査で、胆管がんの粘膜への進展度確認に有用です。挿入経路が異なる2つの方法があります。

PTCS（経皮経肝胆道鏡）

皮膚からチューブを挿入し、胆道鏡を通す方法です。直接胆道造影のPTCの経路を使用します。

POCS（経口胆道鏡）

口から十二指腸乳頭部まで挿入し、胆管に至る方法です。直接胆道造影のERC（上記）の経路を使用します（詳しくは33ページ参照）。

・EUS（超音波内視鏡検査）

超音波検査の技術をより高めた検査法で、先端に超音波検査装置が装着された内視鏡を挿入して、病変や周囲の状態を調べる方法です。

胃や十二指腸から超音波を発するため、体の外から行う検査よりも、鮮明な画像を得ることができます。胆管内や胆のう内病変の壁深達度などの観察が可能になり、進行度を診断するのに役立ちます（詳しくは35ページ参照）。

・IDUS（管腔内超音波検査）

直接胆道造影のERC（上記）の際、十二指腸乳頭部まで挿入した内視鏡の先から、管状の超音波プローブを胆管に入れ、内部から精細な画像を得ます（詳しくは33ページ参照）。

・PET（陽電子断層撮影）検査

全身にわたってほかの臓器への転移を確認するためにPET検査が行われます。

PETは、がんが増殖する際に糖の取り込みが活発になることを利用した検査方法です。陽電子を放出する放射性フッ素を付加したブドウ糖液（FDG）を注入しておき、全身の糖の集積状況を画像に映し出します。取り込みが活性化している部位は光って見えるので、がん細胞を検出できます。

PET（陽電子断層撮影）検査

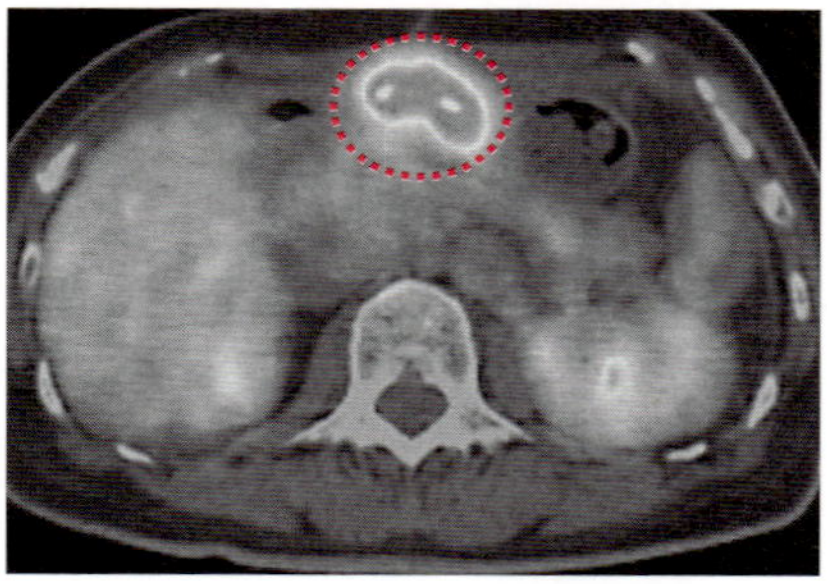

肝門部領域胆管がんの術後PET検査。腹膜播種《はしゅ》の再発がんがみられる（赤点線内）

より詳細な画像が得られる内視鏡検査

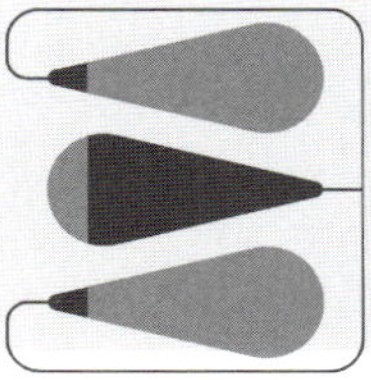

1. ＥＲＣ（内視鏡的逆行性胆管造影）
2. ＩＤＵＳ（管腔内超音波検査）
3. ＰＯＣＳ（経口胆道鏡）
4. ＥＵＳ（超音波内視鏡検査）
5. ＥＵＳ-ＦＮＡ（超音波内視鏡下穿刺《せんし》吸引細胞診）

胆道がんが発生する胆管と胆のうはともに体の深いところにあり（18ページ参照）、胆管は直径約6～8㎜ほどの細く屈曲のある管状の臓器です。胆のうは袋状の臓器ですが、袋の壁は非常に薄く、3㎜程度以下となっています。ＣＴ（コンピュータ断層撮影）検査やＭＲＩ（磁気共鳴画像法）検査では細かい情報がわからず、また腹部超音波（エコー）検査では十分な情報を得られないこともあります。

このため、胆道がんが疑われたときに行う検査として、ＥＲＣやＥＵＳなど、内視鏡を用いる検査があります。

1 総胆管から肝内胆管まで画像を描き出せるＥＲＣ（endoscopic retrograde cholangiography／内視鏡的逆行性胆管造影）

ＥＲＣは、横向きにレンズのついた十二指腸用の内視鏡（側視鏡）を用いて行い、総胆管から肝内胆管（19ページ参照）までさかのぼって胆管の管腔の形を描出できる検査です。

内視鏡の中を通したチューブを十二指腸乳頭部から挿入し（次ページ図・写真ａ）、チューブから胆管内に造影剤を注入した状態でＸ線写真を撮影し、影を診て異常の有無を確認します（次ページ写真ｂ）。胆管に炎症やがんなどの異常があると、胆管の壁が肥厚《ひこう》（厚くなること）したり、不整（なめらかでなくなること）になったり、また胆管自体が狭窄（狭くなること）を起こしたりします。これらの所見の有無と、その部位により、炎症やがんが存在している範囲を診断することができます。

さらに内視鏡の中に処置具を通して生検（組織を採って組織診に提出すること）やブラシで胆管の壁をこすって細胞を採る細胞診、胆汁の

ERCの進め方と検査画像

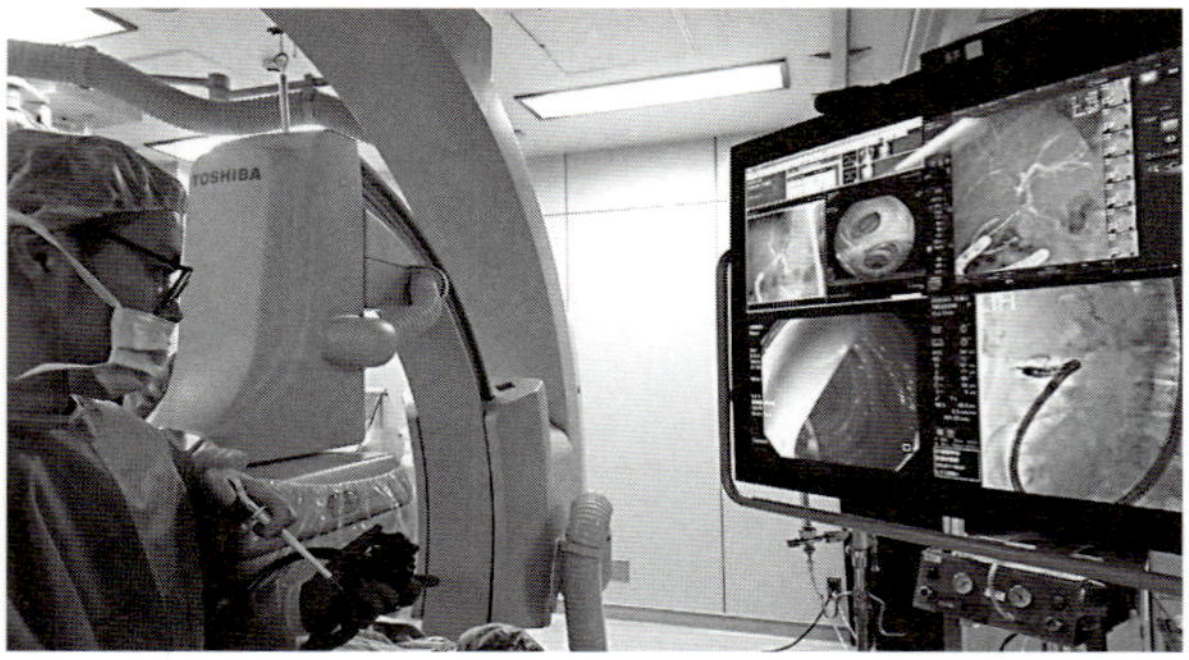

ERC施行時。手元で内視鏡を操作しながら、モニターで確認する

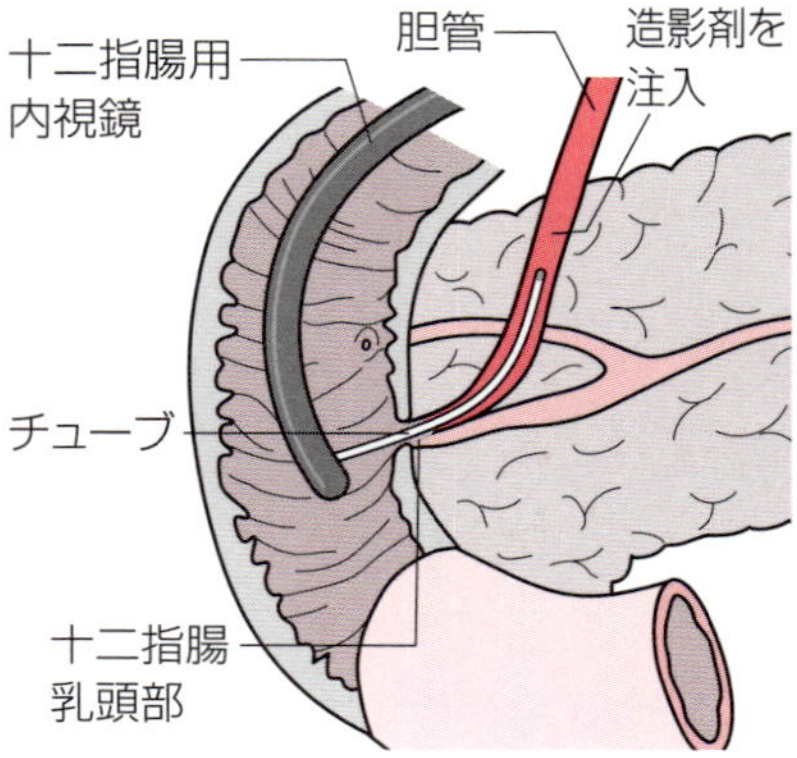

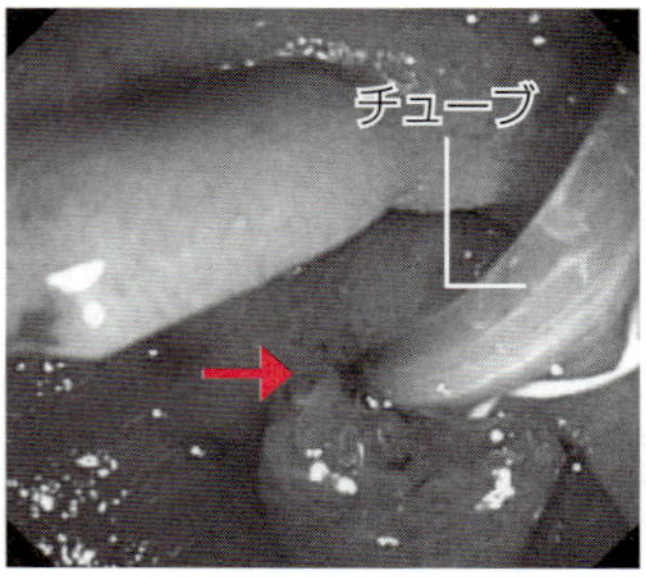

a）ERC施行時の内視鏡画像：十二指腸乳頭部からチューブを挿入している。矢印は乳頭部

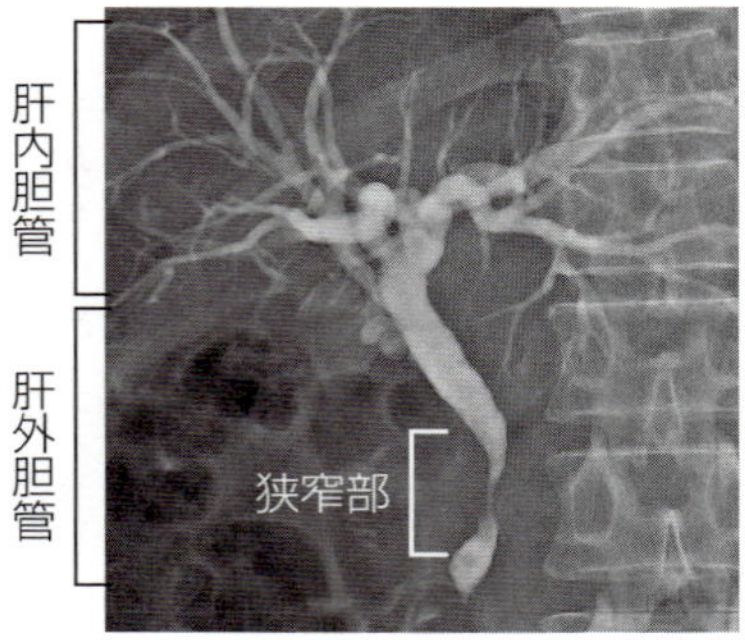

b）ERCによる胆管造影画像：狭窄部が映し出されている

一部を吸い取って検査に提出する胆汁細胞診などの検体採取を追加して病理検査を行い、がんであるかどうかの診断や、実際に検査した場所にがんが存在するかどうかを調べることもできます（病理検査：38ページ参照）。

●ERCの実際の進め方

検査時は通常、入院が必要です。内視鏡とX線透視が同時にできる検査室で行います。通常は、内視鏡挿入の違和感を除くための咽頭《いんとう》麻酔（のどの麻酔）を行ったあと、顔だけ右側を向いた腹臥位《ふくがい》（腹ばい）の状態で、血管内に鎮静薬や鎮痛薬を入れ、眠った状態で行います。

まず、十二指腸まで内視鏡を挿入します。その内視鏡を通してチューブを胆管内に入れ、造影剤を注入します。所要時間は検査範囲や追加検査の有無にもよりますが、多くは20～60分程度で終了します。

検査終了後は腹痛や発熱の有無に注意し、病室で経過観察します。当院では検査当日朝から翌朝まで絶食とし、検査翌日の血液検査で問題がなければその日の昼から食事を再開します。頻度は低いですが、ときに膵炎を発症することがあり、入院期間の延長が必要になることがあります。

＊ERCは膵管造影もあわせて、ERCP（endoscopic

retrograde cholangiopancreato-graphy／内視鏡的逆行性胆管膵管造影）と呼ぶこともある。

2 胆管壁の厚さの変化や形状を詳細に観察できるIDUS（intraductal ultrasonography／管腔内超音波検査）

　IDUSは、ERCの検査中に追加して行います。ERCにおいて、内視鏡から胆管に挿入して留置したガイドワイヤーに、細いプローブ（超音波を発生する器具）を通して胆管内に挿入していき、胆管内から精密超音波検査を行います。

　この検査では、胆管の壁の厚さや辺縁の性状、内部エコーや層構造を詳細に観察できます。また、プローブを動かして胆管の狭窄部に当て、胆管壁の厚さや内腔からの距離を測ることで、胆管がんの進展の程度や範囲を診断することができます。ERCでX線による観察を行い、引き続き、X線透視で胆管内のプローブの位置を確認しながら検査を行うので、プローブの位置から胆管がんの位置を正確に確認することができます。

　ただし、プローブから遠い場所の画像を得ることは難しく、胆管内から周囲に隣接する臓器の評価は一般的に困難です。この場合は、後述するEUS（endoscopic ultrasonography／超音波内視鏡）を用います。

IDUSのしくみと検査画像

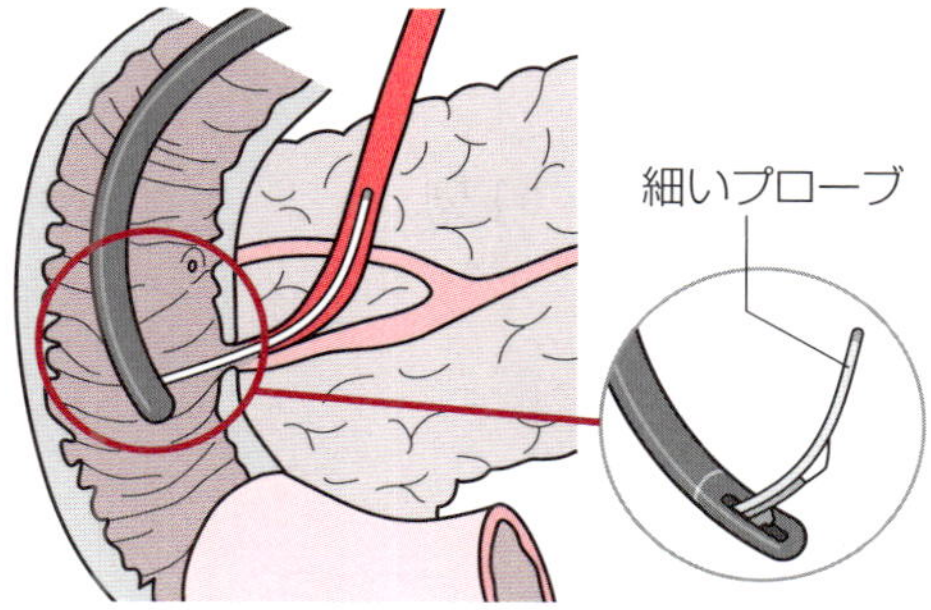

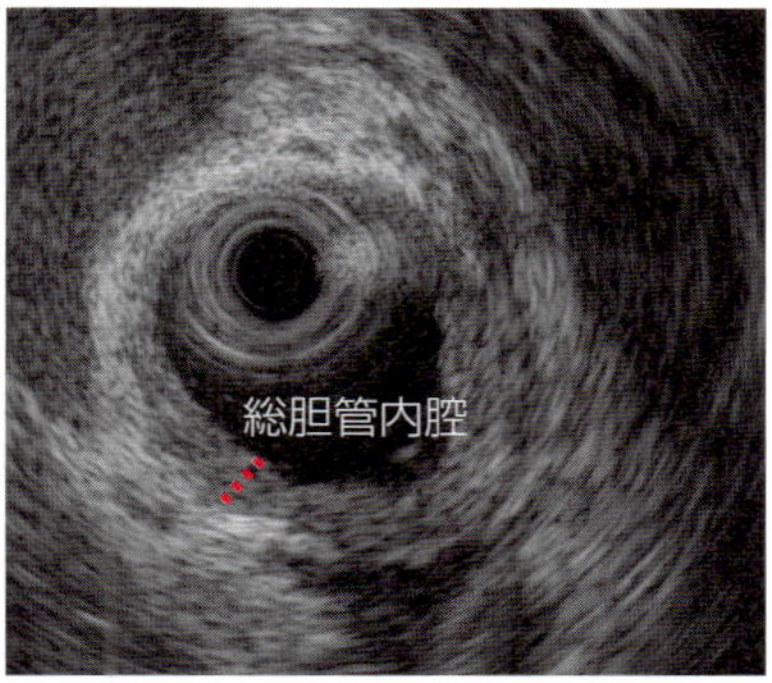

赤点線は肥厚した総胆管の壁を示し、がんが進展していることがわかる

●IDUSの実際の進め方

　ERCの検査中に行いますので、検査終了後の対応もERCに準じて行います。

3 胆管内を直接観察できるPOCS（peroral cholangioscopy／経口胆道鏡）

　POCSは、胆管の中に直接、内視鏡を挿入し、観察を行う検査です。当院では、十二指腸内視鏡を親スコープとして、その鉗子《かんし》口から細

POCSの検査画像と使用機器

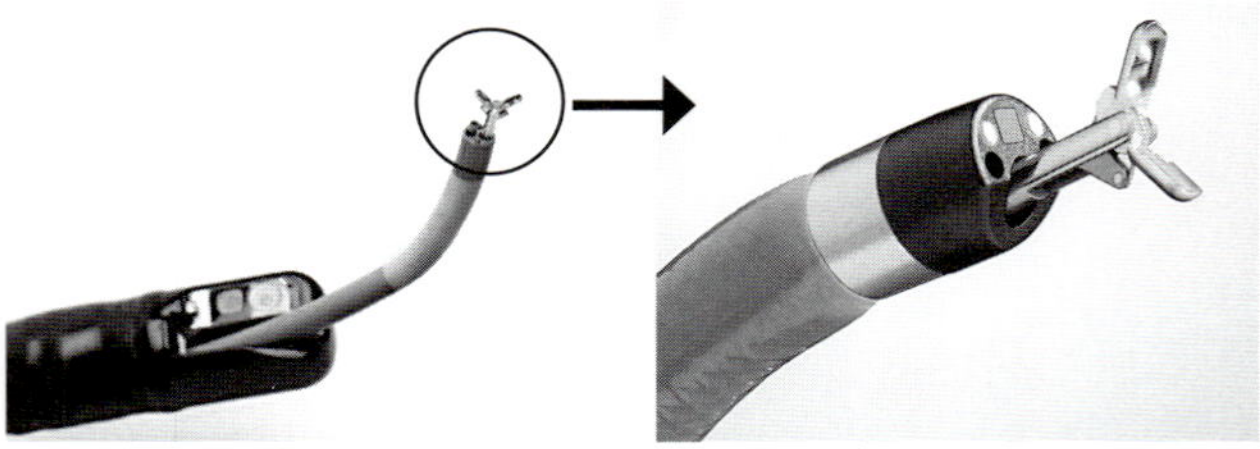

ERCに用いる十二指腸用の内視鏡と、その鉗子《かんし》口から出した細径の胆道鏡

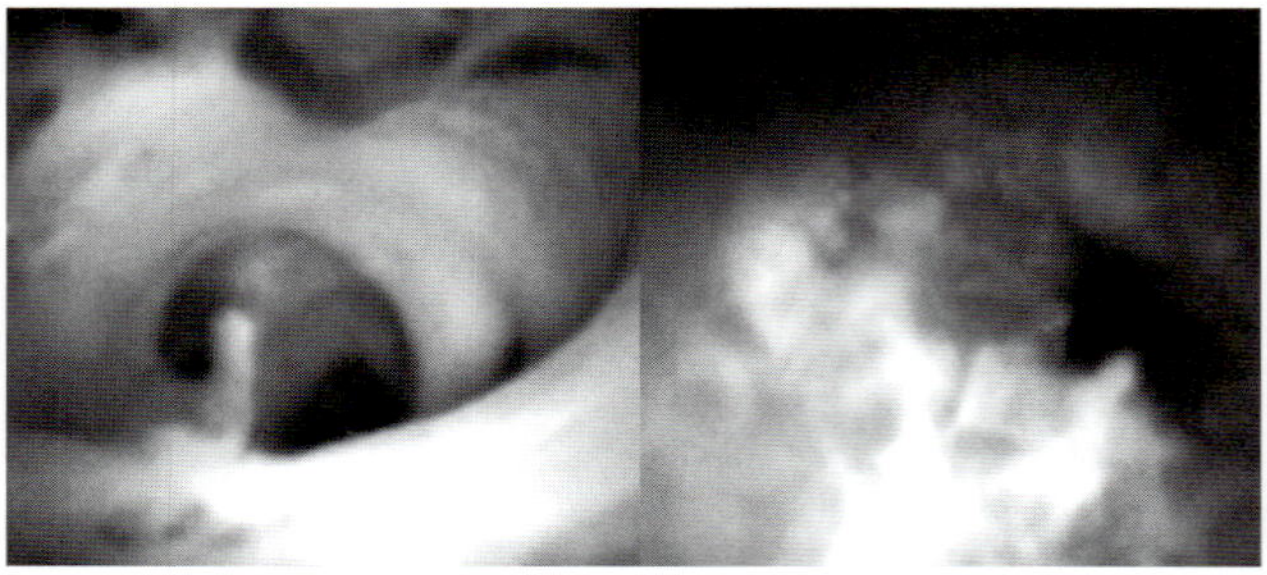

胆道鏡で見た正常胆管部　　胆管腫瘍部

器具写真提供：ボストン・サイエンティフィック ジャパン株式会社

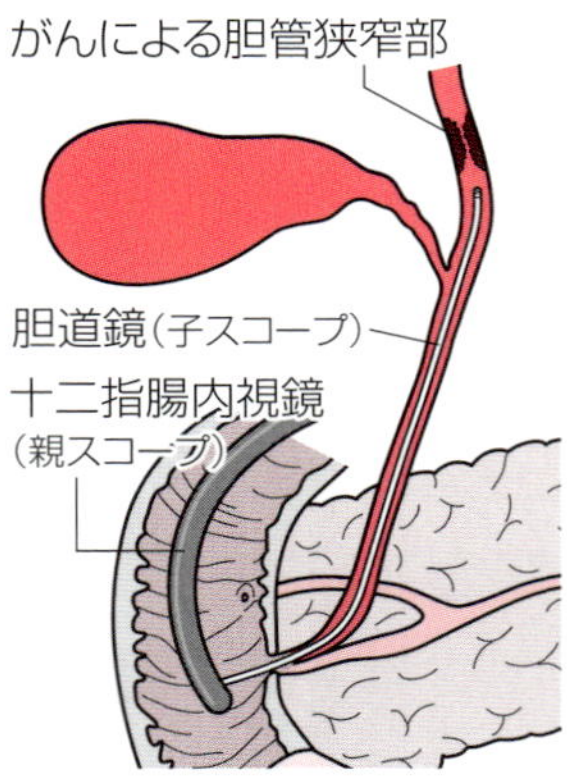

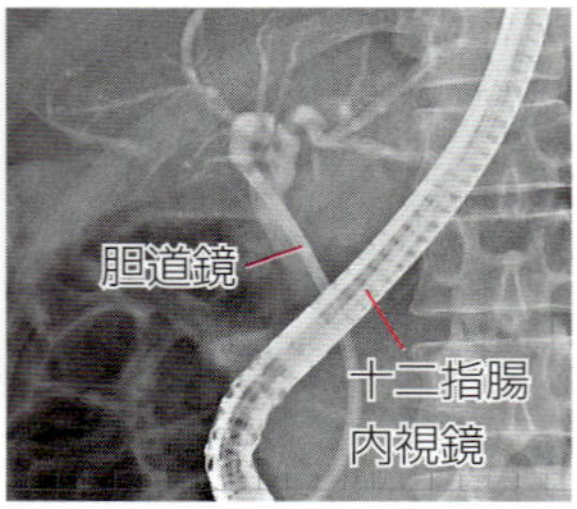

検査時のX線透視画像

径胆道鏡を子スコープとして通し、ＥＲＣの要領で胆管の中へ挿入する、親子式胆道鏡を用いています。ＰＯＣＳにより、胆管内の病変を直接観察することが可能です。ＥＲＣでの胆管造影や、造影後のＸ線透視下の生検（組織検査）では診断が困難であった病変を直接観察することができます。

さらに、胆管がんの診断が確定し手術が予定されている患者さんに対して、手術前にがんの進展範囲（広がり）の確認が必要な場合、直接胆管内を観察することができる有用な検査法といえます。上写真に、実際の患者さんの胆管内腔と、腫瘍部分の画像を示します。

なお、現在当院で用いている胆道鏡はディスポーザブル（１回使い切り）で高価であるため、頻用しにくいことが問題点となっています。

●POCSの実際の進め方

通常のＥＲＣと同様に、十二指腸まで内視鏡（通常の十二指腸用の内視鏡：親スコープ）を挿入します。子スコープは３〜４㎜程度の太さがあり、胆管への挿入前に内視鏡的乳頭括約《かつやく》筋切開術（endoscopic sphincterotomy：ＥＳＴ）により、十二指腸乳頭部の胆管の出口を広げておく必要があります。このあと、子スコープを胆管内に挿入していきます。

胆管内は黄褐色の胆汁が、ときに混濁した状態で流れており視界が悪いため、胆道鏡から水を流し、それを吸引することで胆管内を洗浄、還流しながら検査や処置を進行させていきます。

EUSのしくみと検査画像

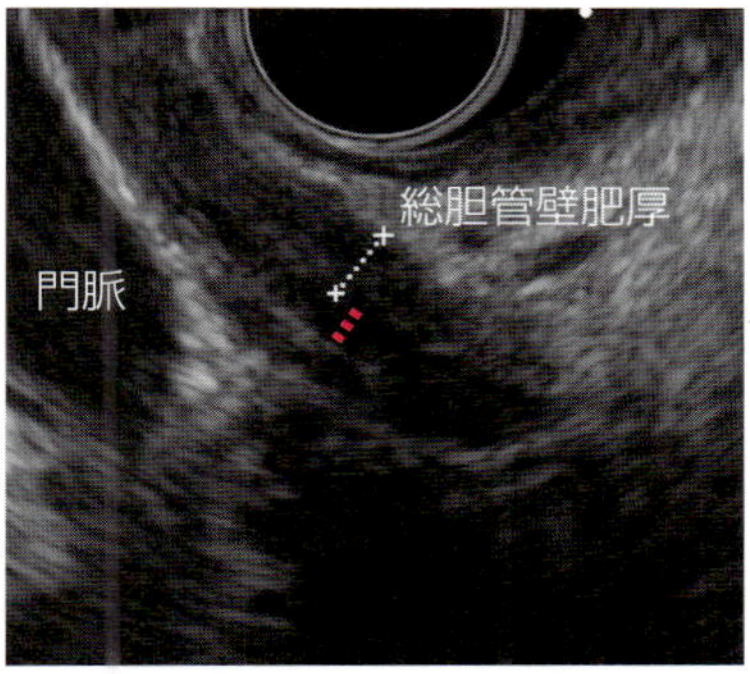

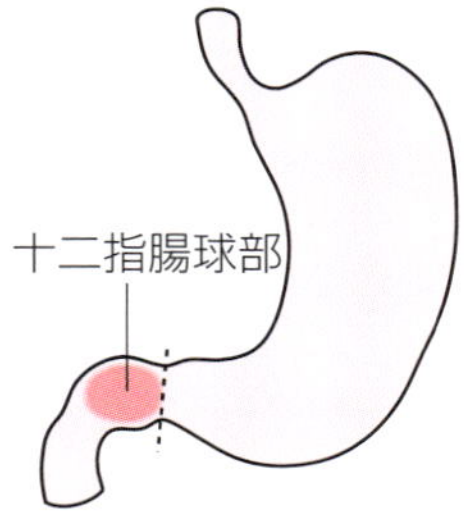

EUS画像：十二指腸球部から総胆管を観察。白点線が総胆管の壁肥《ひ》厚《こう》部でがんの存在がわかる。赤点線が狭窄《きょうさく》した総胆管内腔《ないくう》

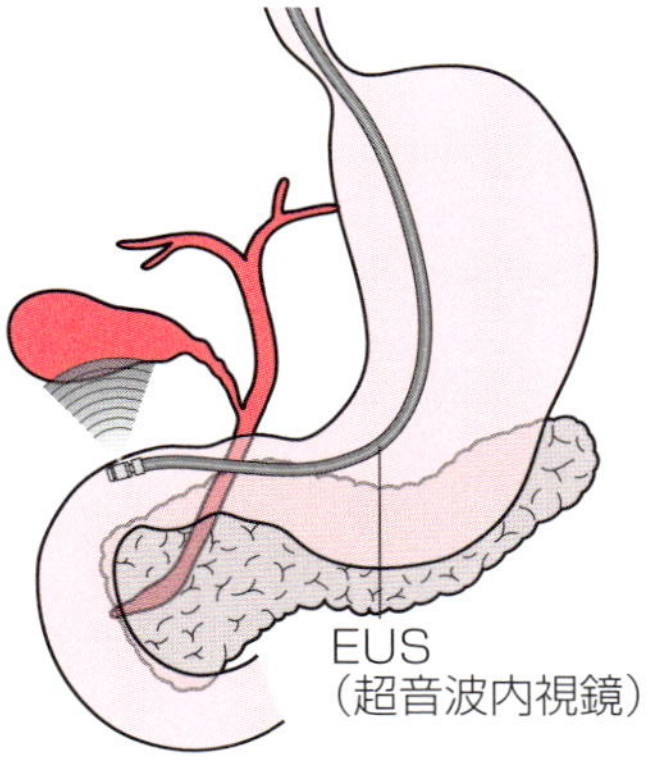

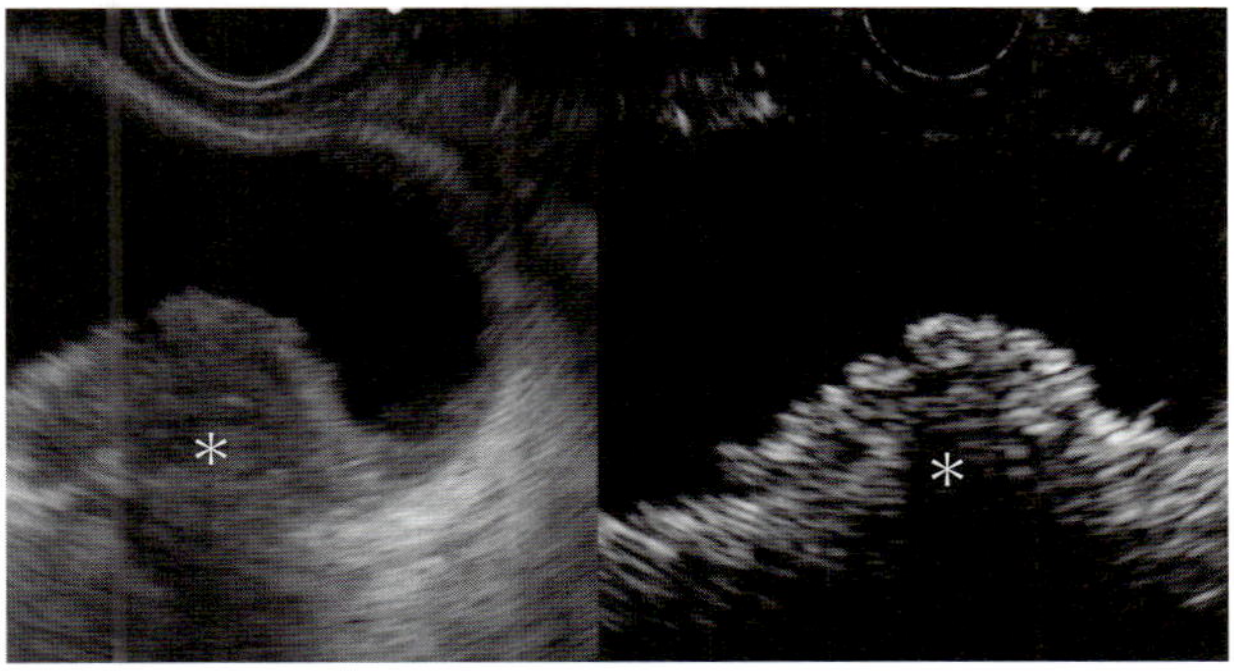

造影EUS画像：胆のうの隆起性腫瘍《しゅよう》
左＊部分／非造影モード
右＊部分／造影モード

検査内容や処置の有無にもよりますが、所要時間は40～80分程度です。終了後の対応はERCに準じて行います。

4 胆管や胆のうにより近い位置から観察が可能なEUS (endoscopic ultrasonography／超音波内視鏡検査)

EUSは、内視鏡の先端に超音波プローブが装着されているもので、胃や十二指腸から周囲の臓器を超音波で観察することのできる検査です。

体表から当てる通常の超音波検査に比べ、鮮明な画像を描き出すことを妨げる皮下脂肪や肋《ろっ》骨《こつ》、腸管ガスなどの影響を受けずに、非常に近い位置から胆管や胆のうの超音波検査を行うことができます。

胆管がん、胆のうがんの範囲やそれぞれの壁肥厚の状態、壁深達度（壁にどのくらい深く入り込んでいるか）のみならず、血管や膵臓などの周辺臓器とがんの関係（がんと接しているか、がんに巻き込まれているか、など）を見ることもできます。壁が肥厚した総胆管を観察している画像（上）を示します。

体表超音波検査機器と同様に、カラードプラ

ー法（血流のある部分を色分けして示す）で血管の血流の有無を見ることや、その情報を元に血管と胆管や膵管を見分けたりすることも可能です。

また、ソナゾイドという超音波用の造影剤を用いることによって、胆管や胆のうの腫瘍の存在や質的な診断のみならず、周囲の臓器や血管との境界や関係が強調され、進展範囲の診断にも役立ちます。ソナゾイドを静脈注射すると、血流のある部分とそうでない部分との明るさの差が強調されます。胆のう腫瘍をEUSで観察中に造影剤を使用した際の画像（前ページ下画像）を示します。この造影剤は、重篤な肺の病気や、卵アレルギーがある場合を除き、多くは人体に無害です。

●EUSの実際の進め方

左側臥位（左側を下にした横向き）にて、必要に応じて鎮痛薬や鎮静薬を血管内に投与し、超音波内視鏡を口から目的の位置まで挿入して検査を行います（当院では鎮静薬をルーチンで用いています）。検査時間は描出範囲や造影剤使用の有無によって異なりますが、15～45分程度です。終了後は通常、のどの麻酔薬の効果が切れる30分後を目安に食事の再開が可能となります。

5 確定診断のために必要となるEUS-FNA
(endoscopic ultrasonography guided fine needle aspiration／超音波内視鏡下穿刺吸引細胞診)

EUS-FNAは、EUSで確認した腫瘍などの病変に対し、EUS画面を見ながら針を刺して（穿刺：次ページ図参照）、目的の腫瘍などの細胞を針の中に吸引し、細胞診あるいは組織診といった病理診断に提出する検査です。この病理診断によって、腫瘍の良・悪性の鑑別、がんの確定診断を得ることができます。

この検査による確定診断が必要となるのは、CTやMRIなどの画像で腫瘍が見えても、実際は切除する必要のない良性の病気（胆のう炎や胆管炎、乳頭炎）なのか、切除すべき悪性の病気（胆のうがんや胆管がん、乳頭部がん）なのか鑑別できない場合や、すでに悪性、すなわちがんであることがわかっており、さらに治療法を選択するためにがんの種類の判定を行う場合です。

胆のうや胆管、乳頭部にEUS-FNAを行う際には、細心の注意が必要となります。胆のうは袋状の臓器、胆管は管状の臓器であり、ともに周囲の壁内側の内腔《ないくう》（スペース）には胆汁

EUS-FNAの進め方・使用機器と画像

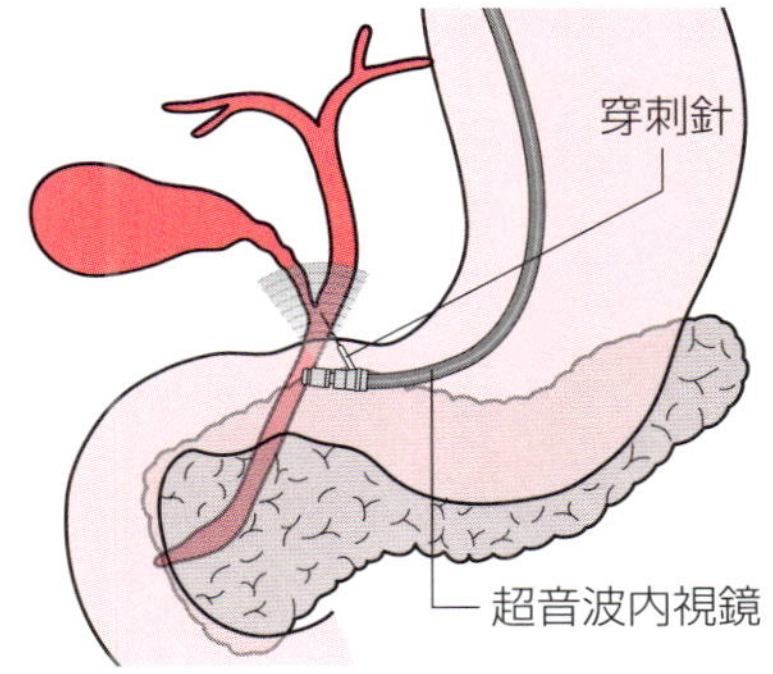

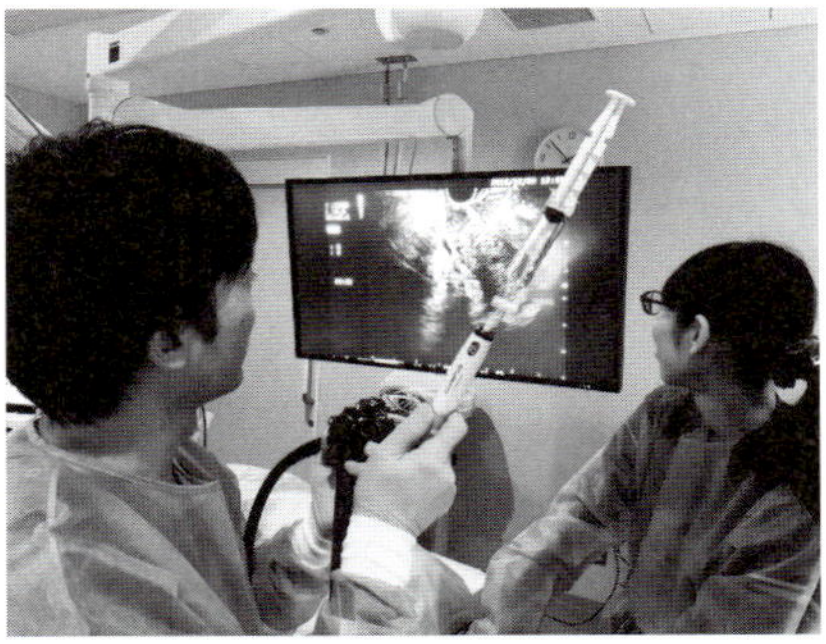

EUS-FNA施行時。超音波画像を見ながら針を動かし組織を採取する

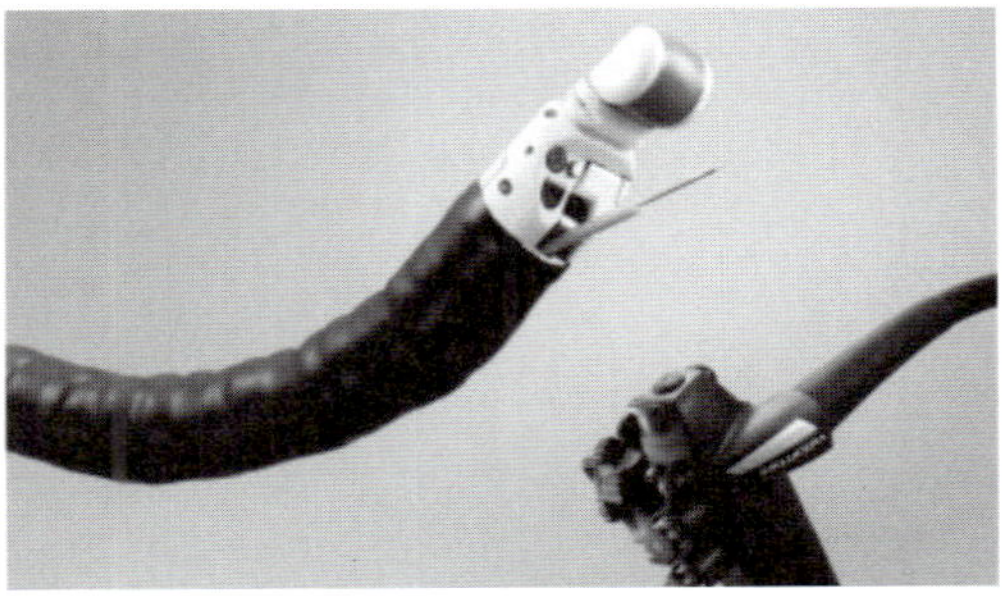

EUS用スコープ先端から出したEUS-FNA用の針

器具写真提供：オリンパス株式会社

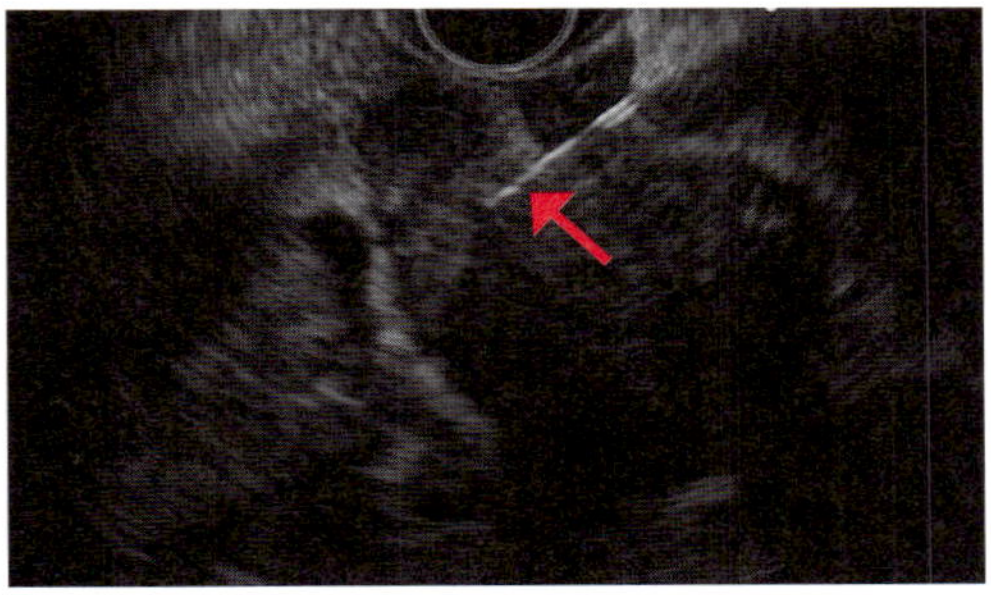

胆のう周囲の腫瘍に対しEUS-FNAを施行している。赤矢印は針のようす

が流れていて、穿刺の際に、胆管の壁の内腔まで達してしまうと胆汁が外にもれ、腹部の炎症を起こすおそれがあるからです。

●EUS-FNAの実際の進め方

左側臥位にて、まず、鎮痛薬や鎮静薬を血管内に投与します。超音波内視鏡を口から挿入し、胃や十二指腸から穿刺の対象となる部位を映し出します。対象部位の安定した画像が得られたら、超音波内視鏡内に穿刺用の長く細い針を通していき、超音波画像で針の動きを見ながら穿刺します。針を前後に動かして組織を針内に詰めていき、針を抜いて組織検体を取り出します。採れた組織検体の量が十分になるまで穿刺をくり返します。多数回の穿刺が必要になることもありますが、通常5～6回の穿刺で終了します。

検査時間は部位や穿刺回数によって異なりますが、おおむね30～60分程度です。終了後は腹痛の有無や血圧の変化に注意し、病室で経過観察します。ERCとほぼ同様に、当院では検査当日朝から翌朝まで絶食とし、検査翌日の血液検査で問題がなければその日の昼から食事を再開します。頻度は低いですが、ときに出血や腹膜炎（おなかの中の炎症）を発症し、入院期間の延長が必要になることがあります。

（坂本康成・肱岡 範／肝胆膵内科）

病理検査

安全かつ十分量の検体の採取が課題

各種の画像診断によってもがんであることが確定できない場合、また、がんであることは確定されてはいるが、治療方針を決定するために画像診断による情報だけでは不十分な場合に、細胞や組織を採取して病理検査を行うことがあります。

がん細胞の種類（組織型）には腺がんや腺扁平上皮がん、扁平上皮がんなど（下の表）があり、種類によっては選択される治療法が変わってくることがあります。

病理検査によって、がんであること、がんの種類、リンパ管や静脈、神経などへの浸潤の程度、リンパ節転移の有無といった進行度を知ることができます。

胆道は、肝臓でつくられた胆汁を流す細い管です。体の奥に位置しているため、直接病変に到達することが難しく、検体（調べる対象）として十分な量の細胞や組織を安全に採取できるかどうかといった課題が指摘されています。

検体採取のためのアプローチ法としては、ＥＲＣ（内視鏡的逆行性胆管造影）の経路、ＰＴＣ（経皮経肝胆道造影）の経路、ＥＵＳ（超音波内視鏡）を用いる経路、体の外からの超音波画像を用いる経路などにより、チューブを通して胆汁を吸引する方法、器具を通して胆管の上皮細胞をブラシでこする方法、病変に直接針を刺して組織を採取する方法（生検）などがあります。

手術中に迅速な診断を行うことも

採取された検体は、病理専門医が顕微鏡（40～400倍）で観察し、確定診断を行います。病理検査では形態学的な特徴からがんの種類や性質、進行度を判断する形態学的検査が一般的です。

ほかに、がんに含まれているたんぱく質の種類や分布を調べる免疫染色という方法や、一定のがんに特異

■がん細胞の種類（組織型）

腺《せん》がん	乳頭腺がん
	管状腺がん
腺扁平上皮《へんぺいじょうひ》がん	
扁平上皮がん	
未分化がん	
神経内分泌腫瘍	
がん肉腫	
分類不能腫瘍	

手術で切除された肝外胆管がんの病理組織標本の例

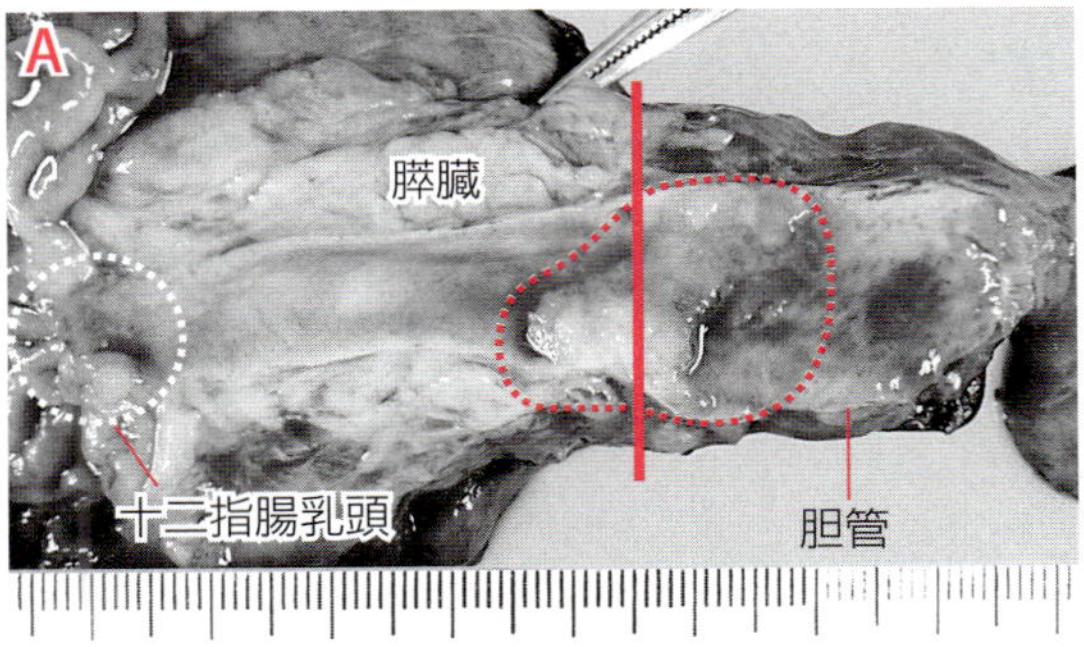

Aは肉眼像。切除した肝外胆管を背側で切開したところ。右側が肝臓側、左側に十二指腸乳頭（白点線内）開口部がある。胆管がん（赤点線内）は胆管が膵臓に入る付近で、胆管内腔に盛り上がるように発育して、同時に胆管壁に浸潤している。がんの肝臓側では胆管内腔が拡張している。B・C・DはAの赤線で切った面の組織像（Bは低倍像、C・Dは中倍像）。このような顕微鏡像から病理医はがんの種類や進行度を診断する。

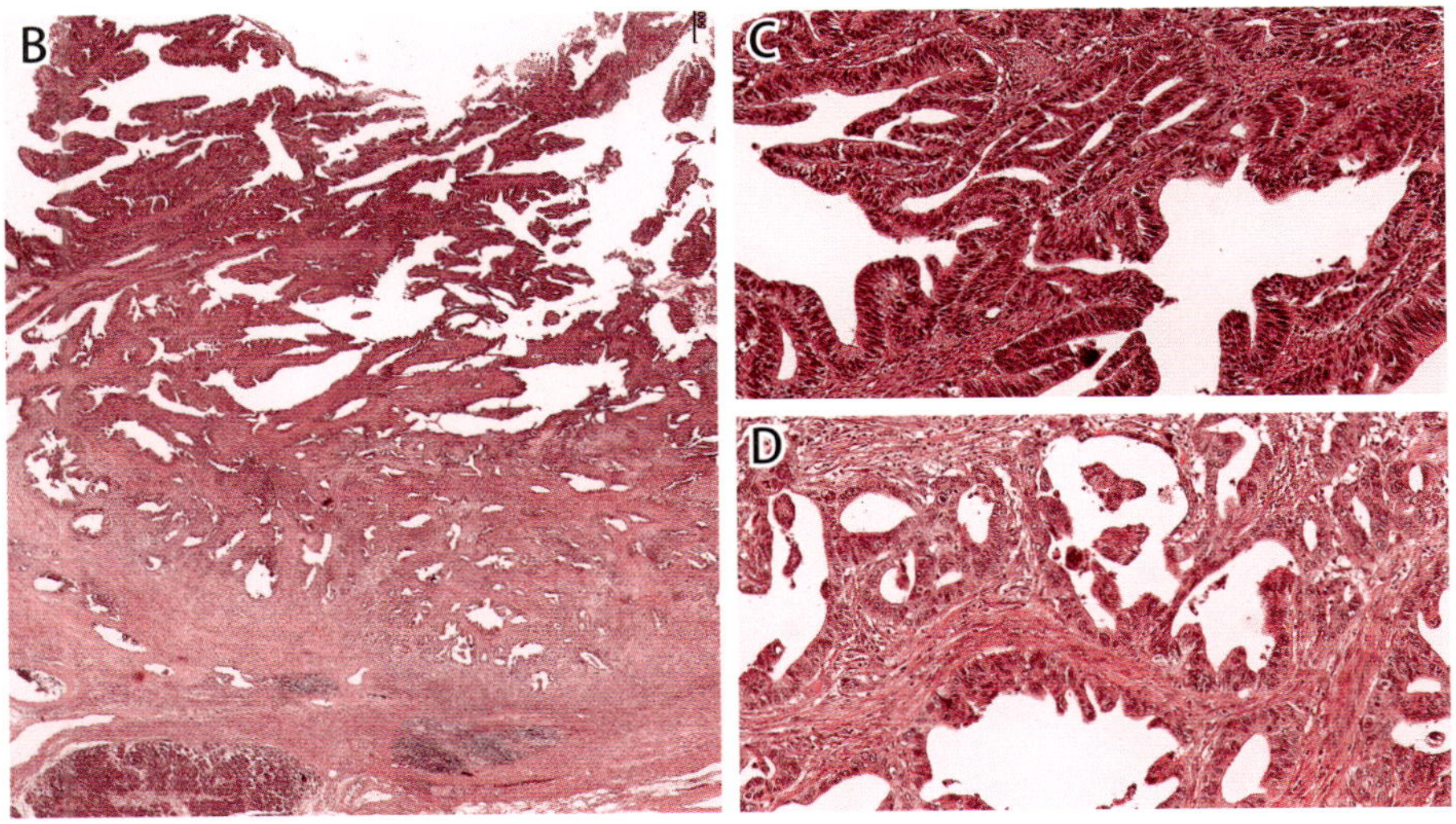

写真画像提供：先端医療開発センター病理臨床検査TR分野長 平岡伸介先生

的に現れる遺伝子異常の有無を調べる遺伝子検査という方法を組み合わせて、より詳しくがんの種類を特定することが可能になります。

病理専門医が得た情報を担当医に提供して、共有することによって、一人ひとりの患者さんにとって適切な治療法の検討や選択に役立てることができます。

こうした病理検査・診断には、通常数日～2週間程度の時間が必要となります。

一方、必要に応じて、手術中に切除した組織を迅速に検査し、がんの種類やがんの取り残しがないかどうかなどを調べることがあります（術中迅速病理診断）。特殊な方法を用いて標本化して観察し、15～20分程度で結果が得られます。

胆道がんにおいては、予後への影響が大きいため、胆管の切断面にがんの取り残しがないかどうかを確認する術中迅速病理診断を行うことが勧められています。

胆道がんの治療はこのように行われます

ステージ（病期）分類と治療方針の検討

ステージを正確に判定する

ほかのがんと同様に、胆道がんにおいても、治療方針を決定するためには、がんがどれくらい進行しているかを正確に把握しておく必要があります。がんの進行具合を表す指標として、ステージ（病期）が用いられています。

ステージは、TNM分類によって決められます。Tは最初にできたがんの広がり（Tumor：腫瘍《しゅよう》）、Nはリンパ節への転移があるかないか（Node：リンパ節）、Mは発生した臓器から離れた臓器への転移があるかないか（Metastasis：転移）で、がんの進行度を示すこの三つの状態が考慮されます。

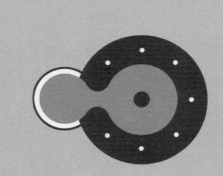

大きくはⅠ～Ⅳ期の４段階に分類され、それぞれがさらに細かく分けられる場合もあります（がん細胞が、発生した臓器の表面を覆う上皮《じょうひ》でとどまっている上皮内がんは０期とされます）。

胆道がんの場合、がん発生の部位が胆管か、胆のうか、十二指腸乳頭部かによって、さらに、胆管がんの場合は、がんの位置が肝外胆管で肝臓の出口（肝門部）に近いか遠いか、肝内胆管かによって、病期の分類のしかたが違っています（42～44ページステージ分類表参照）。

ステージごとのがんの状態は、大まかには次のようになります。

ステージⅠ　がんが胆道内にとどまっている状態

ステージⅡ　隣接する臓器への浸潤《しんじゅん》が疑われる状態、あるいは近傍のリンパ節に転移がみられる状態

ステージⅢ　隣接する臓器や重要な血管に明らかに浸潤がみられるが、広がりは周囲にとどまっている状態、また、ステージⅡよりも遠いリンパ節に転移がみられる状態

ステージⅣ　離れた臓器への転移、腹膜播種《はしゅ》（おなかの中にがん細胞が散らばっている）など遠隔転移がみられる状態

■胆道がんの分類

肝内胆管がん	
肝外胆管がん	肝門部領域
	遠位
胆のうがん	
十二指腸乳頭部がん	

切除可能かどうかを慎重に検討する

胆道がんに対する治療方針で慎重に検討されるのが、切除可能であるかどうかです。一般的には、ステージⅠ～Ⅱ期は切除可能とされ、Ⅲ～Ⅳ期はがんの浸潤、周囲への広がり、遠隔転移の有無などを十分にチェックし、切除可能あるいは切除不可の判断が下されます。

病変の状態だけでなく、本人の全身状態も大きくかかわります。切除範囲が非常に大きくなることも少なくなく、安全で確実な切除には高度な技術が求められるため、手術を含め治療法の選択にあたっては、医師、患者本人、家族などが治療後の生活や体調維持などについて十分に話し合い、納得したうえで意思決定することが大切です。

切除できない場合には抗がん薬、進行抑制や症状緩和に放射線など

外科的な切除ができないと判断された場合には、抗がん薬の点滴や内服治療が行われます。必要に応じて入院する場合もありますが、基本的には通院治療となります。

そのほか、がんの進行を抑えるため、また、病状の進行に伴い、がんによる痛みがある場合の症状を緩和するために放射線療法が行われることがあります。

胆道がんでは、胆管が詰まり胆汁が滞ることによって、閉塞《へいそく》性黄疸《おうだん》や胆管炎など付随する症状を管理することも重要な治療となります。胆汁がうまく流れるようにする治療法を胆道ドレナージといいますが、近年、この技術は非常に進歩しており、患者さんのQOL（生活の質）向上に大きく貢献しています。

胆道周囲の血管

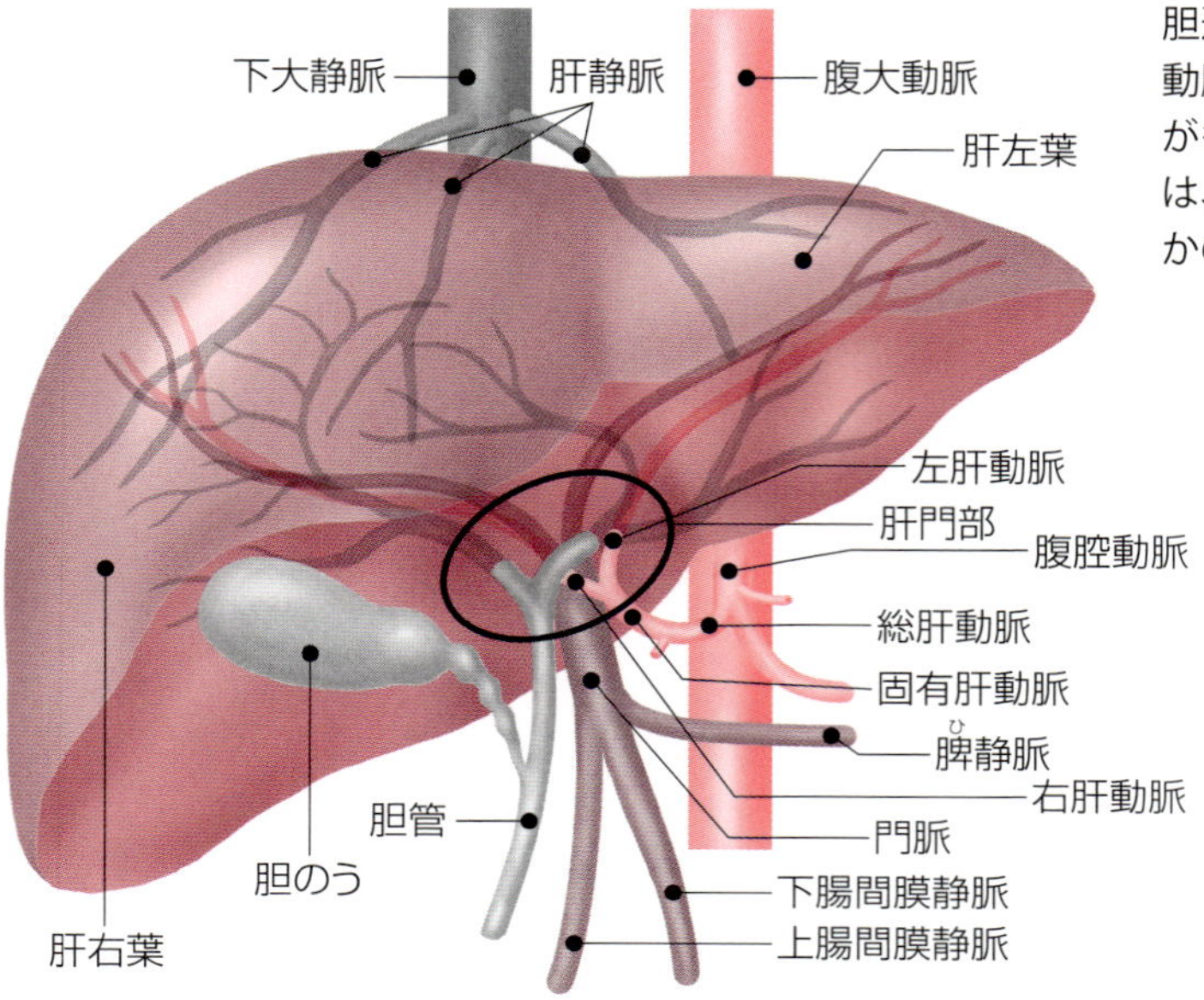

胆道の周囲には、肝臓に血液を運ぶ肝動脈や門脈をはじめとする重要な血管が多く、これらの血管への浸潤《しんじゅん》の有無は、手術によるがん切除が可能かどうかの大きな条件となる。

肝外胆管がん－肝門部領域のステージ（病期）

ステージ	TNM分類	がんの状態
0期	Tis／N0／M0	上皮内がん
Ⅰ期	T1／N0／M0	がんが胆管の中だけにとどまっている
Ⅱ期	T2a、T2b／N0／M0	胆管壁を越えるがほかの臓器への浸潤はない。またはさらに肝実質※の浸潤がある
ⅢA期	T3／N0／M0	がんのある胆管のそばの門脈または肝動脈に浸潤がある
ⅢB期	T1、T2、T3／N1／M0	領域リンパ節に転移があるが、遠隔転移はなく、がんが浸潤している範囲は、ⅢA期までと同様
ⅣA期	（Nに関係なく）T4a、T4b／M0	領域リンパ節転移の有無にかかわらず、遠隔転移がなく、両側肝内胆管の二次分枝《ぶんし》まで浸潤している、または門脈の本幹や左右分枝に浸潤がある、または総肝動脈、固有肝動脈、左右肝動脈に浸潤がある、または片側肝内胆管二次分枝まで浸潤があり、対側の門脈や肝動脈に浸潤がある
ⅣB期	（T、Nに関係なく）M1	がんの浸潤および領域リンパ節転移の有無にかかわらず、遠隔転移がある

※肝実質：肝臓の中で血管と胆管以外の部分。肝細胞。
国立がん研究センターがん情報サービス
日本肝胆膵外科学会編「臨床・病理 胆道癌取扱い規約2013年11月（第6版）」（金原出版）より作成

■肝外胆管がんー遠位のステージ（病期）

ステージ	TNM分類	がんの状態
0期	Tis／N0／M0	上皮内がん
ⅠA期	T1／N0／M0	がんが胆管の中だけにとどまっている
ⅠB期	T2／N0／M0	胆管壁を越えるがほかの臓器への浸潤はない
ⅡA期	T3a、T3b／N0／M0	胆のう、肝臓、膵臓、十二指腸、ほかの周辺臓器に浸潤がある。または門脈本幹、上腸間膜静脈、下大静脈などの血管に浸潤がある
ⅡB期	T1、T2、T3a、T3b／N1／M0	領域リンパ節に転移があるが、遠隔転移はなく、がんが浸潤している範囲は、IIA期までと同様
Ⅲ期	（Nに関係なく）T4／M0	領域リンパ節転移の有無にかかわらず、遠隔転移がなく、総肝動脈、腹《ふく》腔《くう》動脈、上腸間膜動脈に浸潤がある
Ⅳ期	（T、Nに関係なく）M１	がんの浸潤および領域リンパ節転移の有無にかかわらず、遠隔転移がある

国立がん研究センターがん情報サービス
日本肝胆膵外科学会編「臨床・病理 胆道癌取扱い規約2013年11月（第6版）」（金原出版）より作成

■肝内胆管がん（胆管細胞がん）のステージ（病期）

ステージ	TNM分類	がんの状態
Ⅰ期	T1／N0／M0	がんの数は1カ所、大きさは2cm以下で、血管や主要胆管に浸潤はない
Ⅱ期	T2／N0／M0	がんの数が1カ所で、大きさが2cm以下で、血管または主要胆管に浸潤がある。もしくはがんの数が1カ所で、大きさは２cmを超えるが、血管や胆管に浸潤がない。もしくはがんの数は2カ所以上あり、大きさが2cm以下であり、血管や主要胆管に浸潤がない
Ⅲ期	T3／N0／M0	がんの数が1カ所で、大きさが2cmを超えて、血管または主要胆管に浸潤がある。もしくはがんの数が2カ所以上あり、大きさは2cm以下で血管または主要胆管に浸潤がある。もしくはがんの数が2カ所以上あり、大きさが2cmを超えるが、血管や主要胆管に浸潤はない
ⅣA期	T4／N0／M0 もしくはT1～3 N1／M0	がんの数が2カ所以上あり、大きさは2cmを超えて、血管や主要胆管に浸潤がある。もしくはがんがT1～3で、リンパ節転移がある
ⅣB期	T4／N1／M0 もしくは（T、Nに関係なく）M1	がんがT4で、リンパ節転移がある。もしくは遠隔転移がある

※Ｔ因子　①がんの個数は単発　②がんの径は２cm以下　③血管侵襲・主要胆管への浸潤なし／Ｔ１：①②③すべて合致　Ｔ２：２項目に合致　Ｔ３：１項目に合致　Ｔ４：すべて合致せず
国立がん研究センターがん情報サービス
日本肝癌研究会編「臨床・病理 原発性肝癌取扱い規約2015年7月（第6版）」（金原出版）より作成

胆のうがんのステージ（病期）

ステージ	TNM分類	がんの状態
0期	Tis／N0／M0	上皮内がん
Ⅰ期	T1／N0／M0	がんが胆のうの固有筋層※1までにとどまっている
Ⅱ期	T2／N0／M0	がんが胆のうの漿膜《しょうまく》下層※1または肝臓と接している結合組織に浸潤がある
ⅢA期	T3a、T3b／N0／M0	下記（1）、（2）いずれか、ないし両方を満たし、かつ、領域リンパ節※2への転移がない （1）がんが漿膜に浸潤している （2）肝実質およびまたは、肝臓以外の1カ所の周囲臓器（肝外胆管、胃、腸、膵臓、大網《だいもう》※3）に浸潤がある
ⅢB期	T1、T2、T3／N1／M0	領域リンパ節に転移があるが、遠隔転移はなく、がんが直接浸潤している範囲は、ⅢA期までと同様
ⅣA期	（Nに関係なく）T4a、T4b／M0	下記（1）、（2）いずれか、ないし両方を満たし、遠隔転移がない。領域リンパ節転移の有無は問わない （1）肝臓以外の周囲臓器（肝外胆管、胃、十二指腸、大腸、膵臓、大網）に2カ所以上の浸潤がある （2）門脈※4の本幹または総肝動脈、固有肝動脈に浸潤がある
ⅣB期	（T、Nに関係なく）M1	がんの浸潤や領域リンパ節転移にかかわらず、遠隔転移がある

※1 固有筋層、漿膜下層：胆のうの壁を組織学的に分類した一つ。胆のうの内側から粘膜層、固有筋層、漿膜下層、漿膜となっている
※2 領域リンパ節：胆のうのまわりのリンパ節（肝十二指腸間膜内のリンパ節、総肝動脈幹リンパ節、上膵頭後部リンパ節）
※3 大網：胃から下に、腸の前をおおう腹膜
※4 門脈：胃や小腸などの消化器臓器と脾臓からの静脈血を肝臓に運ぶ静脈
国立がん研究センターがん情報サービス
日本肝胆膵外科学会編「臨床・病理 胆道癌取扱い規約2013年11月（第6版）」（金原出版）より作成

十二指腸乳頭部がんのステージ（病期）

ステージ	TNM分類	がんの状態
0期	Tis／N0／M0	上皮内がん
ⅠA期	T1a、T1b／N0／M0	がんが乳頭部粘膜内にとどまっている オッディ括約筋《かつやくきん》※1に達している
ⅠB期	T2／N0／M0	十二指腸に浸潤がある
ⅡA期	T3a、T3b／N0／M0	5㎜以内の膵実質※2の浸潤がある 5㎜を超える膵実質の浸潤がある
ⅡB期	T1、T2、T3／N1／M0	領域リンパ節※3に転移があるが、遠隔転移はなく、がんが直接浸潤している範囲は、ⅡA期までと同様
Ⅲ期	（Nに関係なく）T4／M0	領域リンパ節の転移の有無にかかわらず、遠隔転移がなく、膵臓を越える浸潤、あるいは周囲臓器の浸潤がある
Ⅳ期	（T、Nに関係なく）M1	がんの浸潤や領域リンパ節転移にかかわらず、遠隔転移がある

※1 オッディ括約筋：十二指腸乳頭部周囲の括約筋
※2 膵実質：血管や膵管を除く膵臓の主要組織
※3 領域リンパ節：十二指腸乳頭部まわりのリンパ節
日本肝胆膵外科学会編「臨床・病理 胆道癌取扱い規約2013年11月（第6版）」（金原出版）より作成

胆道がんの治療選択

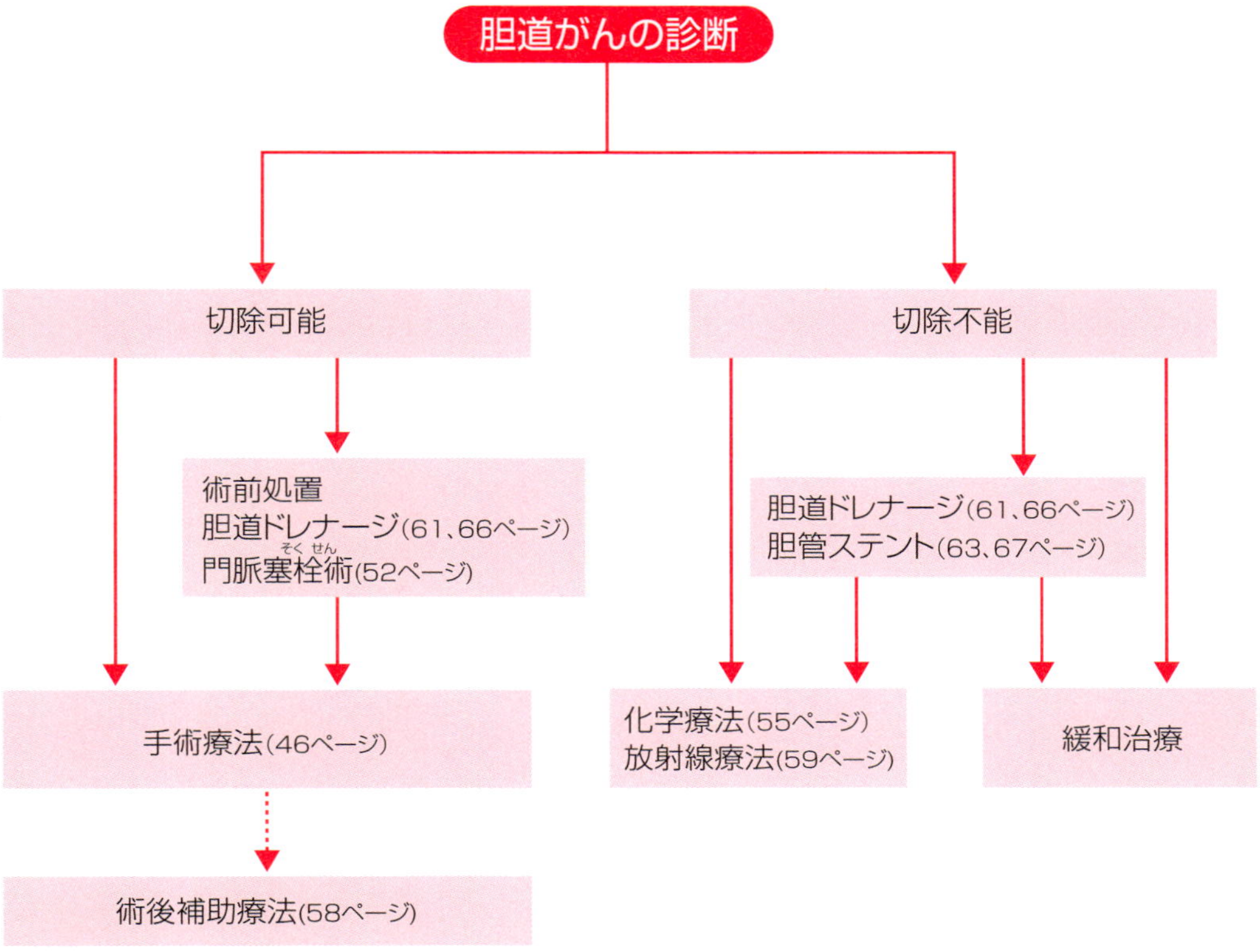

日本肝胆膵外科学会・胆道癌診療ガイドライン作成委員会編「エビデンスに基づいた胆道癌診療ガイドライン　改訂第2版」（医学図書出版2014年発行）より改変

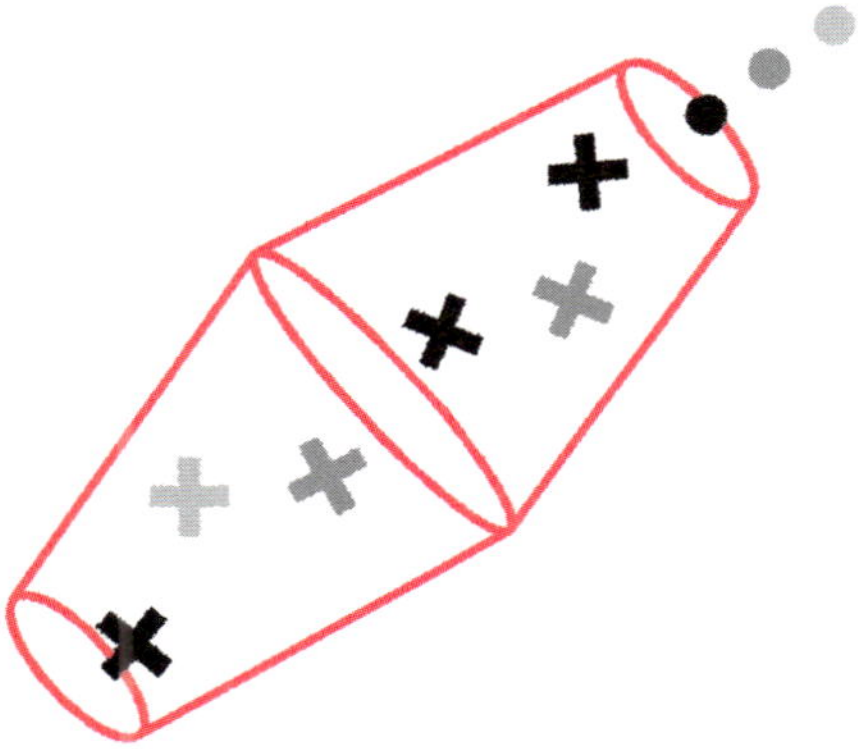

胆道がんの手術療法

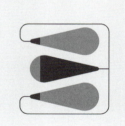

がんの広がりや体力から判断

手術は、胆道がんに対して治癒《ちゆ》が期待できる唯一の治療法です。手術によって治癒を目指すには、手術に耐えられる全身状態、体力が保たれており、がんをすべて取り切ることができなければなりません。

胆道は、肝臓や膵臓など、重要な臓器に隣接しており、周囲には主要な血管（肝動脈、門脈）や胆管が複雑に絡み合うように存在している箇所もあり、安全に、すべてのがんを切除することが困難なこともあります（下表参照）。手術を行うかどうかは、手術が患者さんに与える負担と、がんを取り切り治癒を望める可能性を吟味し、非常に厳密な検討がなされます。

がんの発生場所および、広がりにより切除範囲が決まる

胆道がんは、発生位置やがんの広がりなどを考慮したうえで、切除範囲が決められます。

●肝内胆管がん

肝臓は、大きく右側の右葉《うよう》（肝臓

■全身状態を評価するパフォーマンスステータス（PS）

0	症状がなく、社会活動にも問題がない。制限なしに発病前と同じ生活ができる
1	軽い症状があり、肉体労働は制限を受けるが、歩行や座っての作業、家事、事務などの軽労働はできる
2	身のまわりのことはできるが、作業は無理になり、介助を必要とすることもある。日中の半分以上、起きていられる
3	身のまわりの限られたことはできるが、しばしば介助が必要。日中の半分以上は横になっている
4	身のまわりのこともできず、常に介助が必要。終日、横になっている

■手術ができないと判断される条件

・肝臓、心臓、肺、腎臓機能やパフォーマンスステータス（左表参照）が手術に耐えられない
・遠隔転移がある 肝転移、肺転移、骨転移、腹膜播種*、遠隔リンパ節転移（明らかな傍大動脈周囲リンパ節**、腹腔外リンパ節等の転移）
・重大な血管に浸潤しているなど、がんを安全に切除するのが困難な場合

＊腹膜は腹腔内で腹部の臓器を覆っている薄い膜。がんが発生した臓器を突き破り、周囲の腹膜に散らばっている状態を腹膜播種という。

＊＊傍大動脈周囲リンパ節は腹部大動脈、下大静脈に沿うリンパ節をいう。

全体の約3分の2の大きさ）と、左側の左葉《さよう》（肝臓全体の約3分の1の大きさ）に分かれており、肝臓につながる肝動脈と門脈も左右に分かれ、枝分かれしていきます。がんの位置が右葉か左葉か明確な場合は、がんの大きさに応じて、がんとその周囲の組織を含め適切な範囲を切除します（肝部分切除、肝区域切除、肝葉切除）。

　がんが、右葉または左葉を越えて広がっている場合や、肝門（肝動脈、門脈、胆管が互いに交わっている肝臓の中心部）に近い場合には、拡大肝葉切除（がんの位置によって、拡大肝右葉切除または拡大肝左葉切除）を行います。

　肝葉切除や、それよりも広い範囲の手術が必要な場合には、同時に、肝外胆管の切除、胆のうの摘出、肝臓周囲のリンパ節の切除（リンパ節郭清《かくせい》）が行われる場合があります。こうした手術を行うと、胆管や門脈が途中で切断されてしまうので、胆汁の通り道を確保するために、切り離された組織や臓器をつなぐ再建（胆管空腸吻合《ふんごう》術）が必要になります。門脈の切除が加わる場合は、血行の再建が行われます。

　また、肝臓の切除の場合、全体の60％以上が失われると、その後の肝機能が低下し肝不全発生の危険性が高まるとされています。そこで右葉切除にあたっては、手術の前に、残る左葉の容積を大きくするために門脈塞栓《そくせん》術（52ページ参照）が行われます。

肝門部の構造

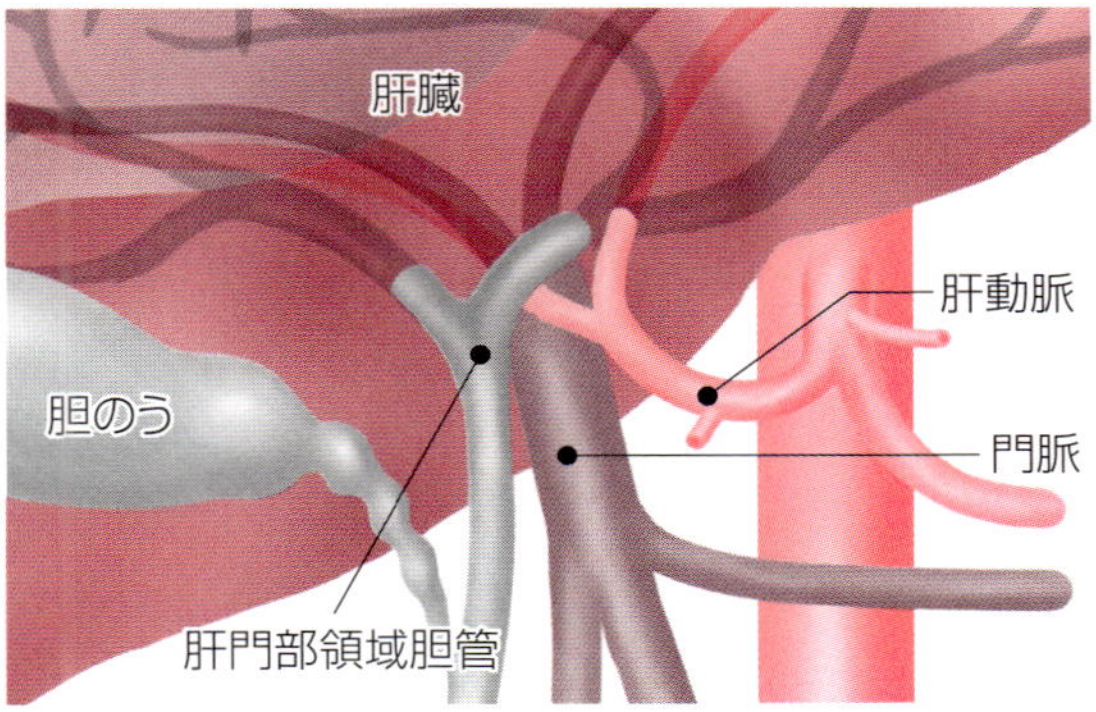

■がんの部位、広がりに応じた肝臓の切除範囲

肝部分切除	がんが肝臓の端にある場合は、がんとその周囲の肝臓を少しだけ切除する
肝区域切除	肝臓内の血管分布に合わせ、肝臓の1/4から1/3を切除する
肝葉切除	肝臓の右葉《うよう》、または左葉《さよう》を切除する
拡大肝葉切除	大きながんが右葉、左葉を越えて広がっている、肝門に近いなどの場合は、右葉または左葉を越えた範囲を切除し、肝外胆管、胆のうも一緒に切除する

肝臓に接している部位のがん：肝内胆管がん、肝門部胆管がん、胆のうがんなどに適用される

●肝門部領域胆管がん

　がんを完全に取り切るためには、どこまでがんが広がっているかを正確に把握し、過不足なく切除することが必要です。がんがどの位置にあってもその原則に変わりはないのですが、肝門部に発生したがんは、特に、がんの広がり具合の把握が難しく、さらに切除自体にも高い技術が必要とされます。

拡大肝右葉切除･肝外胆管切除と胆道再建（胆管空腸吻合《ふんごう》術）

肝内胆管がんや肝門部領域胆管がんは、肝臓にがんが浸潤している可能性があり、肝右葉（または肝左葉）と肝外胆管を切除するのが基本の術式となっている。切除後に残った胆管と空腸（小腸の一部）をつなぐ。

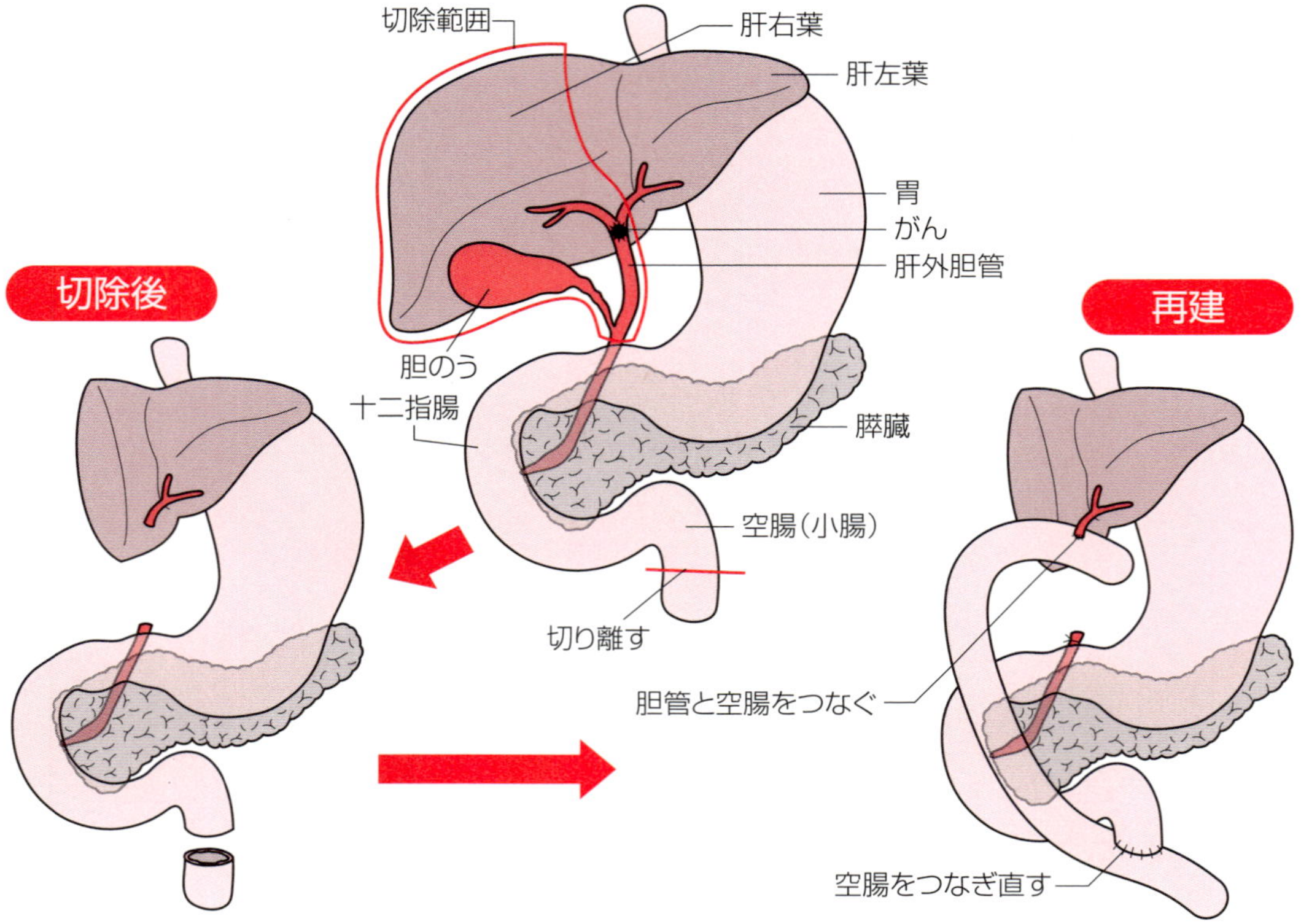

胆管は筒状の構造をしており、がんは周囲の神経、血管、リンパ管などに沿って、徐々に広がっていきます（浸潤）。がんの広がり方には、胆管壁の内側の粘膜に沿って長く広がる水平進展、胆管壁に垂直に深く広がる垂直進展があります。

画像診断などによって、これらの両方向の進展範囲を検討、判断したうえで、綿密に手術計画を立て、切除範囲が決定されます。最終的には、手術中に切除した組織の病理診断を早急に行い（術中迅速病理診断）、断《だん》端《たん》が陽性であれば、さらに範囲を広げて追加で切除することもあります。

基本的な手術式は、拡大肝葉切除＋肝外胆管切除で、同時に胆のうも切除し、リンパ節郭清をします。さらに、再建（胆管空腸吻合術）が行われます。

必要に応じて、手術前に、門脈塞栓術が行われることがあります。

持病や体力の低下などで大きな手術に耐えられない全身状態の患者さんや高齢者、がんが胆管内にとどまっていると想定される場合には、肝臓の切除を伴わずに、肝外胆管のみを切除＋リンパ節郭清の範囲で行うこともあります。体への負担は少なくなりますが、進行がんの場合は、根治性が若干低下します。

●遠位胆管がん、十二指腸乳頭部がん

膵臓を通っている遠位胆管のがんは、膵臓や十二指腸に広がりやすく、浸潤の可能性のある部分も同時に切除する必要があります。

基本的に行われる術式は、膵頭十二指腸切除です。切除範囲は、胆のう＋肝外胆管＋十二指腸の一部＋膵臓の一部＋小腸の一部（胃の一部を含む場合もある）＋リンパ節です。

胆汁や膵液の通り道を確保するために、胆管と膵臓を空腸につなぎ合わせる再建、胃と空腸をつなぎ合わせる再建が行われます。

十二指腸乳頭部がんに対しても、基本として膵頭十二指腸切除が行わ

肝外胆管切除

大きな手術が難しい場合は、肝外胆管（胆のうを含む）だけを切除するが、再発・転移の危険性がやや高まる。

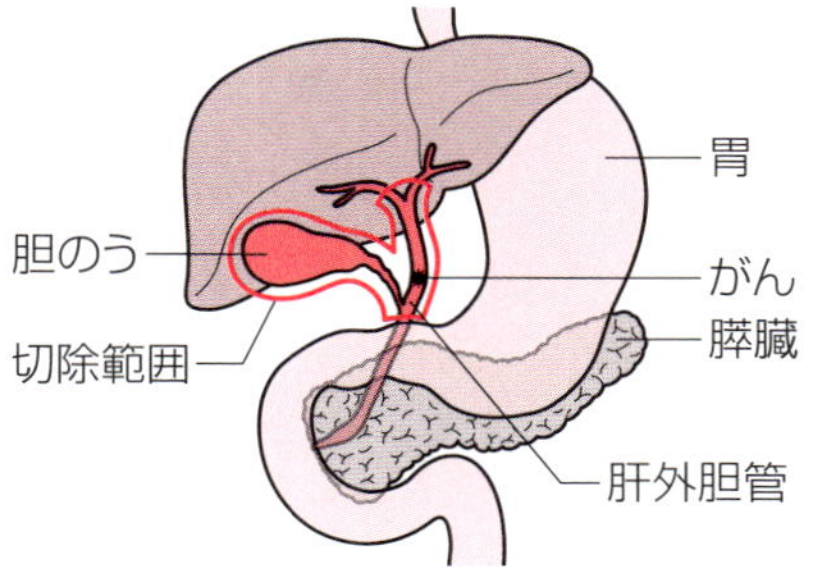

膵頭十二指腸切除と再建

十二指腸に隣接し、膵臓内部を通っている遠位胆管のがんや、十二指腸乳頭部がんは、膵臓や十二指腸への浸潤の可能性のある部分を同時に切除する膵頭十二指腸切除が基本の術式となる。切除後に残った胆管、膵臓、胃を空腸（小腸の一部）とつなぎ合わせる。

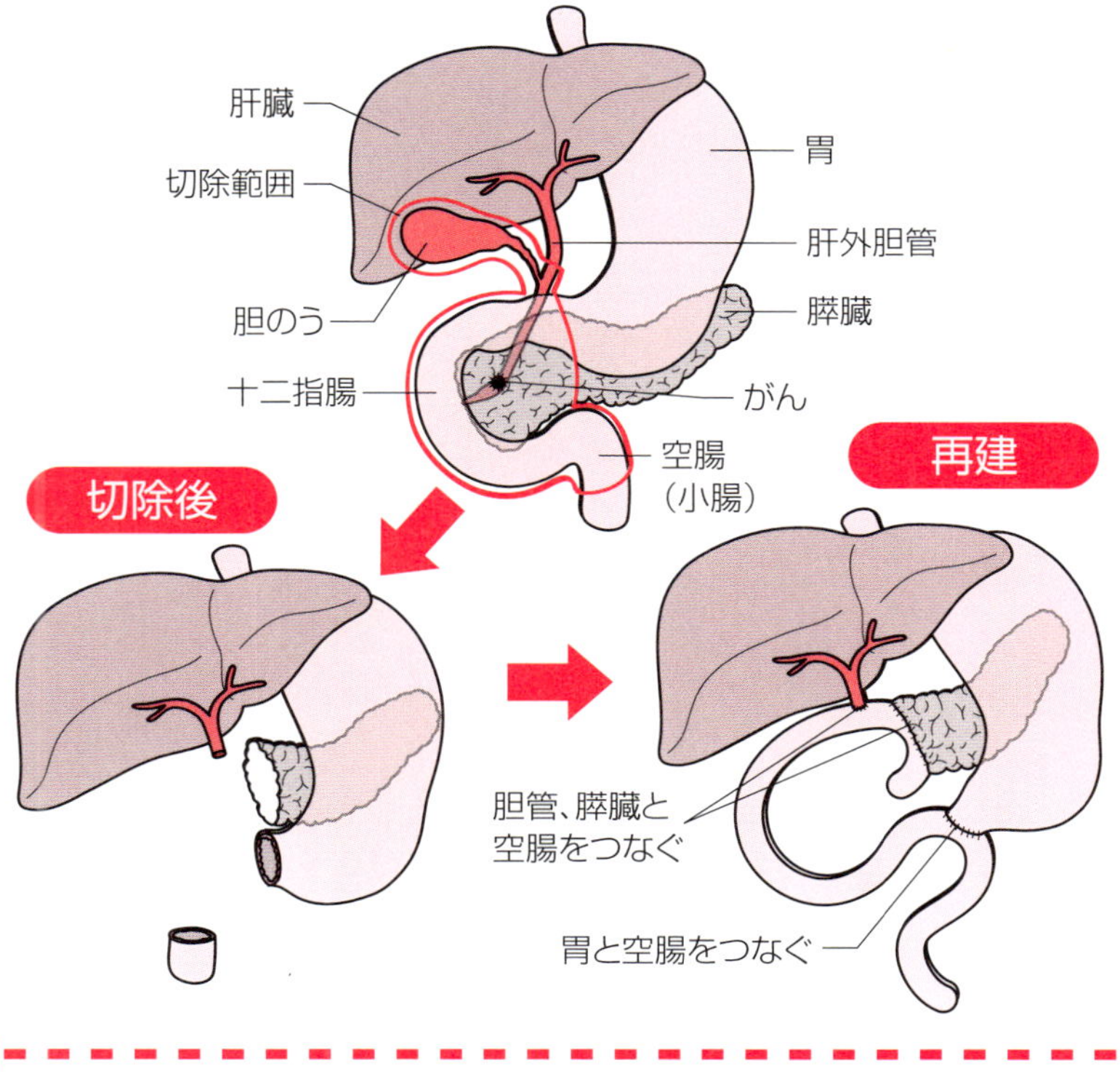

れます。ただし、内視鏡での観察が可能であるため、早期で発見されるがんもあります。その場合には、隣接する臓器の切除は行わず、切除範囲を十二指腸乳頭部のみに限定してがんと周囲の組織だけを切除することもあります。

十二指腸乳頭部がんの切除範囲

基本は膵頭十二指腸切除が行われるが、早期に発見された場合は十二指腸乳頭部のみの切除もある。

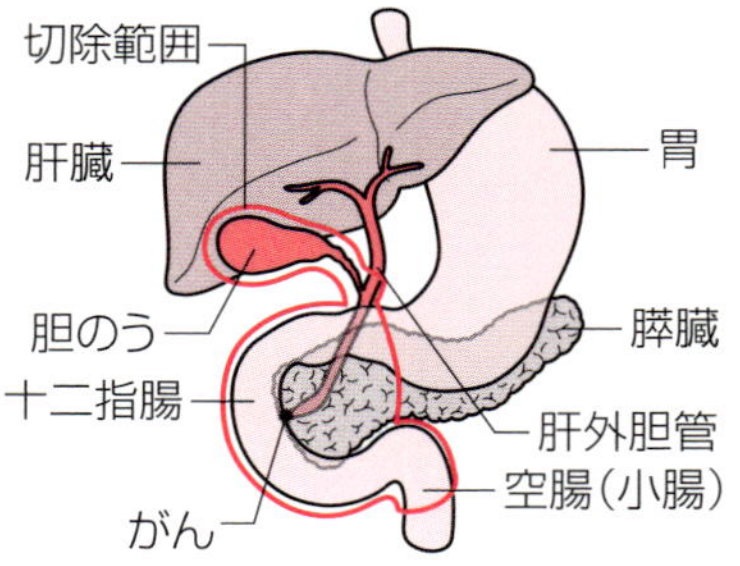

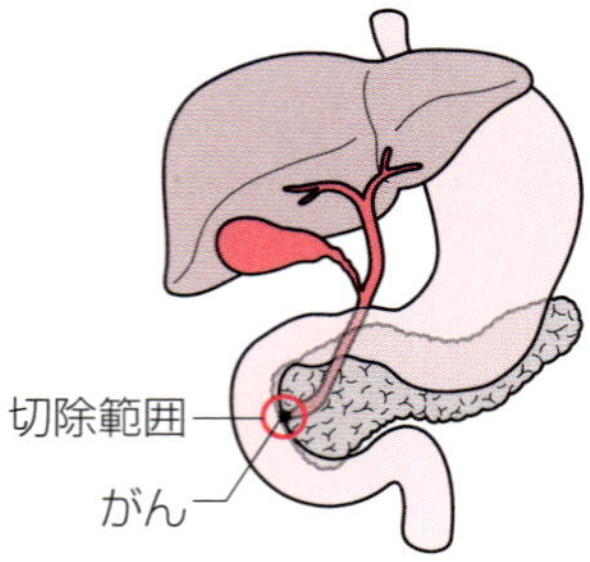

●胆のうがん

胆のうがんでは、がんが胆のう壁のどの部分まで達しているか（浸潤、深達度／下図参照）によって、切除範囲が大きく違ってきます。

がんが粘膜層までにとどまっていれば、胆のう摘出術のみです。漿膜《しょうまく》下層以上に浸潤していれば、肝臓の一部の切除（肝床《かんしょう》切除術）＋リンパ節郭清を行います。胆管への浸潤の可能性がある場合は、肝外胆管切除を加えます。

さらに進んだがんでは、その範囲に応じて、拡大肝葉切除＋肝外胆管切除＋リンパ節郭清が行われたり、それらに加え、膵頭十二指腸切除やほかの浸潤が疑われる臓器の切除が行われたりします。

手術後の経過

胆道がんの手術は、切除範囲が広くなることが多く、体への負担が少なくありません。手術直後は、傷の痛みもあります。食欲や食事量、消

胆のうがんの胆のう摘出術

がんが胆のうの漿膜下層以上に進行している場合は、肝臓の一部も合わせて切除する。

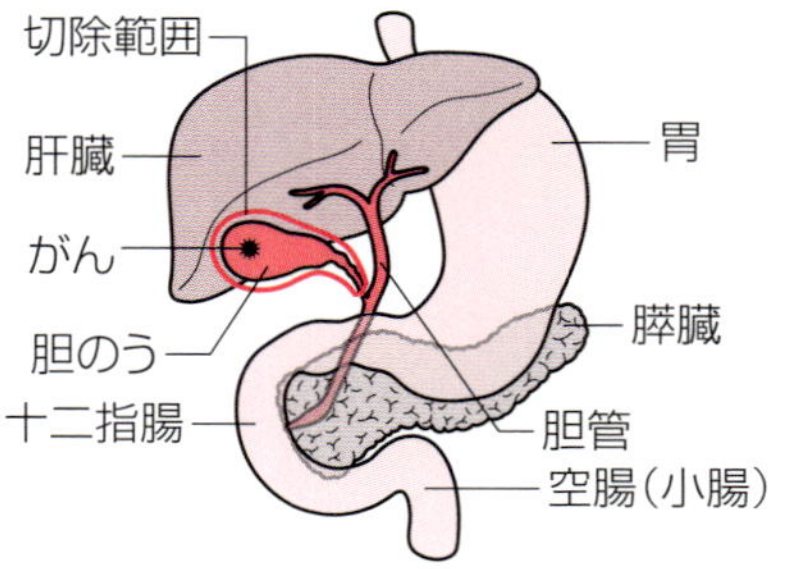

胆のう壁の構造

胆のうがんでは胆のう壁のどの部分までがんが達しているかが、切除範囲を左右する。

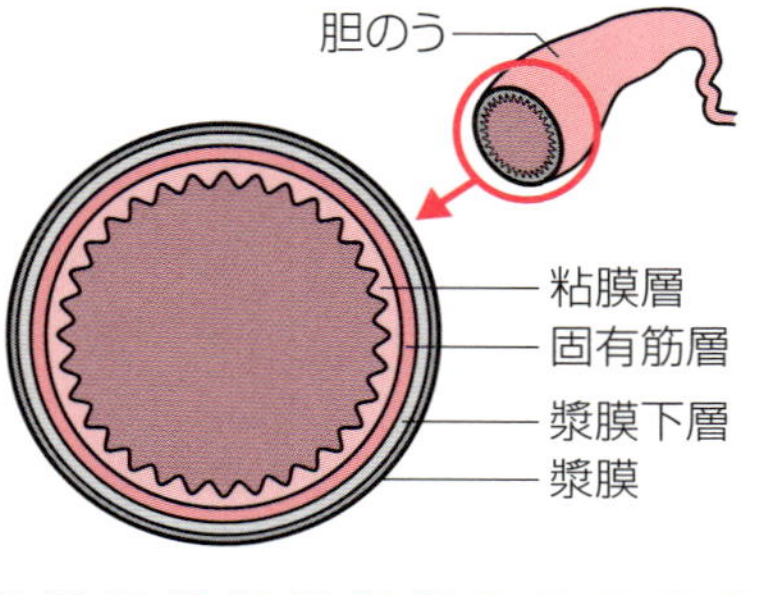

化力の低下といった食にまつわる変化もみられます。合併症を予防するため、体内にたまりやすい胆汁、膵液、血液などを体の外に排出するドレーン（管）が腹部に留置されたり、鼻から胆道や膵臓に管を通したりすることがあります。

違和感、精神的な不安、ストレスなども大きくなりがちですが、痛みなどつらい症状や、困っていることがあったら、我慢することなく、周囲の話しやすいスタッフに直接、あるいは家族を通じて伝えて対策をとり、できるだけ安心して回復に臨める環境を整えることが大切です。

手術直後はドレーンの留置や痛みなどで動きにくい状態ですが、可能な範囲で体を動かすことが体力の回復を促します。無理は禁物ですが、ベッドの上で体位を変えたり廊下を歩いたりするなど、適度に動くことが勧められます。手術前の運動が、手術後の回復に効果的であるとも考えられています。

個人差はありますが、手術後3カ月くらいかけて、体力や、食事をはじめとする生活習慣を取り戻すようにします。

手術に伴う合併症

重い合併症は、術後1週間のうちに起こることが多く、その時期を無事に過ぎれば、多くは順調に経過します。入院期間の目安は、手術方法によって差があり、2週間から1カ月程度です。

手術後注意すべき合併症には次のようなものがあります。

・胸水、腹水

胸や腹部に体液がたまるものです。通常は自然におさまることが多いのですが、たまった体液の量が多くて、呼吸に支障が出るといった症状がある場合は、体液を抜いたり、薬を用いたりします。

・感染性合併症

手術によるおなかの表面の傷や、内部の切除・縫合部分が感染により化膿《かのう》することがあります。おなかの中の化膿（腹腔《ふくくう》内膿瘍《のうよう》）は、体外から管を入れて膿《うみ》を排出します。感染が悪化すると、敗血症など深刻な症状を招くおそれがあるので、感染に対しては厳重な管理、対策が必要となります。

・肝不全

肝機能障害により黄疸、腹水、意識の低下などが起こります。命の危険も招きかねず、手術後に心配される最も重い合併症です。肝臓の切除範囲が大きい場合には、手術前に、門脈塞栓術（52ページ参照）を行い、予防策を講じます。これにより肝不全の発生を抑えることができます。

・胆汁ろう、膵液ろう

切除した部分、縫合した部分から胆汁や膵液がもれ出る症状です。手術時にドレーンを留置して、体の外へ排出されるようにします。

膵液は、脂肪やたんぱく質を分解する作用があるので、隣接した血管が損傷し、出血を伴うことがあります。

・胃もたれ

一時的に胃の動きが低下して胃液や食物が長く胃の中にとどまるため、胃もたれで食欲が低下することがあります。徐々に回復しますが、症状によっては絶食も検討されます。

・出血

十分に注意が払われますが、手術中の予期せぬ出血の可能性はゼロではありません。手術後にはストレスによる胃腸からの出血、感染に伴う出血などがみられることがあります。

・胆管炎、腹膜炎

胆道の再建（胆管空腸吻合術）に伴い、つないだ箇所が狭くなって通りが悪くなる、腸の動きが低下するといった症状が起こり、腸液の逆流により胆管炎を発症することがあります。また、胆汁がもれることで腹膜炎を起こすこともあります。

胆管炎は、頻度は少ないものの、退院後もくり返すことがあります。悪寒を伴う38℃を超える発熱があった場合は、医療機関を受診することが勧められます。

・門脈閉塞、門脈圧亢進症

手術が門脈に悪影響を与えることがあり、門脈がふさがれたり（門脈閉塞）、流れが悪くなり門脈圧が高くなったりします（門脈圧亢進《こうしん》症）。

自然におさまらない場合には、薬（血液が固まるのを防ぐ抗凝固薬）を用いたり、再手術を検討する場合もあります。

そのほか、全身麻酔や開腹手術によって生じるリスクの高い肺炎、腸閉塞、腹壁ヘルニアといった症状がみられる可能性もあります。

門脈塞栓術

胆道がんでも、肝内胆管がん、肝門部胆管がんなど、肝臓に接している部位のがんの場合には、がんとともに周囲の肝臓の切除が必要となります。

肝臓の切除では、がんとともに肝臓の正常な部分も切除せざるをえないため、術後には肝臓のサイズが術前よりも小さくなります。通常、人間の肝臓の機能には十分な余裕があるため、切除される肝臓の容積が少なければ術後に深刻な肝機能低下が起こることはありません。

しかし、肝臓を大きく切除しなければならない場合や、肝臓の機能がもともと低下している患者さんでは、術後の肝機能低下が問題になり

■処置前後の門脈造影の画像

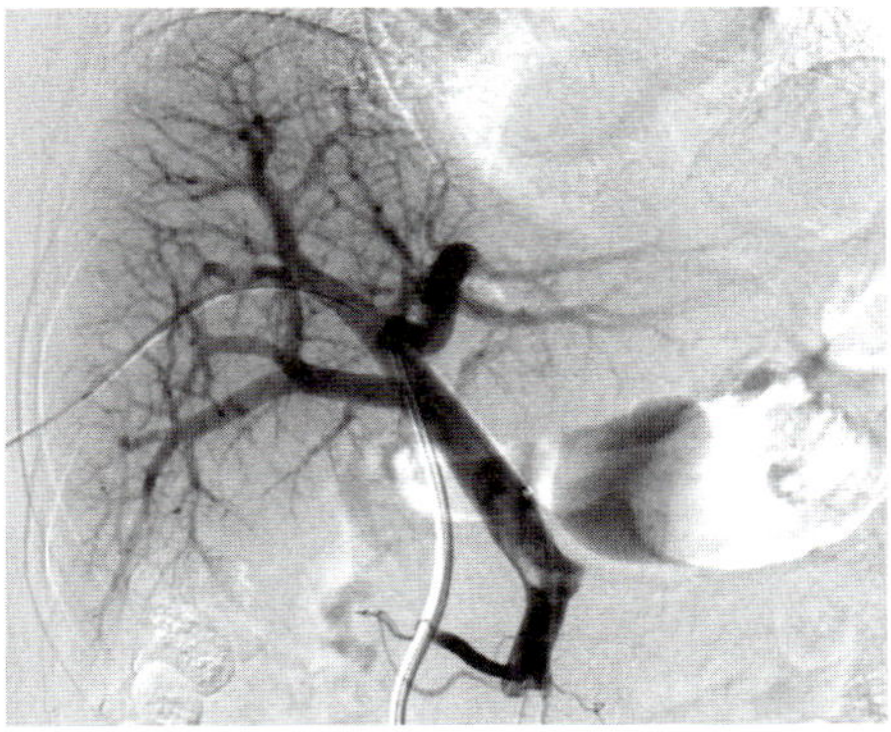

処置前の門脈造影では、向かって左側にも血管がみられる

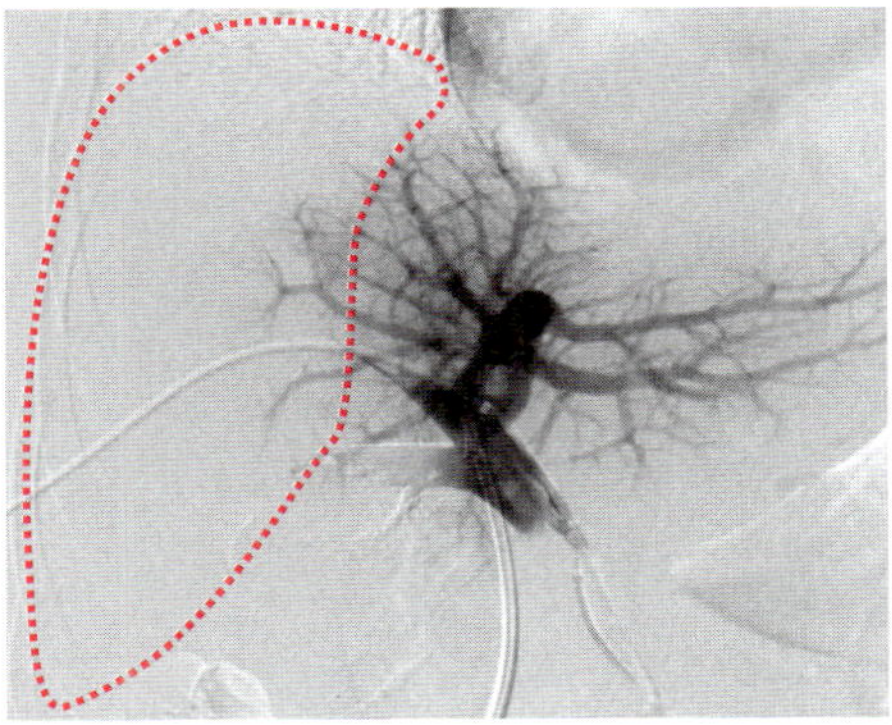

門脈塞栓術後には、向かって左側に向かう血管が閉塞し、門脈造影で映らなくなっている

■門脈塞栓術の手法

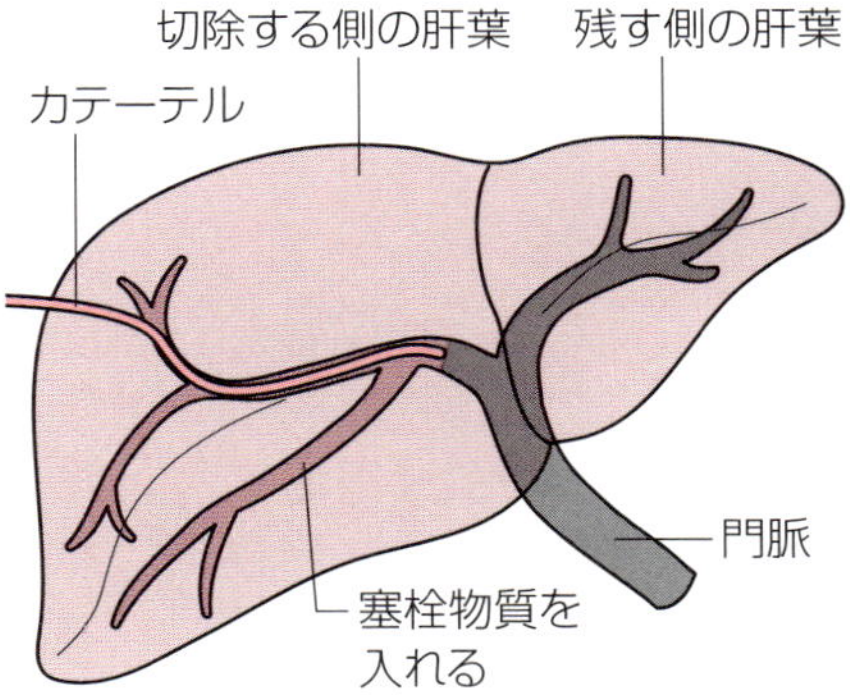

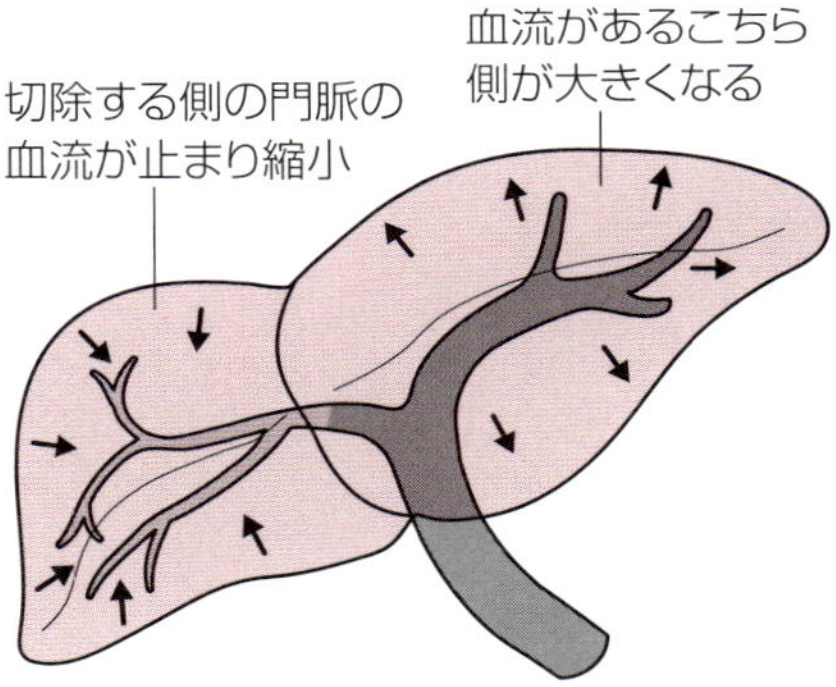

ます。このような場合に、術後に残る肝臓のサイズをあらかじめ大きくさせ、術後の重大な肝機能低下を予防するために、手術の1～2カ月前に門脈塞栓術という処置が行われることがあります。

●残る肝臓のサイズを大きくする

肝臓に入る血管には、肝動脈と門脈という2種類の血管があります。これらの血管は肝臓に栄養分を送ったり、肝臓で代謝される物質を運んだりする重要な役割を担っています。手術で切除される予定の肝臓に向かう門脈の血流を遮断すると、術後に残る肝臓への血流が増加し、肝臓が大きくなります。門脈塞栓術は、この生体反応を利用して、切除予定の肝臓に向かう門脈を閉塞（塞栓）させ、術後に残る肝臓のサイズを大きくすることを目的として施行されます。

門脈塞栓術は、局所麻酔で右脇腹からカテーテルという細い管を肝臓内の門脈に挿入し、門脈の血管撮影をしたうえで、標的となる門脈だけを塞栓物質を用いて閉塞させます。この処置には1～2時間前後かかります。門脈塞栓術に用いられる塞栓物質には、ゼラチン製剤やエタノール、人体に使用可能な接着剤（NBCA）などがあります。

（菅原俊祐／放射線診断科）

手術後は定期検査を受け、体調の変化をみる

胆道がんでは、手術によって完全に病変が取り除かれたと判断された後も、再発の可能性がないとはいえません。

そこで、手術後の回復の度合いや再発があるかないかを確認するために、手術後2年目までは3～4カ月ごとに、3年目から半年ごとに、5年目まで定期検査を行います。検査を行う頻度については、進行度や患者さんの全身状態などによっても異なります。

検査の項目としては、黄疸の有無、血糖値、肝機能、腎機能、骨髄機能、炎症の有無などの状態を調べるための血液検査、腫瘍《しゅよう》マーカーの検査、さらに、必要に応じてX線検査、腹部超音波検査、CT検査などの画像診断が行われます。

腹痛や発熱がみられる場合は、手術後に注意すべき合併症である胆管炎を発症している可能性があります。気になる症状がある場合には、定期的な診察のタイミングを待たず、早めに担当医に連絡することが勧められます。

再発がみられたら直ちに適切な治療を行う

再発の起こり方としては、切除した部位に再びがんが発生する局所再発、腹膜全体に散らばるように発生する腹膜播種、ほかの臓器に発生する遠隔転移などがあります。

再発した部位によって起こる症状も違い、症状に合わせて適切な治療が検討されます。

局所再発の場合には、技術的に切除することができる場所、範囲であると判断されれば、手術を行うことも検討されますが、これはまれです。ほかへの散らばりがほとんどないなど、かなり厳しい条件のもとでの判断となります。

そこで、ほとんどの局所再発を含め、腹膜播種、他臓器への転移がみられる患者さんには、化学療法が検討されます。進行がんに対する化学療法に準じた抗がん薬、スケジュールで行われるのが一般的です。

そのほか、黄疸、あるいは痛み、食欲不振、体重減少といった日常生活を妨げるような症状に対しては、その都度、症状を抑えるための治療が考慮されます。

がんの進行を抑え、心身の苦痛を取り除きながら、できるだけ、その人らしさを保って生活を送れる治療のあり方を、患者さん本人や家族とともに話し合い、医師、看護師をはじめとする専門のスタッフが連携し合って必要な治療やケアが行われます。

痛みのコントロールについては緩和医療科の医師や薬剤師、食欲の回復については管理栄養士などがかかわることもあります。

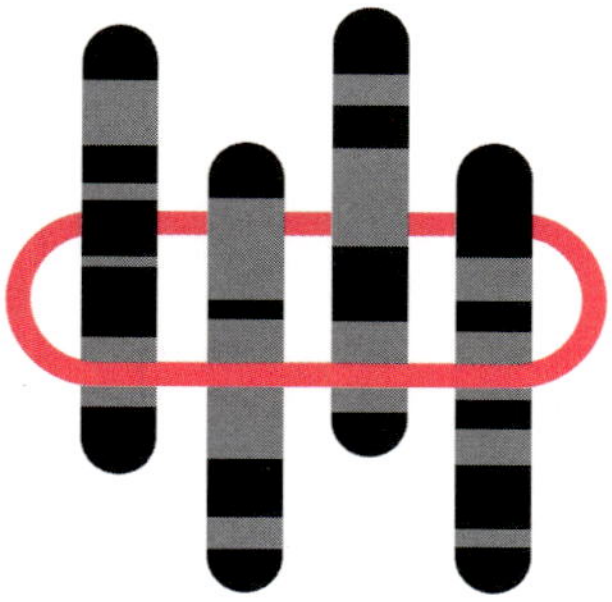

胆道がんの化学療法

全身の微小ながんに効果を示す化学療法

切除ができない胆道がんの患者さんに対しては、抗がん薬による化学療法が行われます。病変のあるところとその周囲などを対象とする手術療法や放射線療法を局所療法と呼びますが、それに対して、化学療法は全身療法と呼ばれます。

抗がん薬は体内に入ると、全身に運ばれていくため、さまざまな画像診断ではみつけることができない、全身に散らばっている可能性のある微小ながんに対する効果が期待できます。

胆道がんで切除ができないと判断されるのは、病変の局所における周囲への広がりが大きく安全にすべてを取り切れない場合（局所進行）、最初に発生した病変とは離れた臓器に転移がみられる場合（遠隔転移）です。

局所進行に対しては放射線療法という選択肢もあります。化学療法と放射線療法との効果については、どちらが優れているかは、明確に示されていません。患者さんの病状、そのほかの背景などを考慮したうえで、医師と患者さんがともに検討し、治療法が決定されます。

遠隔転移に対しては、全身療法である化学療法が適切な治療法となります。

胆道がんに対する化学療法は、今のところ、根治に至るとの研究結果は得られていません。抗がん薬を用いた場合のがんの縮小率については、10～20％程度の効果がみられるとの報告があります。

化学療法を行うにあたっては、がんがこれ以上大きくなるのを可能な限り、長期にわたって防ぎ、患者さんがこれまでどおりの生活を続けられるようにすることが目的となります。

化学療法は、個人差はあるものの副作用を伴う治療法であり、患者さんにはある程度の体力が求められます。病状や体調によっては、期待できる効果よりも、患者さんへの負担や、体調を崩すといった不利益が生じてしまうこともあります。治療の開始や中断については、患者さんの希望や意思を踏まえつつ、慎重に判断が下されます。

抗がん薬の投与スケジュール

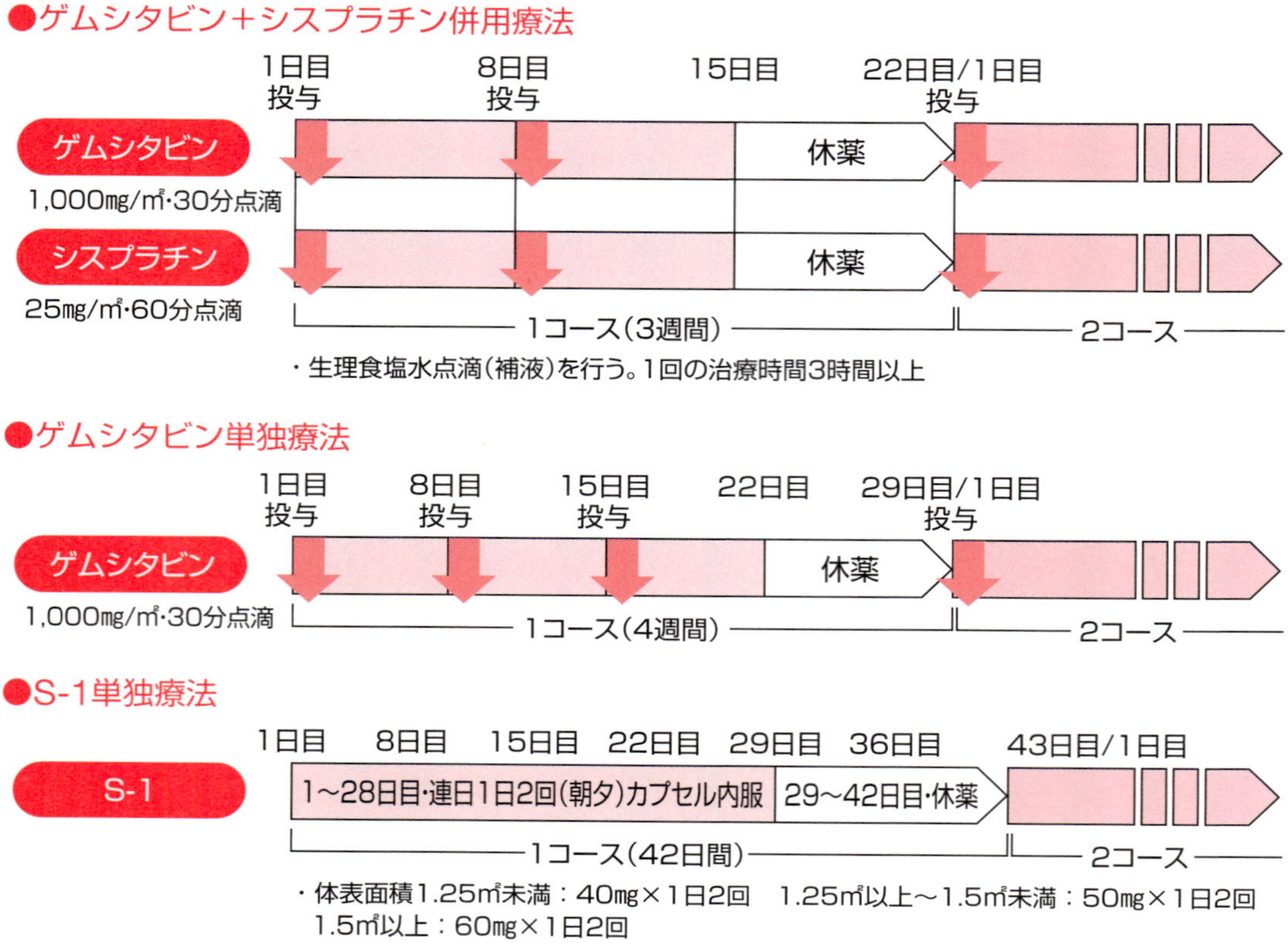

＊抗がん薬の投与量は体の体表面積（身長と体重から計算）による。身長170cm、体重60kgの人の体表面積は約1.7m²

国際的な標準治療はゲムシタビン＋シスプラチン

抗がん薬は、これまで長く使われてきた細胞障害性抗がん薬と、近年、用いられるようになった分子標的薬に分類されます。細胞障害性抗がん薬は、細胞が分裂するしくみに働きかけ、がん細胞の増殖を抑えるものです。一方、分子標的薬は、そのがんに特徴的な遺伝子変異などを標的として、効率よくがん細胞に作用します。

胆道がんにおいても、効果を示す分子標的薬の研究が進んでいますが、現在は、従来の抗がん薬であるゲムシタビン（商品名ジェムザールなど）、シスプラチン（商品名ブリプラチン、ランダなど）、S-1（テガフール・ギメラシル・オテラシルカリウム配合剤／商品名ティーエスワン＝TS-1）が用いられています。

ゲムシタビンとシスプラチンの2種類の抗がん薬を併用するのが、国際的な標準治療とされ（＊1）、これが一次治療（ファーストライン）となります。基本的には、この治療は外来で行われます。3週間で1コースとなり、具体的な投与スケジュールは右ページの図に示します。

ただし、治療を継続するには、治療効果が得られていること、治療が安全に続けられていること（体力の大きな消耗、副作用などによる体調不良、臓器の機能低下などがない）が原則であり、その都度、そうした変化を確認しながら、場合によっては中断することもあります。

シスプラチンは腎臓への負担が大きい薬であり、腎機能が低下している場合は使うことができない場合があります。そうした患者さんには、ゲムシタビンを単独で使用します。4週間を1コースとした投与スケジュールに沿って、治療が進められます。ある程度の副作用があるものの体調が保たれている限りは、治療を継続します。

＊1　日本で行われた臨床試験の結果により、ゲムシタビン＋S‐1の併用療法がゲムシタビン＋シスプラチンの併用療法と同等の成績であったこと、ゲムシタビン＋シスプラチン＋S‐1の併用療法がゲムシタビン＋シスプラチンの併用療法より成績がよかったことが、２０１８年に国際会議で報告されました。

その結果、少なくとも日本では、これらの治療も標準治療として受け入れられていくと考えられています。

二次治療として用いられるS-1単独療法

ゲムシタビン＋シスプラチン併用療法、ゲムシタビン単独療法による効果が得られなくなった場合には、S‐1を単独で用いるS‐1単独療法が、二次治療（セカンドライン）として多く行われています。

S‐1はカプセルの内服薬で、右ページの図のように、42日間で1コースの投与スケジュールが決められています。

重い副作用などで、服用が困難と判断されない限り、治療は継続されます。

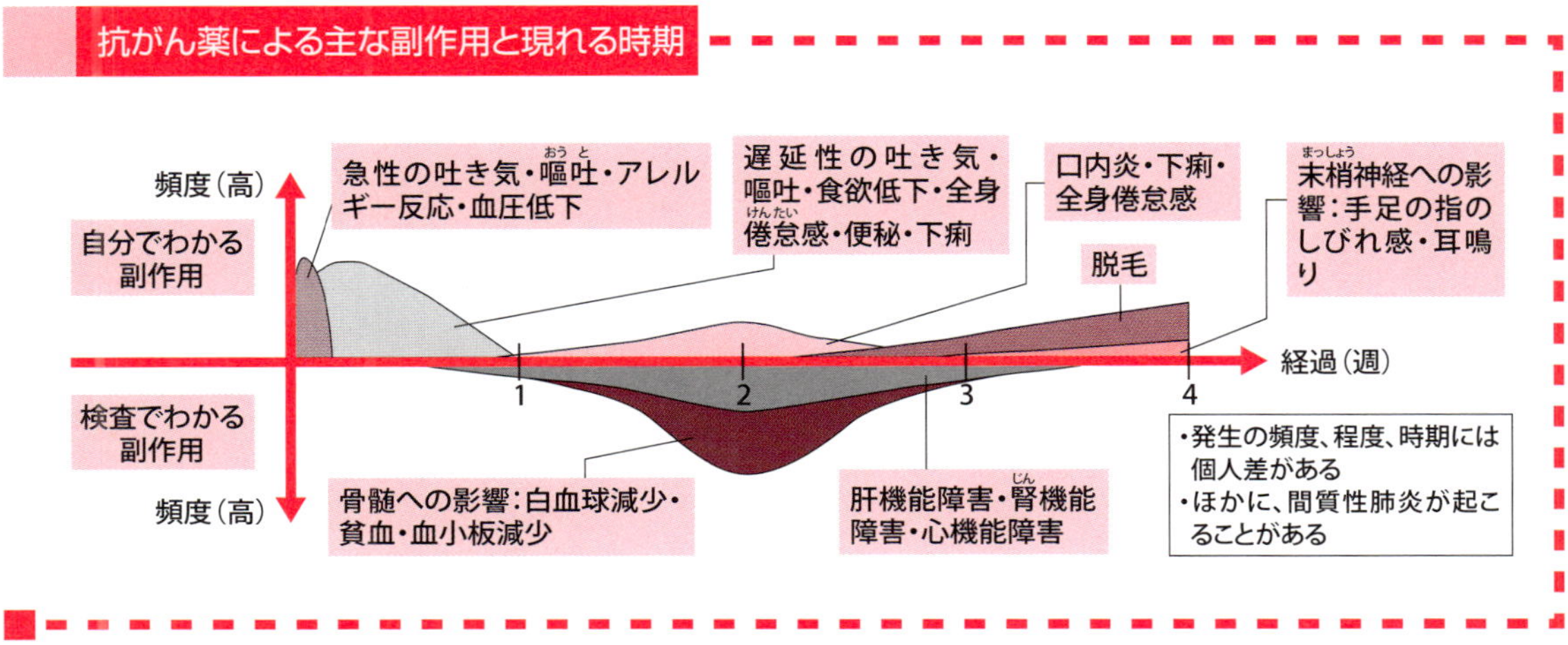

注意すべき副作用

ゲムシタビン、シスプラチン、S-1を使用した場合、食欲不振、吐き気、倦怠《けんたい》感、脱毛、白血球減少、貧血、血小板減少などがみられます（前ページ図参照）。いずれも入院を要するほど重くなることはほとんどないとされますが、次のような症状には注意が必要です。

・間質性肺炎

ゲムシタビンを使用した場合、1~2%と頻度は低いものの、間質性肺炎が起こり、重症化すると命にかかわることもあります。発熱、咳、息苦しさなど肺炎が疑われるような症状が出たら、直ちに医療機関への連絡が必要となります。

・腎機能低下

シスプラチンは、腎臓への負担が大きい薬であるため、投与の際には同時に補液（水分の点滴）を十分に行うなど、注意が払われています。それでも、長期にわたると腎機能の低下がみられ、シスプラチンの使用を止めざるをえないこともあります。

・末梢《まっしょう》神経障害や難聴

シスプラチンの使用に伴い、指先がピリピリする、しびれるといった症状や難聴などの症状が現れることがあります。日常生活に支障が出るため、症状が悪化する前に使用を中断します。

このほか、S-1では、全身の色素沈着、手足皮膚症候群（手先や足先などが痛む）下痢、口内炎、かすみ目、涙目、角膜炎、結膜炎などが特徴的にみられます。

術後補助化学療法

待たれる術後補助化学療法の確立

ほかの多くのがんの治療では、手術後に化学療法を行うことで、再発のリスクを低く抑えられることが検証され、一定の抗がん薬投与のスケジュールに沿った術後補助化学療法が標準的に行われています。

胆道がんでも、術後補助化学療法の標準化が待たれていました。海外では術後補助化学療法としてカペシタビン（商品名ゼローダ）で有望な治療成績が報告され、今後、標準治療として受け入れられていく可能性があります。

S-1に対する大規模臨床試験が進行中

日本で行われている最も大規模な臨床試験は、S-1を用いた術後補助化学療法の有効性を検証するものです。手術により、目に見える範囲でがんの切除を行った患者さんを二つのグループに分け、S-1を半年間使用した場合と、使用しない場合との治療成績を比較し、効果を確認します。S-1はカペシタビンと同じフルオロピリミジン系の抗がん薬で、その結果に大きな期待が寄せられています。

胆道がんの放射線療法

手術ができない場合、放射線でがん増大を防ぐ

遠隔転移がなく、局所の病変の進行状態によって手術ができないと判断された場合、放射線療法を行うことがあります。ただし、その効果が化学療法よりも優れているという研究結果は報告されておらず、標準治療としては確立されていません。

放射線療法は、照射した部分のがん細胞を死滅させる局所療法です。その特徴を生かし、がんが大きくなるのを抑え、胆道ドレナージ（60ページ参照）が再度ふさがれるのを防ぎ、黄疸コントロールの効果を維持するために行われることがあります。

そのほか、骨転移による痛みの緩和、胆管炎の改善など、がんに伴って起こる症状を抑えるために行われることもあります。

放射線療法の治療法としては、体の外から照射する外部照射と、胆道ドレナージのために挿入したチューブ内に放射線を発する物質（放射性同位元素イリジウム１９２）を挿入しておく腔内《くうない》照射があります。外部照射、腔内照射それぞれについて、一定の治療スケジュールが決められています。

放射線療法による合併症

照射自体は、患者さんが横になっているうちに数分で終了し、負担はほとんどありません。まれに治療中に食欲不振、胸やけ、吐き気などが現れることがあります。こうした症状は、治療終了後、数日～２週間程度で改善します。

治療終了後数週～数カ月後に現れる症状として、胆管炎や、胆道の周辺にある十二指腸、小腸、大腸に生じる炎症や潰瘍《かいよう》、出血などがみられることがあります。

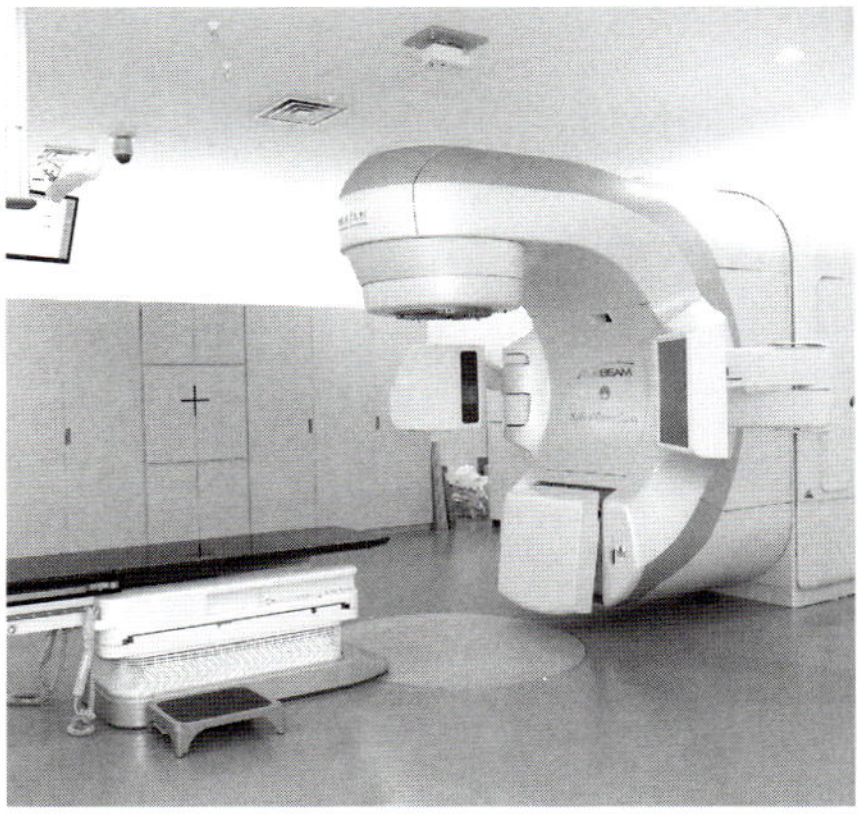

放射線治療装置

胆管閉塞に対する黄疸コントロール

がんの治療前に黄疸を改善

黄疸とは、ビリルビンという黄色の色素をもった物質の血液中の濃度が高まった状態を指します。ビリルビンは、赤血球に含まれるヘモグロビンが寿命を迎え、代謝される過程でできる老廃物の一種です。通常、ビリルビンは肝臓で害の少ない状態に処理され、胆汁として胆管を通じて便の中へ排泄《はいせつ》されます。

この一連の過程のどこかに不具合が生じることで、黄疸が発症しますが、大きくは4つの要因が考えられます。

まず、①肝臓での処理が追いつかないほど赤血球の破壊が進んだ場合、②肝臓の処理能力が低下している場合、③胆道における胆汁の流れが滞った場合、そして④先天的な体質によるもの、です。

胆汁の通り道である胆道のどこかに病変が発生するのが胆道がんです。つまり、胆道がんで生じる黄疸は、③の要因によるもので、病変が通り道である胆管をふさいでしまうため、その先に胆汁が進めなくなって起こります。行き場を失った胆汁は滞留し、徐々に血液中にもれ出しはじめます。

その結果、体がかゆい、白目が黄色くなる、尿の色が濃くなる、便が白っぽくなるといった症状が現れ、血液検査ではビリルビンやγ《ガンマ》-GTP、ALPといった数値が上昇します。

黄疸は胆道がんで最もよくみられる症状ですが、治療を安全に進めるにあたって支障が大きい症状であるため、治療に先立ち、黄疸を改善する処置を行うことがあります。これを胆道ドレナージ（減黄療法）と呼びます。

いろいろなアプローチがある胆道ドレナージ

具体的には、行き場のなくなった胆汁の逃げ道をつくるための処置が行われます。

胆汁がせき止められている箇所にどのようにアプローチするかによって、内視鏡的胆道ドレナージ、経皮的胆道ドレナージなどの方法があります。

また、胆汁を排出する方法としては、ドレナージ用のチューブから体の外に出す外ろう、体のなかの通路を改めて確保する内ろう（ステントの挿入）に分かれます。

内視鏡による胆道ドレナージ

内視鏡による術前ドレナージ（プラスチックステント）

●目的は黄疸の治療、肝臓の機能維持など

胆道がんの手術が予定される際には、多くの場合、手術前に胆道ドレナージが行われます。がんによって胆道が閉塞したことで胆汁の流れが滞って生じる黄疸（閉塞性黄疸）や胆管炎に対する治療、また、広い範囲にわたって肝臓を切除しなければならない場合、手術後の肝不全を予防するための温存肝（術後に残す予定の肝臓）の機能を維持することが目的となります。

●内視鏡的胆道術前ドレナージの方法

胆道ドレナージには内視鏡を用いてアプローチするドレナージ、経皮的にアプローチするドレナージ（66ページ参照）などの方法がありますが、ここでは、内視鏡による術前ドレナージについて解説します。

内視鏡によるドレナージは、一般に「胃カメラ」と呼ばれる上部消化管内視鏡のうち特殊な形態の側視鏡（側視型内視鏡）を用い、咽頭《いんとう》麻酔・静脈麻酔による鎮痛・鎮静の状態のもとで行います。これらの処置は総じてＥＲＣＰ（内視鏡的逆行性胆管膵管造影）と呼ばれます。内視鏡的胆道ドレナージ、さらに後述するＥＮＢＤ、ＥＢＳも、基本的にＥＲＣＰから派生した技術を用いて行われるものです。

●基本となるERCP（内視鏡的逆行性胆管膵管造影）の方法

ＥＲＣＰは、口から内視鏡を挿入し十二指腸乳頭部まで進め、内視鏡の先端から、さらに細

治療の基本となるERCP

側視鏡を口から消化管へと挿入し十二指腸乳頭部に達したら、乳頭部から細いカテーテルを出し、胆管（あるいは膵管）をさかのぼって管の内部に直接、造影剤を投与する技術。

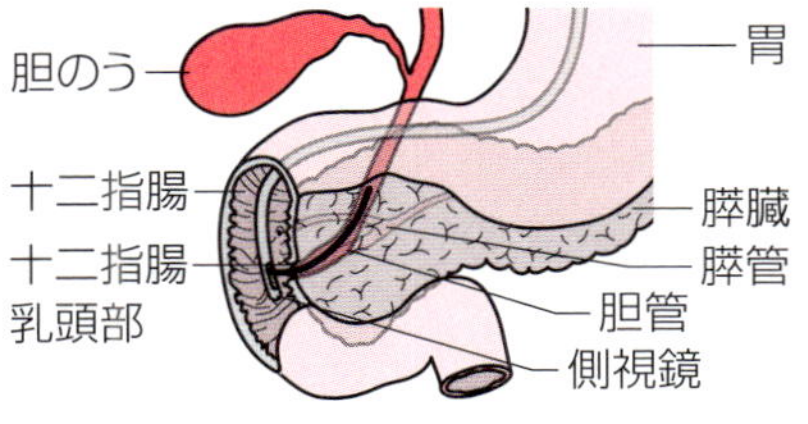

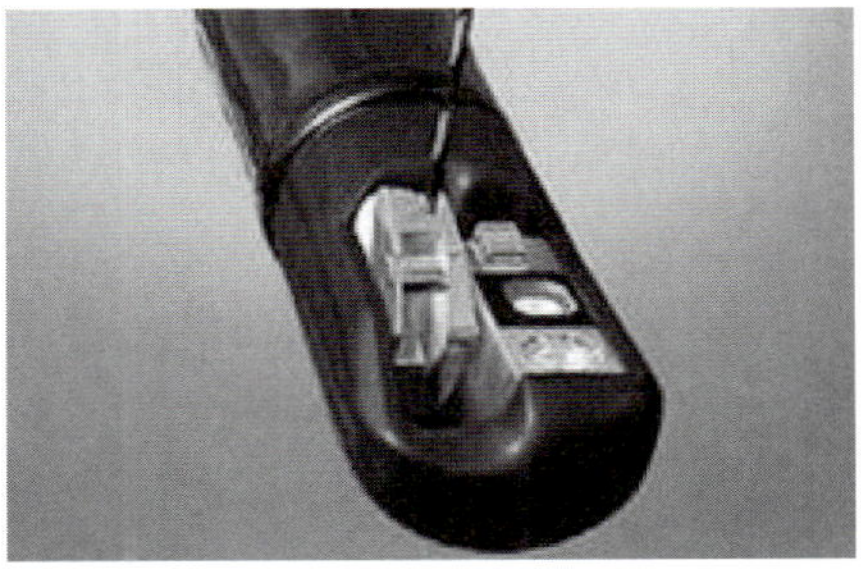

特殊な形態の側視鏡
写真提供：オリンパス株式会社

ENBD／内視鏡的経鼻胆管ドレナージ術

ドレナージ用のプラスチックチューブを胆管に留置し、閉塞部をまたいで鼻の先から出して、滞っている胆汁を体外に排出させる。

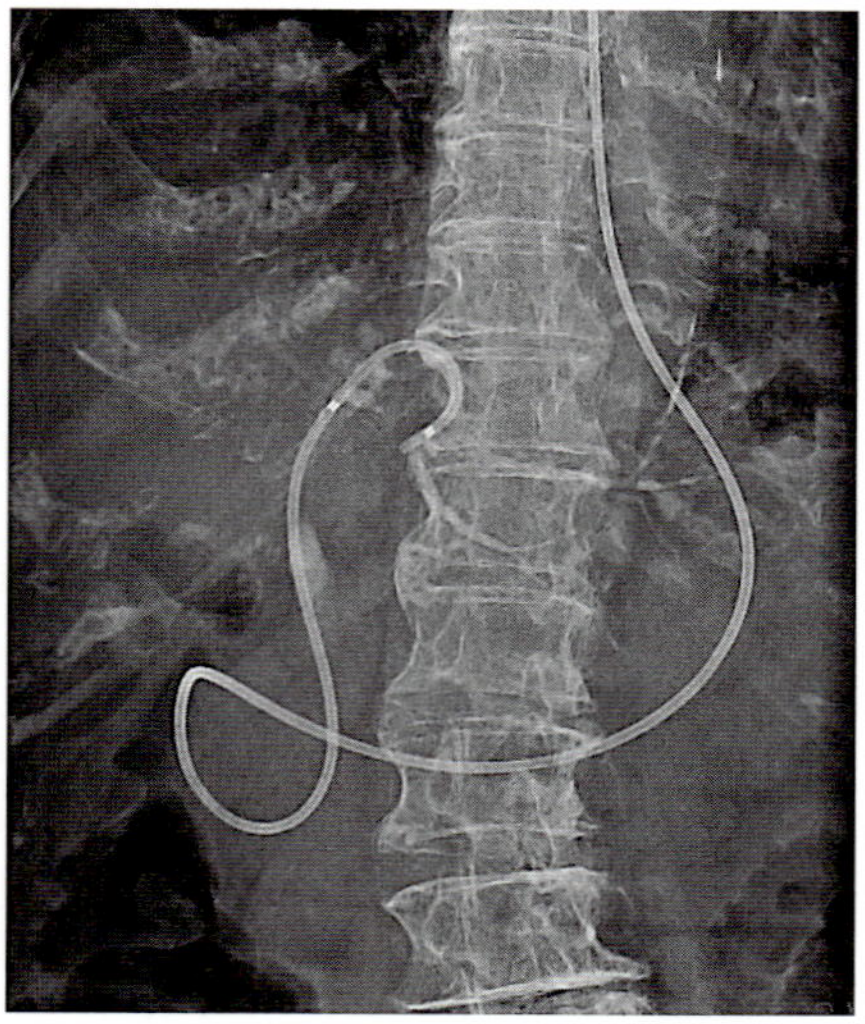

チューブ留置を確認できるX線画像

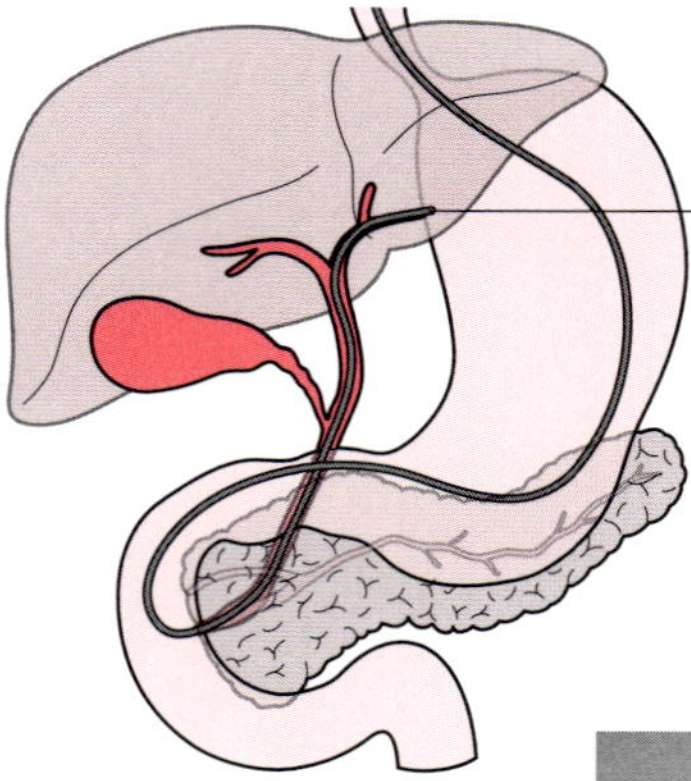

胆管閉塞部の先にドレナージチューブを留置し、消化管を通して鼻から出す

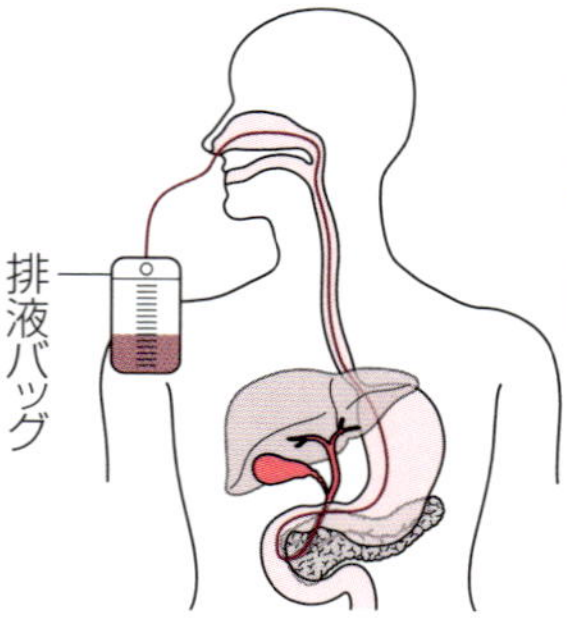

排液バッグ

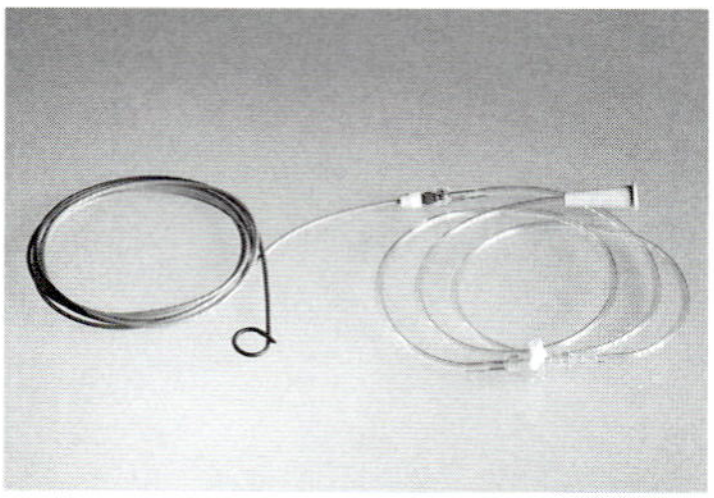

プラスチック製ドレナージチューブ

写真提供：ボストン・サイエンティフィック ジャパン株式会社

い筒状のカテーテルを、乳頭部にある胆管開口部・膵管開口部へ挿管します。そして胆管・膵管の流れに「逆行的に」さかのぼって造影剤をそれぞれの管の中に投与することで、X線透視のもとで胆管・膵管の流れを確認できる技術です。

現在ではこの技術を応用し、ここで解説するドレナージのためのステントの留置（ENBD、EBS）のほか、腫瘍の存在・範囲を診断する（31ページ参照）など、多様な役割を担う処置が行われています。

●ENBDの方法

ENBD（endoscopic nasobiliary drainage／内視鏡的経鼻胆管ドレナージ術）は、外径2～3㎜ほどのプラスチック製のチューブを、胆管内からがんがふさいでいる胆管の部分（閉塞部位）をまたいで鼻の先まで出し、胆汁を排出することにより、胆汁の停滞に伴う黄疸・胆管炎を解除する方法です。

胆管の閉塞部位しだいでは、複数本のチューブを留置する場合もあります。ENBDは流出する胆汁の量や性質を確認することができるためドレナージの不具合などにも迅速に対応が可能です。また、十二指腸の内容物が胆管内へ逆流する逆行性胆管炎の危険性が比較的少ないこともメリットです。

ただし、常に鼻の先から管が出ている状況であるため、短期間（数日～2週間程度）ではありますが、鼻腔《びくう》の違和感などの問題点もあります。また胆管から腸管へ流出するはずの胆汁を体外へ取り出してしまうため腸管の免疫機能が損なわれる可能性があり、対応処置として、ENBDで排出された胆汁を飲用することなどで消化管内へ返還することも考慮されます。

●EBSの方法

これに対しEBS（endoscopic biliary stenting／内視鏡的胆道ステント留置術）は、プラスチック製のチューブ（PS：plastic stent）をがんによる胆管の閉塞部をまたぐように渡して、上流の胆管から下流の胆管や十二指腸内に先端を留置し、胆汁を流す方法です。

ENBDと異なり、胆管と消化管内でドレナージが完結するため、外見はドレナージ前と差異はなく、鼻腔の違和感などもありません。また、胆管から腸管への生理的な胆汁の流れが保たれることも利点です。

ただし、ENBDの利点であった胆汁の量や性質を確認することはできません。また逆行性胆管炎はENBDよりも合併しやすいとされています。

当院では外科・内科・放射線科の綿密な連携のもと、これらのドレナージを患者さんの背景・生活環境などを考慮しながら選択し、スムーズに手術へ移行できる環境を整えています。

内視鏡による術後ドレナージ（金属ステント）

胆道がんの手術後の患者さんや、切除不能胆道がんの患者さんの胆道閉塞に対し、必要に応じてEBSによる胆道ドレナージが行われます。

胆道閉塞に伴う閉塞性黄疸は、かゆみや食欲不振、倦怠感などの症状を引き起こし、さらに進行すると肝不全・腎不全へと進展します。また感染を合併し、胆管炎を発症すると場合によっては命にかかわる状況となりえます。そのため、手術後の胆道ドレナージは必須の治療となっています。

手術後には、術前ドレナージで用いるプラスチックステント（PS）のほか、金属製のステント（SEMS：self expandable metallic stent）も多く用いられます。

ステントの選択に関しては、がんによる胆道閉塞の部位、全身状態、予後、治療方針などの要素を考慮し選択することになります。特に胆道閉塞の部位によりステント選択・留置法は異なります。胆道閉塞の部位としては、大きく遠

遠位胆管閉塞に対するドレナージ

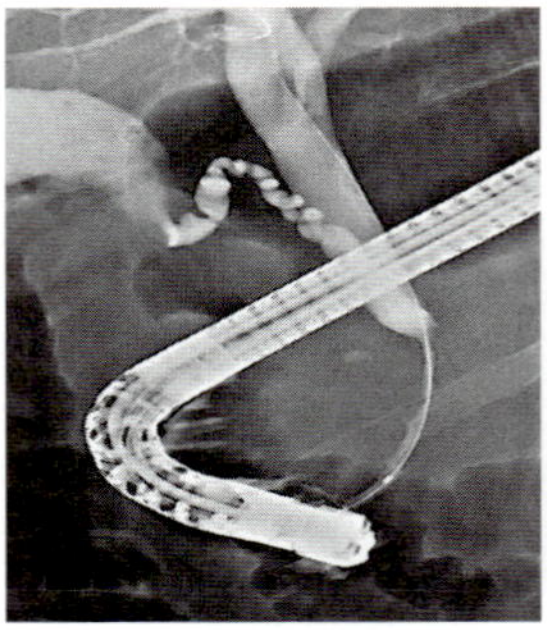

ステント留置前

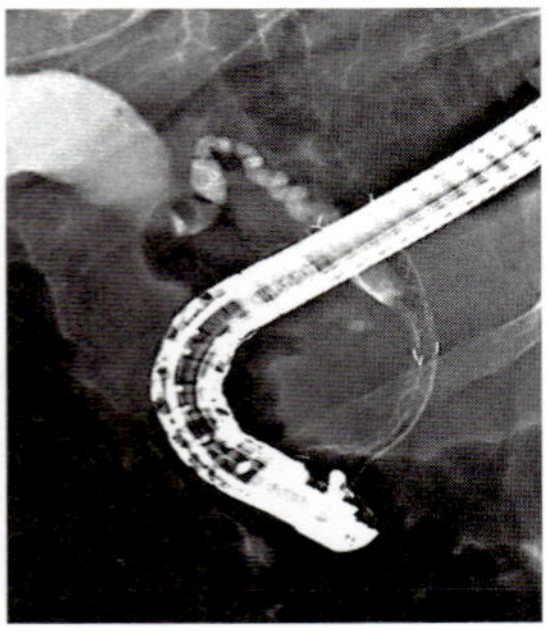

ステント留置後

胆管の閉塞部をまたぐようにステントを渡し、胆管の上流から下流へ、あるいは胆管から十二指腸へと胆汁を流す

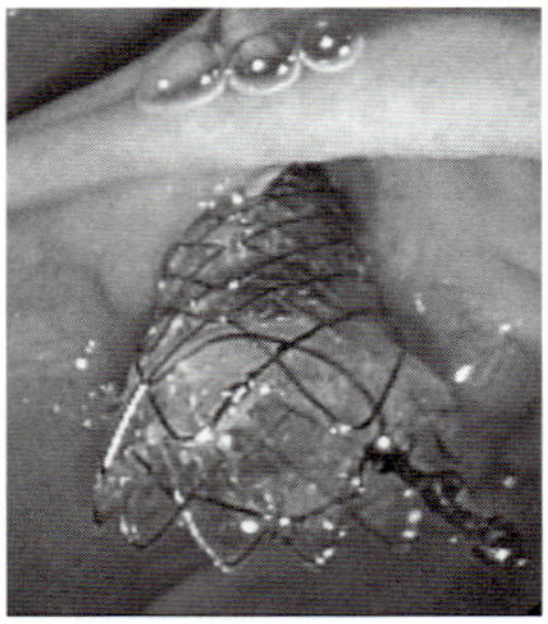

ステント留置後の十二指腸乳頭部

位胆管閉塞と肝門部領域胆管閉塞に分けられます。それぞれの閉塞部位に対し、次のような観点から適切なステントが選択されます。

●遠位胆管閉塞に対するステント

遠位胆管閉塞に関して、金属ステントはプラスチックステントと比べ、胆道を広げていることができる開存期間が長いため、より推奨されています。金属ステントは被覆材《ひふく》に覆われたカバード・ステントと被覆材のないアン・カバード・ステントに分けられます。

カバード・ステントは金属の網状構造の表面が覆われているため、ステント再閉塞の原因となる、網状構造の隙間《すきま》から内部へのがんの進展を防ぐ効果があります。また、留置した胆管からの抜き取りが可能という利点もあります。その反面、胆汁の流出路である胆管は木の枝のような形態をしているため、留置したカバード・ステントが目的としない枝（分枝《ぶんし》）の胆汁の流れをふさいでしまう危険性もあり、留置する位置には細心の注意を払う必要があります。

これに対しアン・カバード・ステントでは被覆材はないため、内部へのがんの進展の危険性があること、抜き取りが困難であること、などの難点があるものの、予期せぬ分枝の閉塞の危険性が少ないという利点もあります。

これらのステントを患者さんの病態を見極めながら選択することになりますが、当院では遠位胆管閉塞に対して、特殊な状況でなければ、より開存期間が長いとされるカバード・ステントを選択しています。

●肝門部領域胆管閉塞に対するステント

肝門部領域胆管閉塞に関しては、複数の胆管枝が分断されていることが多く、複数本のステント留置が必要となる場合も多くみられます。こうした場合、カバード・ステントは胆管枝をふさいでしまう危険性があるため選択できず、

肝門部胆管閉塞に対するドレナージ

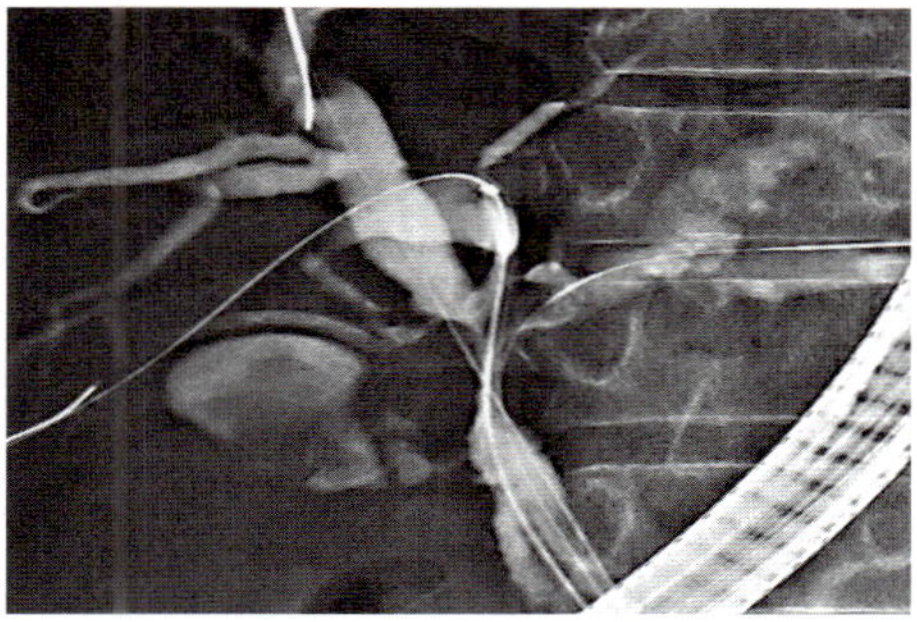

ステント留置前

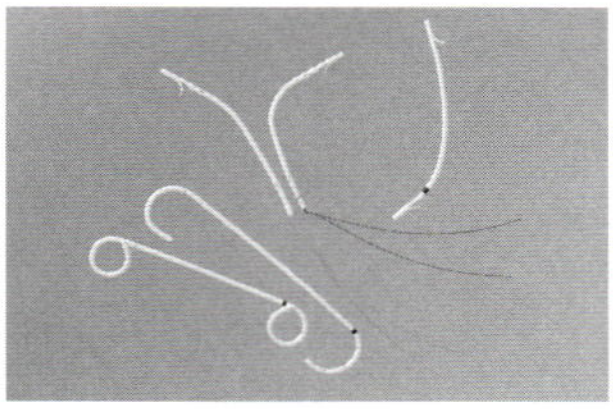

プラスチックステント

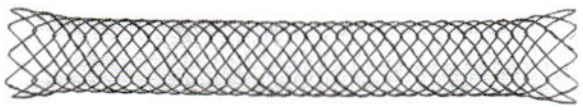

金属ステント

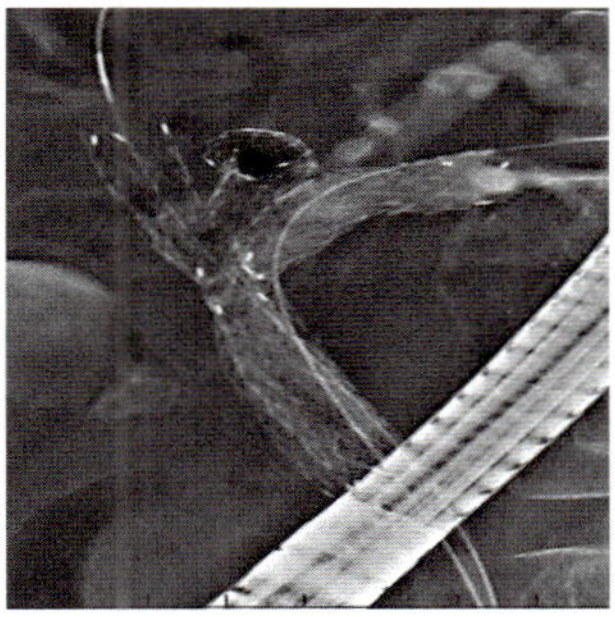

ステント留置後

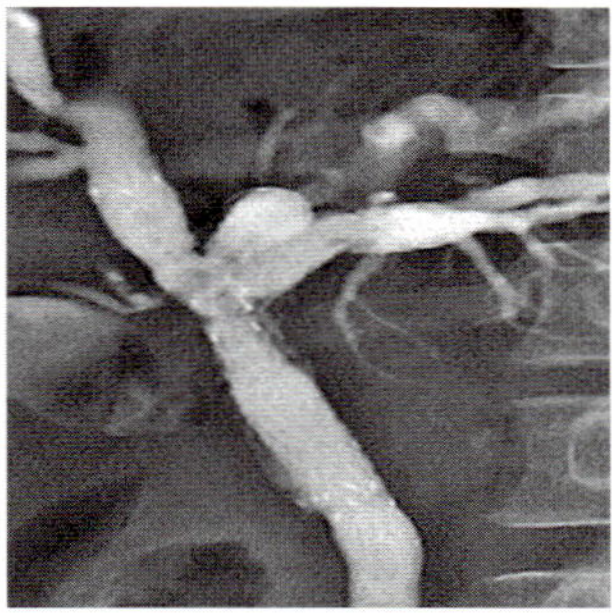

ステント留置後：狭窄が解除できていることを確認

写真提供：
（上）ボストン・サイエンティフィック ジャパン株式会社
（下）株式会社メディコスヒラタ

アン・カバード・ステント、もしくはプラスチックステントが選択肢となります。医療機関ごとに、どのステントを選択するかの判断は異なりますが、アン・カバード・ステントのほうがプラスチックステントよりも開存期間が長いため、当院ではアン・カバード・ステントを積極的に選択しています。

通常のＥＲＣＰ施行が困難な場合の術後胆道ドレナージ

胆管がんや胆のうがんなどの胆道がんに加え、膵臓がんなどの手術後の患者さんは、再発もしくは再発でない場合でも胆管閉塞を起こすことがあります。

このような状況での胆道ドレナージでは、受けた手術の方式によっては、一般的に行われている側視鏡による方法では施行が困難である場合も多くみられます。側視鏡では行えない場合は、特殊な小腸内視鏡（ダブルバルーン内視鏡・シングルバルーン内視鏡）を用いてステントを留置します。ただし、これらを用いてもドレナージが困難な場合もあり、その際には、ＥＵＳ－ＢＤ（超音波内視鏡下胆道ドレナージ）やＰＴＢＤ（経皮的胆道ドレナージ66ページ参照）を行っています。

切除不能肝門部領域胆管がんや術後の胆道ドレナージ術は、治療に難渋する場合も少なくありませんが、ほかの医療機関においてドレナージ困難であった患者さんに対しても、当院では可能な限り患者さんのＱＯＬを保てるよう最新の技術をもって対応しています。

（前原耕介・肱岡　範／肝胆膵内科）

経皮的胆道ドレナージ

経皮的アプローチはもう一つの黄疸対処法

胆管の狭窄や閉塞が原因となった閉塞性黄疸に対する代表的な対処法として、胆汁の流れが悪くなり肝臓の中にたまってしまった胆汁を主に体外へ排出させる「ドレナージ」と、狭くなっている胆管を広げて腸管へ胆汁が流れるようにする「胆管ステント留置」があります。これらには、内視鏡を用いるアプローチ法（61ページ参照）と、体表からアプローチする「経皮的」な方法があります。ここでは、局所麻酔を施し肝臓を介して胆管に針を刺して処置を行う経皮的胆道ドレナージと、それに続いて行われることのある胆管ステント留置について解説します。

胆汁を体外に排出する経皮的胆道ドレナージ

経皮的胆道ドレナージ（ＰＴＢＤ：percutaneous transhepatic biliary drainage）は、肝臓の内部を走行している胆管にたまった消化液の一種である胆汁を体外へ排出させ、黄疸を改善する方法です。処置後には、みぞおちや右脇腹からチューブが出ている状態となります。チューブの先端は胆管の中に位置しており、肝臓で産生される胆汁が、体外でチューブに接続された袋の中へ持続的に排出されます。

チューブが留置される位置やチューブの本数は、胆管の狭くなっている状態によって異なります。胆管は肝臓の中で木の枝のように枝分かれしており、肝臓の外で1本に合流して腸管へつながります。胆管の狭くなっている部位や、肝臓の状態を参考にして、留置するチューブの本数や位置が決定されます。

●経皮的胆道ドレナージの方法

経皮的胆道ドレナージでは、超音波で肝臓とその中を走行している胆管を確認しながら、局所麻酔をして胆管に針を進めます。胆管に針が刺さったら、造影剤で胆管の形態を確認し、ガイドワイヤーという細く柔らかな金属製のワイヤーを胆管の中へ挿入し、これに沿わせるように胆汁を体外へ排出（ドレナージ）するためのチューブを挿入します。チューブを胆管に挿入した後、チューブが抜けないようにチューブを

経皮的胆道ドレナージ

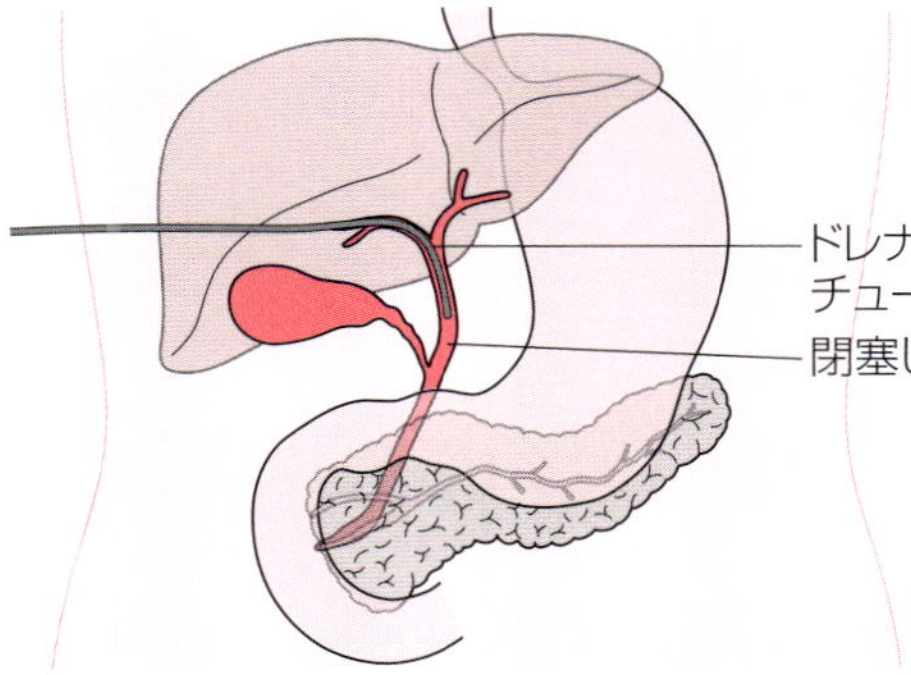

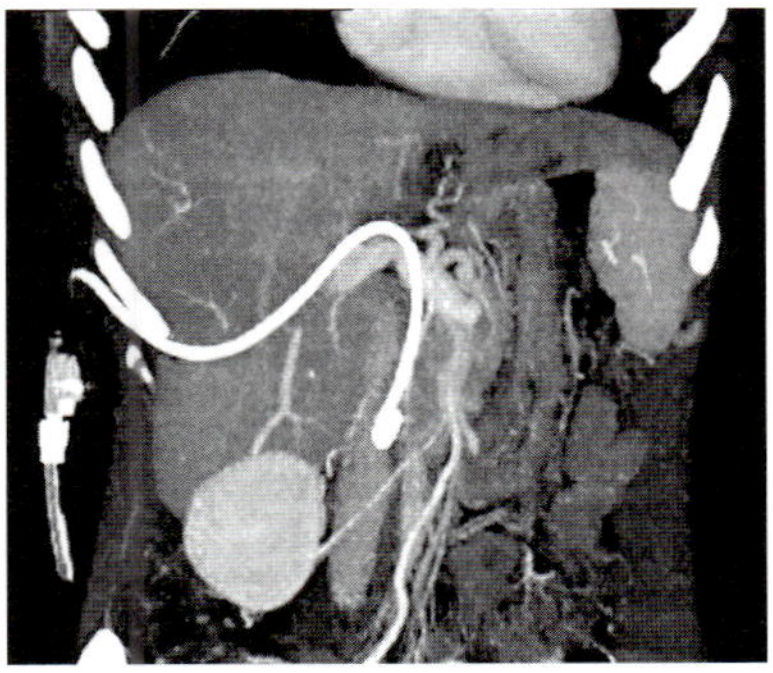

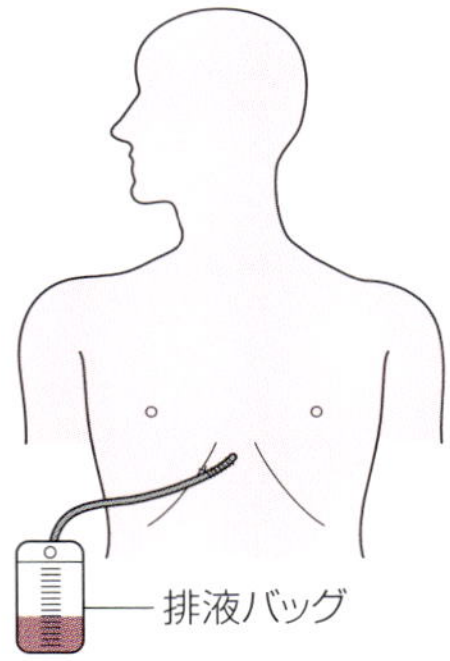

糸で皮膚に固定し、チューブを袋（排液バッグ）につなげます。これにより、腸管へ流れずに肝臓内にたまって黄疸の原因となっていた胆汁を体外へ排出させ、黄疸を改善させます。

処置にかかる時間はおよそ1時間前後ですが、胆管の狭くなっている部位や範囲によって処置にかかる時間が変わります。複数のチューブを挿入しなければならない場合には、より長い時間がかかることもあります。

経皮的胆道ドレナージは局所麻酔で行える処置ですが、鎮静薬を併用して処置を行うことで、より安心して穏やかに処置を受けることが可能となります。また、薬や消毒液などにアレルギーがある場合は、より安全に処置を行えるように、事前にスタッフに伝えておくことが勧められます。

●経皮的胆道ドレナージの利点と欠点

経皮的胆道ドレナージの利点として、チューブが体の外へ出ており、胆汁の排出量を毎日確認できることが挙げられます。チューブが閉塞して機能しなくなってしまった場合にも、熱が出たり黄疸が再発したりする前に気づくことができます。また、チューブが閉塞してしまった場合にも、局所麻酔で比較的簡単にチューブを交換することが可能です。

一方、肝臓に針を刺して行う処置であるため、処置に伴う痛みと出血のリスクがあります。また、体外へチューブが出て袋につながった状態になるため、日常生活で不便を感じることがあります。

胆管を広げる胆管ステント留置

経皮的胆道ドレナージに引き続いて、狭くなった胆管にステントという金属で形成された網目状・筒状の医療器具を留置し、狭くなった胆管を人工的に広げる処置がなされることがあります。これにより、胆管内の流れがよくなり、胆汁が腸管へ流れる元の状態に戻すことができます。

胆管ステントは、表面が膜で覆われているカバード・ステントと、金属の網状構造のみで形成されたアン・カバード・ステントの2種類に大別されます。

カバード・ステントは、腫瘍が大きくなった場合でも膜様構造により腫瘍がステントの中へ入り込みづらいため、胆管の再狭窄を起こしにくいという利点があります。その一方、胆管のほかの枝をふさいでしまうリスクもあるため、胆管の狭窄の部位と範囲によって、カバード・ステントとアン・カバード・ステントが使い分けられます。

●胆管ステント留置の方法

胆管ステント留置は、経皮的胆道ドレナージで確保された胆管への経路を活用して行われます。経皮的胆道ドレナージでも用いられたガイドワイヤーで狭くなった胆管を突破し、その先の腸管へ到達します。このガイドワイヤーに沿って、細い管の中に折りたたまれた状態のステントを狭くなった胆管まで挿入します。ステントが適切な位置にあることをX線画像で確認したうえで、狭くなっている胆管にステントを留置します。

ステントには自分で拡張する力(自己拡張力)があるため、狭くなった胆管がステントによって広げられ、たまっていた胆汁が再び流れるようになります。ステントが十分に広がらない場合には、バルーン・カテーテル（先端部に風船のついた細い管）という道具を用いて、狭くなった部分を風船でふくらませて広げることもあります。

●胆管ステント留置の利点と欠点

胆管ステント留置により、胆汁の流れが正常化すると、胆汁を体外へ排出させていたチューブが不要となり、チューブのない生活に戻ることができます。これにより、元の日常生活により近い状況をつくり出すことが可能となります。

ただし、胆管ステントは人工物であるため、胆汁の中に含まれる小さなゴミや腫瘍の進行により、ステントが詰まって黄疸が再発したり、熱が出たりすることがあります。

この場合には、再び経皮的胆道ドレナージや内視鏡的な処置（61ページ参照）が必要となることもあります。また、胆管の狭窄が膵臓近くに及んでいる場合には、膵臓で産生される膵液が流れ出る出口をふさぐように胆管ステントを留置せざるをえない場合があり、これにより一過性の急性膵炎が生じ、腹痛が起こることがあります。

処置後の注意点

経皮的胆道ドレナージも胆管ステント留置も、閉塞性黄疸を改善するための方法ですが、どちらも永続的に安定した効果が得られるわけではありません。

チューブやステントの閉塞により、再び胆管の流れが悪い状態に戻ってしまうことがあります。そのため、チューブやステントの不具合と考えられる排液不良、発熱、黄疸などが認められた場合には、速やかに医療機関を受診する必要があります。

（菅原俊祐／放射線診断科）

経皮的胆管ステント留置で胆管を拡張

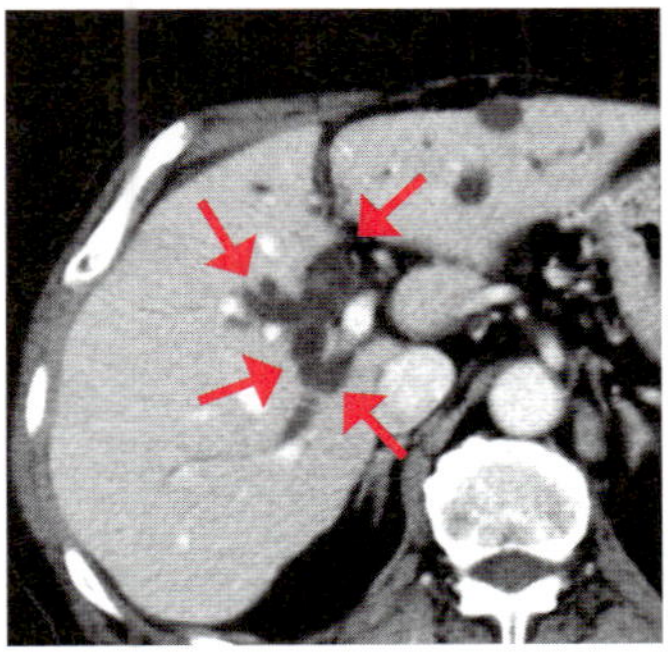

1. 拡張した胆管のCT画像
胆管が十二指腸へ合流する部分が腫瘍により狭くなっているため、胆汁が下流の十二指腸へ流れていかず、たまった胆汁によって肝臓の中の胆管が拡張している。（矢印で示された黒い領域）。正常な人のCTでは、肝臓の中の胆管は画像で確認できない程度の細さ

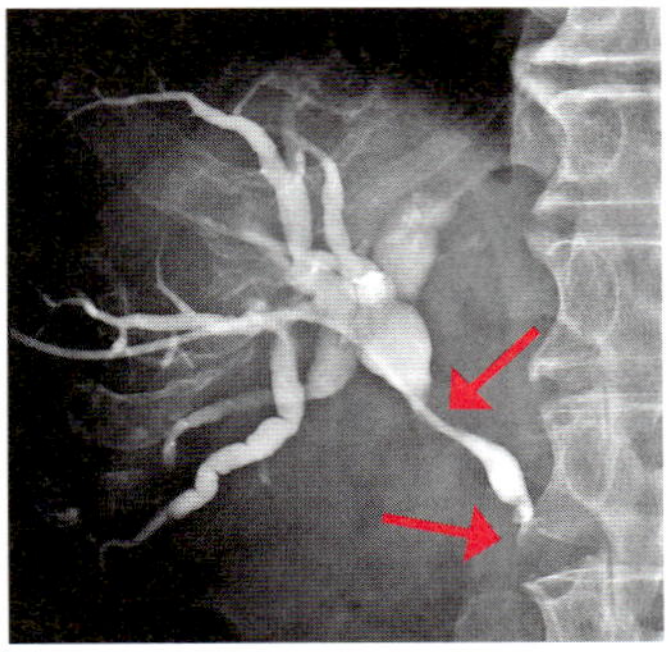

2. ステント留置前の胆管
局所麻酔を行って肝臓内の胆管に針を刺し、ガイドワイヤーを挿入する。ワイヤーに沿って挿入した細いチューブから造影剤を注入すると、胆管がＸ線透視画像で白く見えるようになる。胆管の狭くなっている部分（矢印）が確認でき、胆汁が十二指腸へ流れていないことがわかる

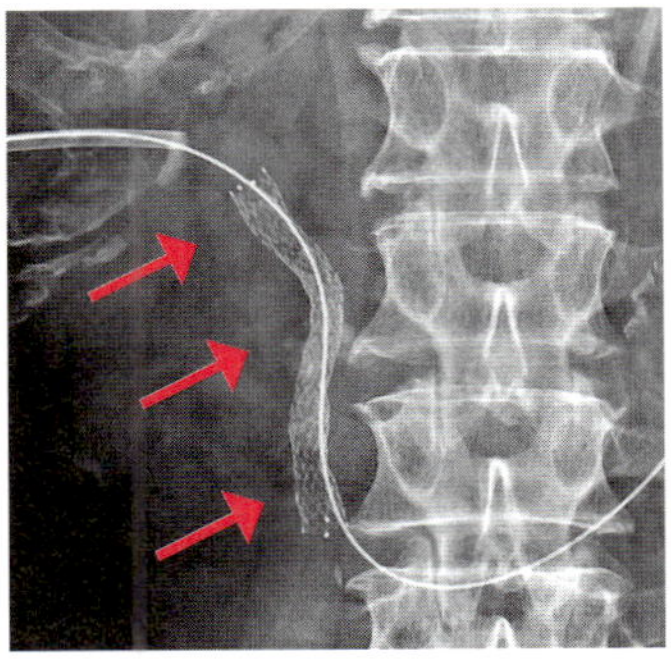

3. 胆管ステントの留置
狭くなった胆管に、ステント（矢印）を留置して人工的に胆管を広げ、肝臓内の胆管にたまっている胆汁が流れるようにする。この写真では、胆管の狭くなった部分を突破したガイドワイヤー（白い線状の構造物）に沿って胆管内に留置されたステントが確認できる

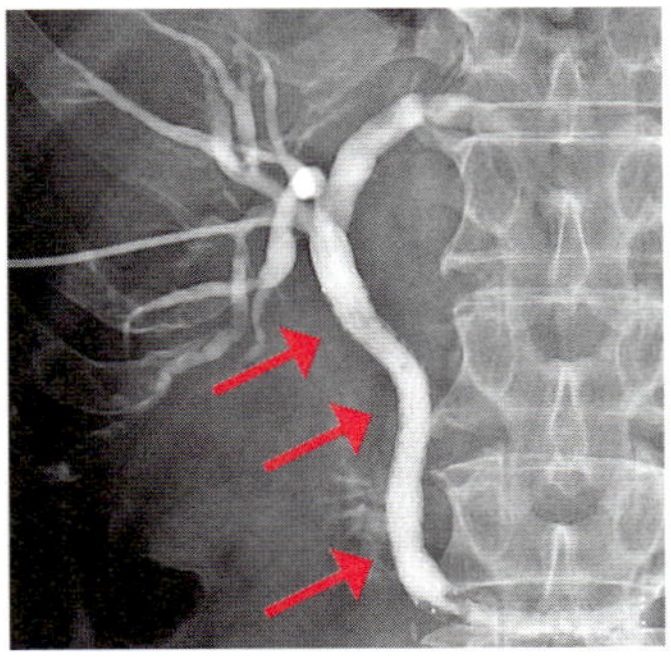

4. 胆管ステント留置後の胆管
胆管ステントを留置したあとに造影剤を胆管内へ注入し、ステントの中を通って造影剤が下の十二指腸に向かってスムーズに流れているようすを確認する。造影剤も胆汁も液体なので、造影剤が流れれば、胆汁も胆管ステントの内部を通って十二指腸へ流れていくと考えられる

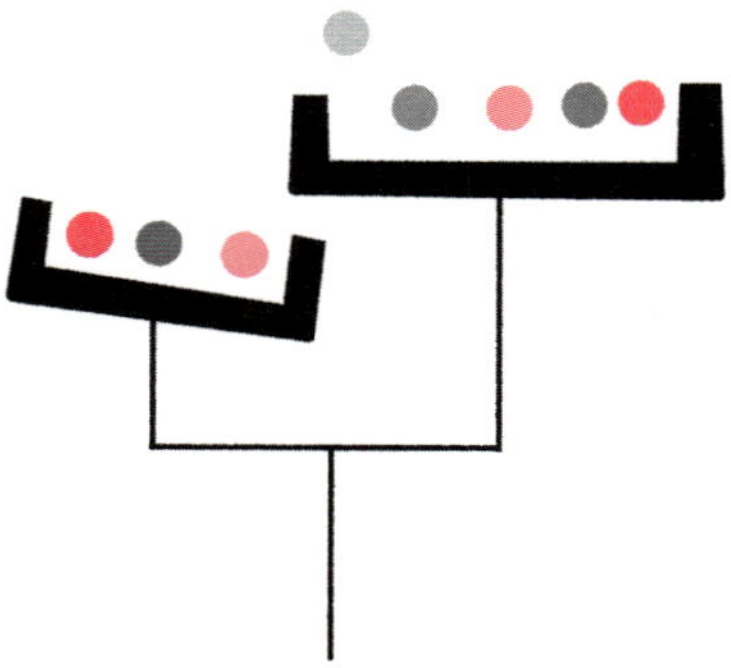

第2部
膵臓がん

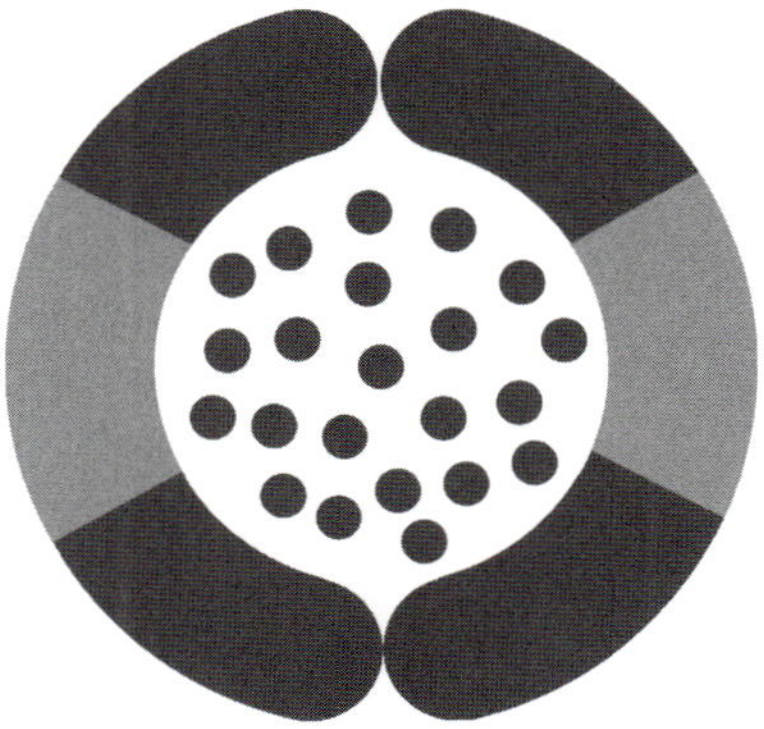

膵臓がんにはこんな特徴があります

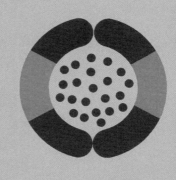

体の奥に位置する細長い消化器、膵臓

膵臓は、みぞおちのやや下、胃の後ろ側（背中側）に位置し、左右約15〜18㎝、幅約3〜5㎝、厚さ2〜3㎝の細長い臓器です。その形はおたまじゃくしや、洋梨に似ているとされ、幅が広くふくらんでいる右側（正面から見て左側）の部分を膵頭部《すいとうぶ》（頭部）、幅が狭くなっている左側の部分を膵尾部《すいびぶ》（尾部）、その間の部分を膵体部（体部）と呼びます。膵

膵臓の位置

膵臓はみぞおちのやや下、胃の後ろ側（背中側）に隠れるようにある細長い臓器で、おなか側表面からの画像検査では観察が難しいとされる。胃や十二指腸、脾臓《ひぞう》、胆管、重要な血管などと接するため、がんが発生すると浸潤《しんじゅん》が起こりやすい。

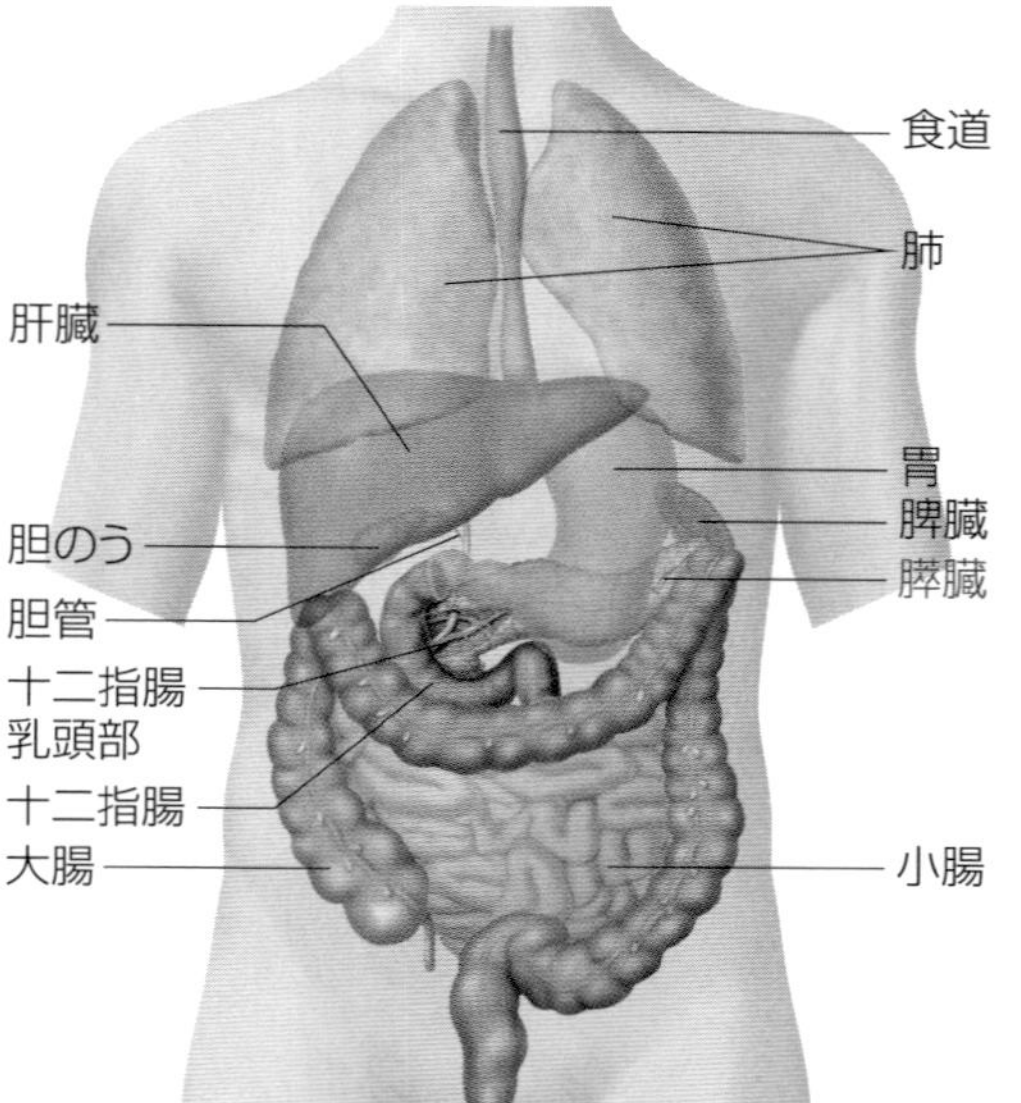

膵臓の構造とその周囲

膵臓には消化液である膵液を運ぶ膵管が張り巡らされ、膵管はすべて膵臓中央を通る主膵管へと集まる。主膵管は十二指腸乳頭部につながり、十二指腸へと膵液を排出する。十二指腸乳頭部では主膵管と胆管が合流していて、胆汁もここで十二指腸へと送り出される。

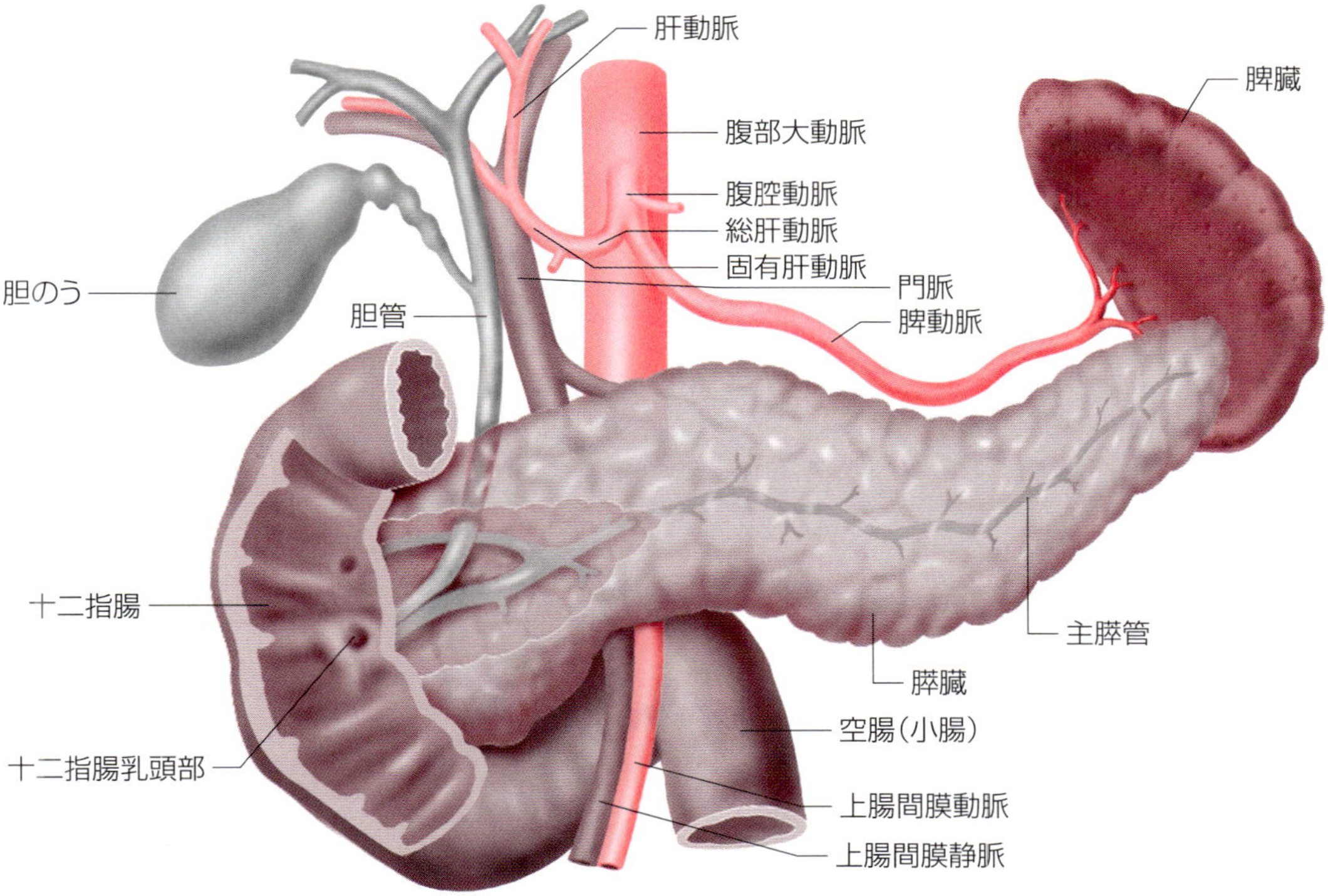

膵臓の部位

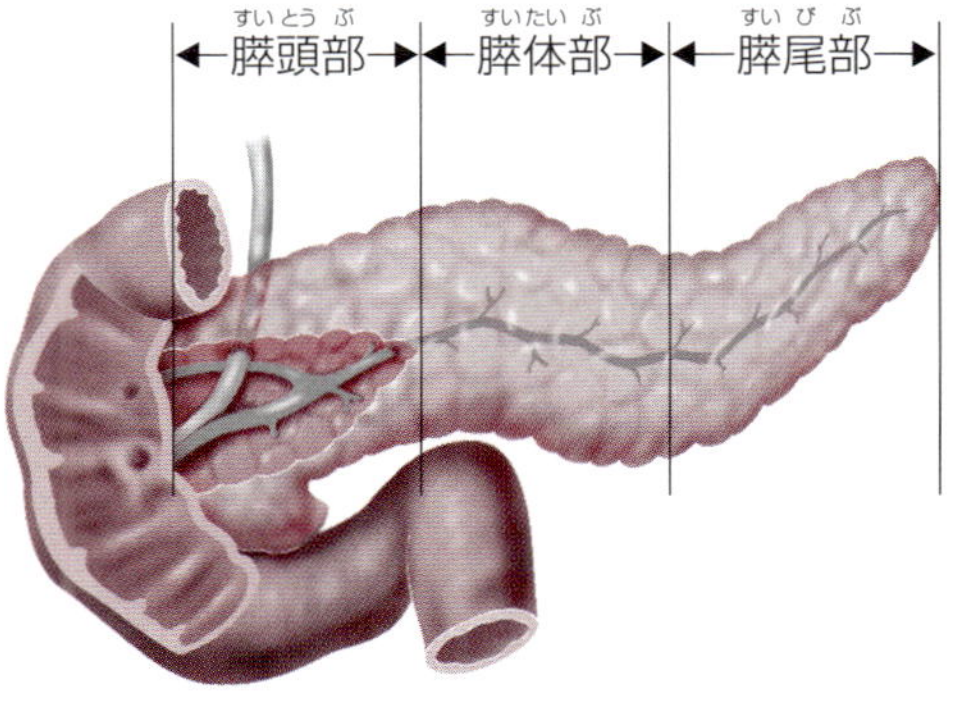

膵臓の形はおたまじゃくしや洋梨に似ているといわれる。幅が広くふくらんでいる右側（正面から見て左側）の部分を膵頭部、幅が狭い左側を膵尾部、その間を膵体部と呼ぶ。

頭部は十二指腸に、膵尾部は脾臓《ひぞう》に接しています。

膵臓には、消化液である膵液を運ぶ膵管という管が網の目のように張り巡らされており、すべての膵液は主膵管に集められ、十二指腸に排出されます。この膵液の出口が十二指腸乳頭部です。乳頭部では、胆汁の通路である胆管と合流し、胆汁も乳頭部から十二指腸に排出されています。食後、食べ物が十二指腸に達すると、ホルモンの刺激により、膵臓からは膵液が、胆のうからは胆汁が分泌されるしくみになっています。

膵臓周囲には、肝臓や消化管などにかかわる腹腔《ふくくう》動脈、上腸間膜動脈、上腸間膜静脈、門脈などの重要な血管が集まっています。

膵臓のもつ二つの役割

膵臓には、大きく外分泌機能と内分泌機能という二つの役割があります。外分泌機能とは、膵液を分泌する働きです。膵液は、炭水化物や脂肪、たんぱく質を分解する酵素を含む消化液で、食物の消化を促すとともに、胃液で酸性になった食物を中和する働きももっています。膵液は膵臓に存在する腺房《せんぼう》細胞でつくられています。

内分泌機能とは、ホルモンを分泌する機能です。膵臓で分泌される代表的なホルモンは血糖値を下げる働きをするインスリン、逆に血糖値を上げる働きをするグルカゴンです。このほか、さまざまなホルモンの分泌を抑えるソマトスタチン、腸内の水分やミネラルの量を調節するＶＩＰ（血管作動性腸管ペプチド）などが血液中に分泌され、全身状態のバランスを保っています。膵臓内に腺房細胞に囲まれるようにしてある、ランゲルハンス島（膵島）と呼ばれる、島状の細胞の集まりがあり、これらのホルモンは、ランゲルハンス島を構成する膵島細胞でつくられています。

膵管がん（腺《せん》がん）の種類

腺がんの種類	特徴
管状腺がん	管状構造
乳頭腺がん	乳頭状に増殖
腺扁平上皮《へんぺいじょうひ》がん	腺がん細胞と扁平上皮がん細胞がみられる
粘液がん	粘液の結節内などにがん細胞がみられる
退形成がん	膵管がんの成分が一部にみられる 多形細胞型、紡錘《ぼうすい》細胞型、破骨型多核巨細胞などに分類される

膵臓がんのほとんどは膵管に発生する

膵臓にできるがんのうち、90％以上は膵管の細胞（腺細胞）に発生する腺がんであり、通常、膵臓がんといえば、膵管がんを指します。

このほか、膵臓がんの約2～3％で、内分泌機能を担う膵島細胞に発生する神経内分泌腫瘍《しゅよう》がみられます（92ページ参照）。

膵管がん（腺がん）は、それぞれの特徴により、管状腺がん、乳頭腺がん、腺扁平上皮《へんぺいじょうひ》がん、粘液がん、退形成がんなどの種類に分類されます（上表参照）。

膵管がんの注意すべき特徴は、増殖して周囲に広がりやすい（浸潤《しんじゅん》しやすい）がんであるということです。

膵臓がんの罹患《りかん》率と死亡率の年次推移

膵臓がんにかかる人、死亡する人の割合は、ともに増加の傾向を示している。罹患率と死亡率のグラフのラインが近いのは、治りにくいがんであることを示している。

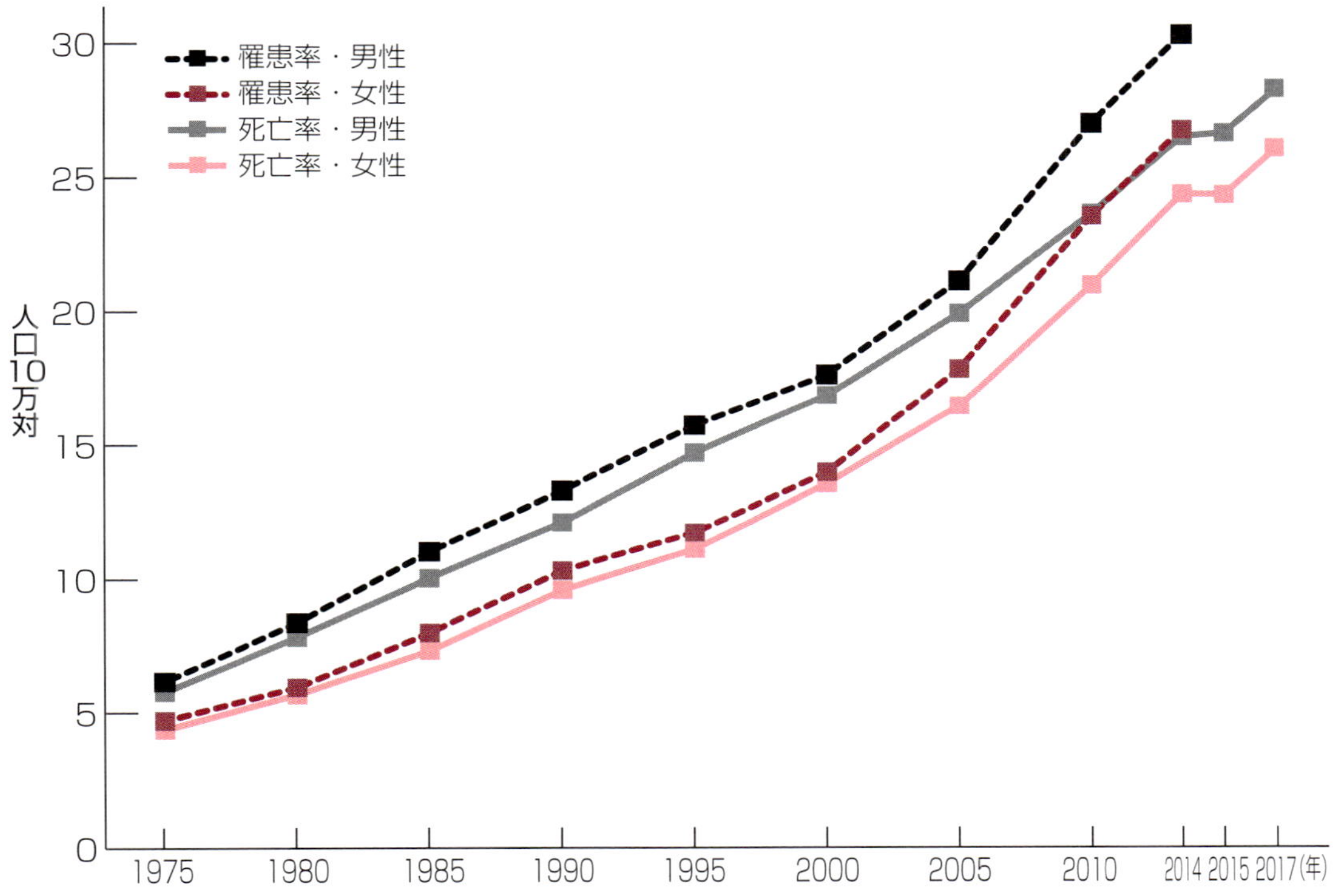

「国立がん研究センターがん情報サービス　がん登録・統計」より作成

膵臓は、胃や大腸をはじめとする消化器の一つですが、ほかの消化器とは異なり、筋肉の層をもっていません。そのため、がん細胞が増殖すると、周囲への浸潤を食い止めることができず、容易に広がっていくことになります。微小なリンパ管、静脈をはじめとする脈管、神経、リンパ節などへの浸潤が多くみられ、やがて、周囲の消化管や重要な血管（総肝動脈、腹腔動脈、上腸間膜動脈、大静脈など）や門脈系（門脈、上腸間膜静脈、脾静脈など）へも広がっていきます。

膵臓がんは治りにくいがん

膵臓がんに新たにかかる人（罹患《りかん》者）、膵臓がんで死亡する人はともに増加傾向を示しています。

２０１４年の統計では、罹患者数は約３万６、０００人（男性約１万８、７００人、女性約１万７、６００人）とされています。一方、２０１７年の統計によると死亡者数は約３万４、０００人（男性約１万７、

400人、女性約1万6、800人）とされています。かかる人と亡くなる人の数がほぼ同じであり、治りにくいがんの一つと考えられています。

膵臓がんの年齢別罹患率

膵臓がんは高齢男性に多いがんで、膵臓がんにかかる人は男女とも、多くのがんと同様、50歳代から増えはじめ、年齢とともに罹患率が高くなる。

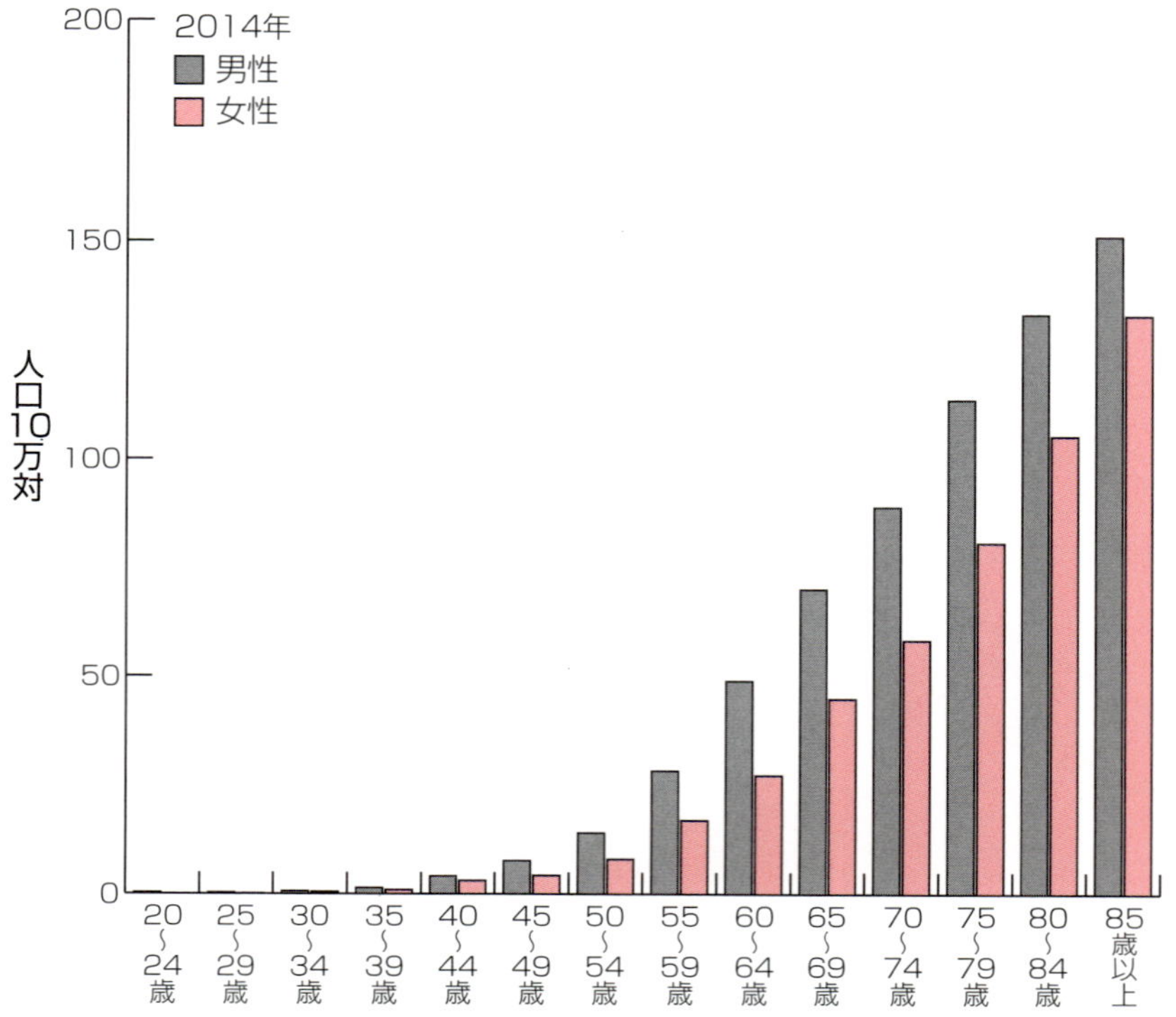

「国立がん研究センターがん情報サービス　がん登録・統計」より作成

膵臓は症状が出にくい臓器

膵臓がんが治りにくいがんとされる要因として、浸潤しやすいこととともに、早期発見が難しいことが挙げられます。

体の奥のほうに位置していることから、がんが発生しても症状が出にくく、さらに発見に至る有効な検査法も確立していません。膵臓がんと診断された時点で、すでに手術によって切り取ることができないほど進行していることが少なくありません。

初期にはほとんど症状がなく、進行するにつれて、腹痛、食欲不振、吐き気、嘔吐《おうと》、腹部膨満感、黄疸《おうだん》、腰や背中の痛みなどがみられることがあります。また、糖尿病を発症したり、すでに糖尿病の人では血糖値コントロールの急激な悪化などがみられたりします。

ただし、これらの症状は膵臓がんに特徴的なものとはいえず、しかも、膵臓がんであっても必ずしも現れるわけではありません。

危険因子のある人は積極的にチェックを

膵臓がんの原因は明らかではあり

ませんが、危険因子は徐々に明らかになってきています。

危険因子（左表参照）が自分に当てはまる場合には、積極的に検診や人間ドックを受けることが早期発見につながります。

早期発見が難しいとされるだけに、危険因子には注意し、飲酒、肥満、喫煙などの生活習慣の見直しによって危険因子を少しでも避けることは、膵臓がんの予防にとって重要となります。

■膵臓がんの危険因子

下記の内容に注意し、積極的に検診や人間ドックを受けることが早期発見につながる。

家族に膵臓がんの人がいる

・膵臓がんの患者さんの３～10％で、家族も膵臓がんにかかっている人がみられる。親子、兄弟姉妹に2人以上膵臓がんの人がいる場合には、家族性膵がんとされる

・比較的若いうちに（50歳未満）、膵臓がんになった家族がいたり、家族内で膵臓がんになった人が多くみられる場合

遺伝性膵がん症候群

・遺伝性膵炎、家族性大腸腺腫《せんしゅ》ポリポーシス、遺伝性非ポリポーシス大腸がん（リンチ症候群）、ポイツ・ジェガース症候群、家族性異型多発母斑黒色腫症候群、遺伝性乳がん卵巣がん症候群などにかかった家族がいる場合

糖尿病

・糖尿病でない人に比べ、リスクは約2倍

・糖尿病の発症、急な悪化は、膵臓がんの可能性が疑われる

肥満

・若いときに肥満であった人はリスクが高まる

慢性膵炎

・慢性膵炎と診断され2年以上たった人では、膵臓がんのリスクが一般の人に比べ約12倍に高まる

遺伝性膵炎

・家系に2人以上の膵炎患者がいる、少なくとも1人はアルコールなどの成因がない、兄弟姉妹が患者の場合は発症が40歳以下であるとの条件を満たした場合、遺伝性膵炎とされ、リスクは一般の人の約60～87倍に高まる

・遺伝性膵炎では、カチオニックトリプシノーゲン（PRSS1）の遺伝子変異が高率にみられる

・発症年齢が若い

膵管内乳頭粘液性腫瘍（IPMN）、膵のう胞（詳しくは96ページ参照）

・のう胞の大きさ、のう胞内部の結節、膵管の太さなどから、悪性化のリスクが判定される

喫煙

・喫煙者が膵臓がんになるリスクは非喫煙者の約1.68倍

・喫煙本数が1日40本以上の男性では、膵臓がんによる死亡率が約3.3倍に高まる

大量の飲酒

日本膵臓学会膵癌診療ガイドライン改訂委員会編「膵がん診療ガイドライン2016の解説」（金原出版2017年発行）より作成

診断確定までの検査の流れ

早期発見が難しいがん

　膵臓がんが難治性といわれる理由の一つは、早期の発見が難しい点です。発見される際には、ある程度進行している場合が多く、手術によって取り切ることが困難である場合が少なくありません。膵臓がんには、「早期がん」という概念がまだ確立していないともいわれ、腫瘍の大きさをはじめ、その基準についてさまざまな研究が行われています。

　膵臓がんの進行に伴ってみられるとされる症状（76ページ参照）は、どれも膵臓がんだけに現れる症状ではなく、膵臓がんであることの決め手にはなりえません。一方、膵臓がんと関連が深く、膵臓がんが強く疑われる黄疸や体重減少、腹部・背部・腰部の痛みといった症状は、早期には現れにくい症状です。

　いずれにしてもなんらかの腹部の症状がみられ、膵臓がんの危険因子（77ページ参照）に当てはまる人には、検査が勧められます。検査は次のような三段階で行い、その結果によって診断を確定します。

第一段階として行われる検査

　患者さんの訴える症状や危険因子の有無などから、膵臓の病気や膵臓がんが疑われる場合に、まず、血液検査と腹部超音波検査を行います。また、新たに糖尿病が発症した場合や、血糖値のコントロールが急激に悪化した場合にも検査が勧められています。

膵臓がんの検査・診断の流れ

膵臓がんの疑い〈臨床症状／危険因子〉
↓
血液検査〈膵酵素／腫瘍マーカー〉　超音波検査
↓
造影CT検査、造影MRI検査（MRCP）、EUS
単独あるいは組み合わせて行う＊
↓
ERCP、PET
単独あるいは組み合わせて行う＊
↓
病理検査〈細胞診、組織診〉＊＊
EUS、ERP、超音波、CTのいずれかの方法で生検を行う
↓
確定診断・ステージ（病期）の決定

MRCP：磁気共鳴胆管膵管造影　EUS：超音波内視鏡検査　ERCP：内視鏡的逆行性胆管膵管造影　PET：陽電子断層撮影　ERP：内視鏡的逆行性膵管造影

＊EUSよりも造影CT、造影MRI（MRCP）が望ましい。EUSは習熟した施設で行うことが望ましい
＊＊可能な限り病理診断を行う
日本膵臓学会膵癌診療ガイドライン改訂委員会編「膵癌診療ガイドライン　2016年版」（金原出版2017年発行）より改変

・血液検査

膵臓の働きを示す膵酵素（アミラーゼ、リパーゼ、エラスターゼ1、トリプシンなど）の測定をします。あわせて、膵臓にがんが発生した場合に上昇することがある腫瘍マーカー（CA19-9、Span-1、DUPAN-2、CEAなど）を測定します。これらの腫瘍マーカーは膵臓がんに特有のものではありませんが、診断の助け、また、治療後の経過観察や再発の目安として役立つといわれています。

・腹部超音波（エコー）検査

膵臓がんが疑われた際に、最初に行われる画像検査は腹部超音波検査です。超音波検査は簡便で患者さんの負担が少ない検査であり、発生部位や腫瘍の大きさによっては、有用です。

ただし、膵臓はその位置から、胃や腸の中にあるガスや肥満の影響によっては観察しづらいことがあります。特に、腫瘍がかなり小さい場合や、膵尾部に発生している腫瘍などの描出は難しいとされています。

第二段階として行われる検査

第一段階の検査でさらに疑いが深まった場合には、病変の大きさや位置、広がりといったより詳細な情報を得ることができる画像検査が行われます。

具体的には、造影剤を用いたCT（コンピュータ断層撮影）検査、MRI（磁気共鳴画像法）検査およびMRIを応用して膵管や胆管の画像

第二段階の画像検査

●CT検査の画像

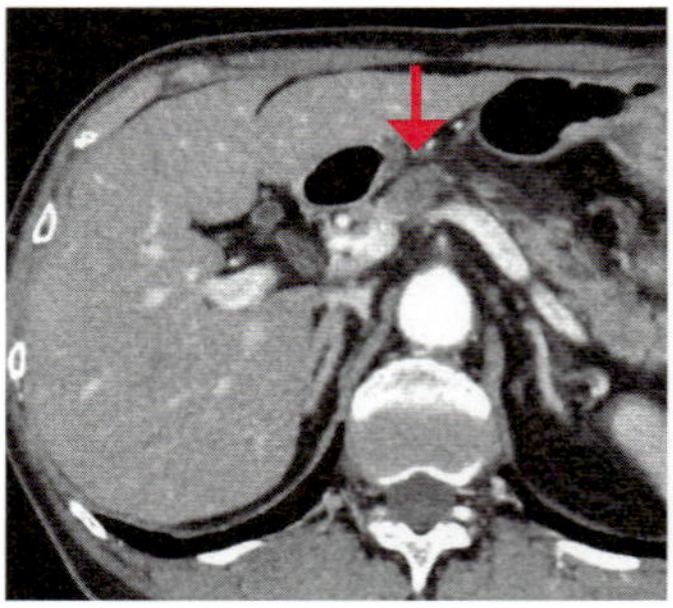

矢印部分ががん

●MRI検査の画像

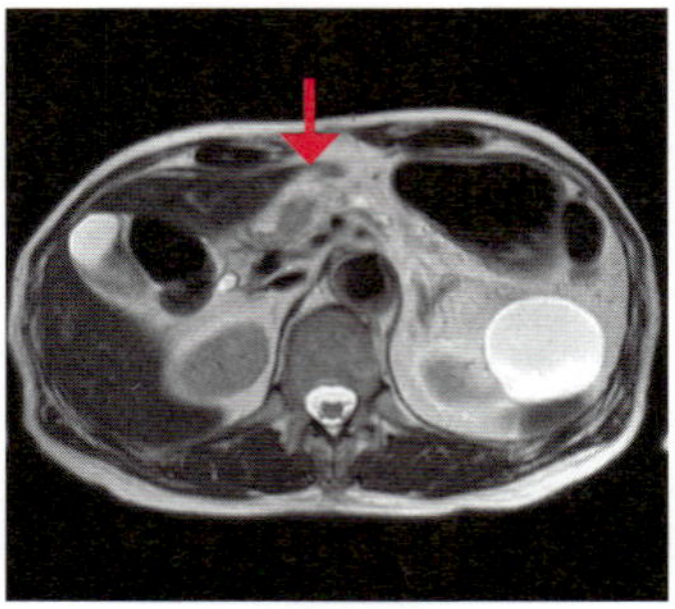

矢印部分ががん

●MRCPの画像

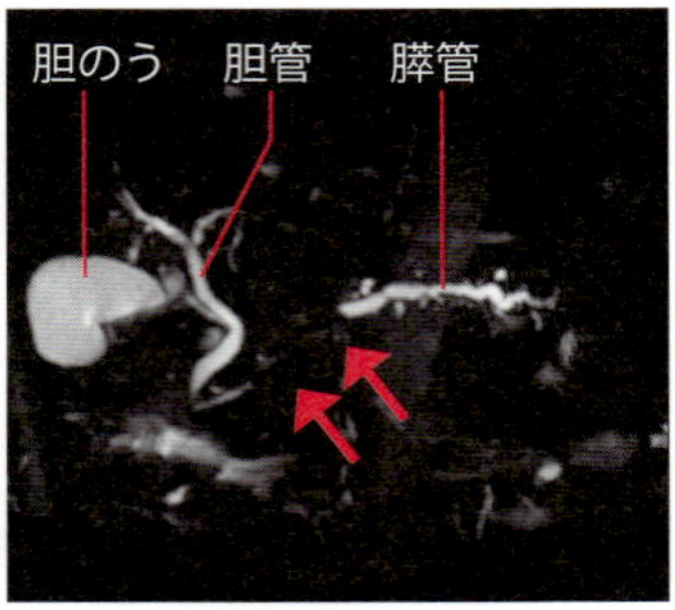

胆のう、胆管、膵管の全体像がわかる。膵管の画像が途切れた部分（赤矢印）にがんがある

●EUSのしくみ

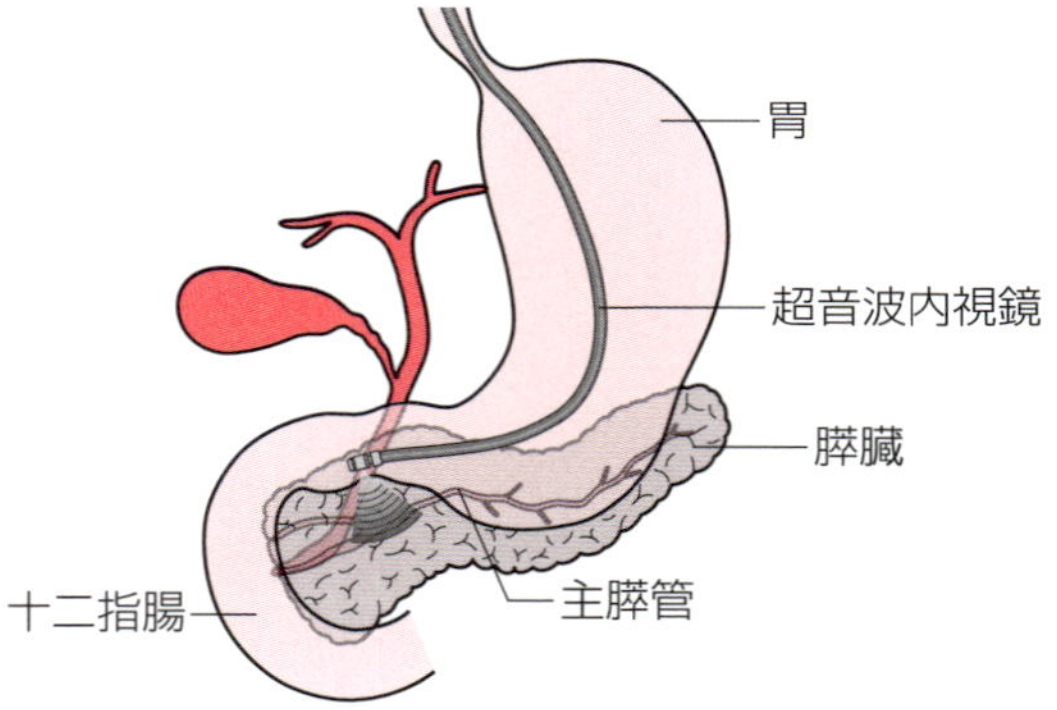

先端に超音波を発生するプローブを装着した内視鏡を、口から消化管を通して胃や十二指腸に挿入し、膵臓の近くから超音波を当てて映し出した画像を見る

●EUSの検査画像

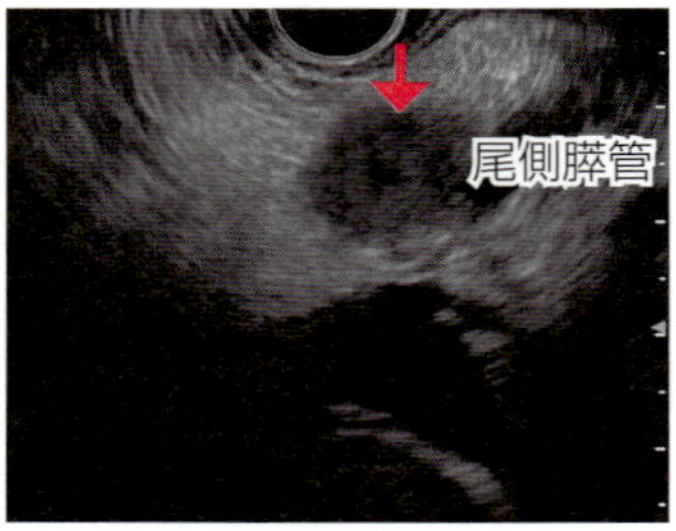

矢印部分が径13㎜の膵臓がん

を描出することができるＭＲＣＰ（磁気共鳴胆管膵管造影）、ＥＵＳ（超音波内視鏡検査）などを必要に応じて単独あるいは組み合わせて、診断を進めます。

これらの検査によっても確定できない場合には、ＥＲＣＰ（内視鏡的逆行性胆管膵管造影）、ＰＥＴ（陽電子断層撮影）検査を行います。

・ＣＴ（コンピュータ断層撮影）検査

Ｘ線を用いて、全身を輪切りにした状態を撮影し、断面画像として映し出す検査です。

造影剤を用いることで、がんとその周囲をより鮮明に詳細な画像で表し、周囲の血管や臓器への広がり、転移の有無や程度などの情報を得ることができます。特に膵臓がんでは、血流の状態の把握が可能になることから、造影ＣＴは欠かせない検査といえます。

最近では、機器と技術の進歩により、１回のスキャンで多数の断面画像を得られるＭＤＣＴ（マルチスライスCT）が登場し、短時間で広い範囲を鮮明に撮影でき、画像データの処理によって3D画像（3次元画像）や、縦、横、斜めなどさまざまな角度からの画像を得ることが可能になっています。

さらに、造影剤を注射後、短時間で同じ部位をくり返し撮影して血流の変化を見る、ダイナミックCTという撮影法を用いれば、がんの有無だけでなく、浸潤《しんじゅん》の度合いなど進行度の診断につながります。

・MRI（磁気共鳴画像法）検査

磁気を使用して、さまざまな角度の体の断面画像を撮影する検査です。目的はCT検査と同じですが、CT検査とは異なる情報が得られます。病変の位置や進行度、周囲への浸潤の度合いなどを判断します。

MRI検査では、CT検査と異なり、X線の被ばくがないので、リスクの高い人たちに対して定期的にMRI検査を行うことができ、比較的早期の診断につながるとの報告もあります。

・MRCP（磁気共鳴胆管膵管造影）

膵臓がんの多くは、膵管に発生して膵管に異常をもたらします。そこで膵管の状態を観察するために行われる検査です。

MRIを用いて行うため、内視鏡で直接膵管にアプローチするERCPという方法よりも患者さんの負担が少なく、膵管・胆管の全体像が把握できることから、近年、多用されるようになっています。

・ERCP（内視鏡的逆行性胆管膵管造影）

内視鏡を用いて膵管に直接造影剤を注入し、膵管の状態を観察する検査です。MRCPが普及する以前は、膵臓がん診断のためには欠かせない検査でした。患者さんへの負担が考慮され、膵管の画像情報を得る手段としてはMRCPが用いられますが、ERCPは、膵管内の細胞を採取する細胞診（86ページ参照）も可能であるため、現在も重要な検査法として位置づけられています。

・PET（陽電子断層撮影）検査

がんが増殖する際に糖の取り込みが活発になることを利用した検査方法です。陽電子を放出する放射性フッ素を付加したブドウ糖液（FDG）を注入して、全身の糖の検査薬の取り込み状況を画像によって映し出します。

膵臓に発生した腫瘍の良性、悪性の鑑別に用いられたり、リンパ節への転移やほかの臓器への転移の確認のほか、手術後の再発の診断などに用いられることがあります。

第三段階として行われる検査

これらの画像検査によっても病変が膵臓がんであると確定できない場合には、病変を直接採取し、細胞や組織を顕微鏡で観察する病理検査を行います。

また、なんらかの画像検査により進行がんが疑われる場合、化学療法や放射線療法を始める前には、病理検査を行うことが強く推奨されています。

病理検査のための細胞や組織を採取する方法は、ＥＵＳ－ＦＮＡ（超音波内視鏡下穿刺《せんし》吸引細胞診：83ページ参照）、ＥＲＰ（内視鏡的逆行性膵管造影）下膵液細胞診（86ページ参照）などいくつかありますが、病変の位置や患者さんの状態に応じて適切な方法が検討されます。

膵のう胞や膵管拡張が確認されたら

検診によって、膵のう胞（96ページ参照）や膵管拡張が確認されている患者さんに対しては、早期診断を目指した検査の流れに沿い、経過観察を継続することが勧められています。

良好な予後が期待される早期診断の一つの目安として、腫瘍《しゅよう》の大きさが1㎝以下での発見が目標とされています。しかし、1㎝以下の膵臓がんの場合、約4割の患者さんは無症状であり、腫瘍マーカーの上昇がみられる割合も高くはありません。

近年、膵臓がん発見のきっかけで重要なのは、主膵管の拡張、膵のう胞の存在であることがわかってきています。そこで、膵のう胞や膵管拡張が確認されている患者さんに対しては、必ずしも、塊《かたまり》としての病変が確認されていなくても、積極的にEUS（超音波内視鏡）を用いて観察することが勧められています。病変が確認された場合には、EUS-FNA（EUSガイド下穿刺《せんし》吸引細胞診）によって、確定診断を行うことができます。

さらに、大きさが1㎝以下の病変のなかでも、膵管上皮内のみに存在し浸潤がみられない、より早期の膵上皮内がんの段階で診断することが理想とされています。この場合も、診断に至るきっかけとして多くみられるのが、膵管の軽微な拡張や膵のう胞の大きさの変化です。MRCP（磁気共鳴胆管膵管造影）やEUSによる定期的な観察が非常に重要とされています。

このような経過観察を継続することが、実際に多くの患者さんの早期の発見につながりはじめています。

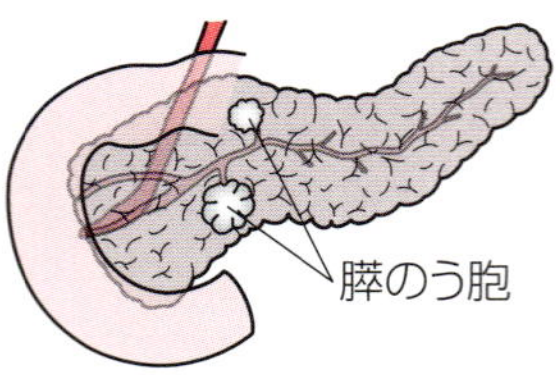

膵臓の内部や周囲にできる袋状の形をとる病巣で、悪性へと変化するものがある

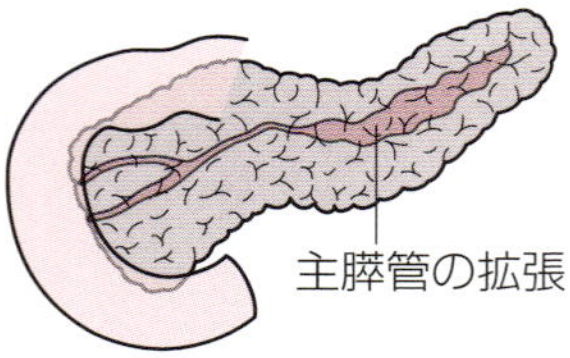

主膵管内のなんらかの病変で膵液がせき止められ主膵管が太くなった状態

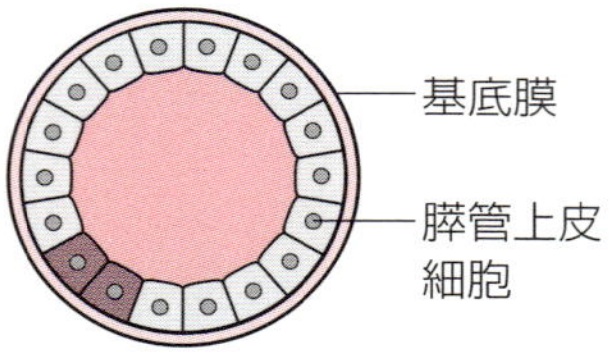

がん細胞が基底膜を越えると浸潤がんとなる

●膵がん早期診断のための流れ

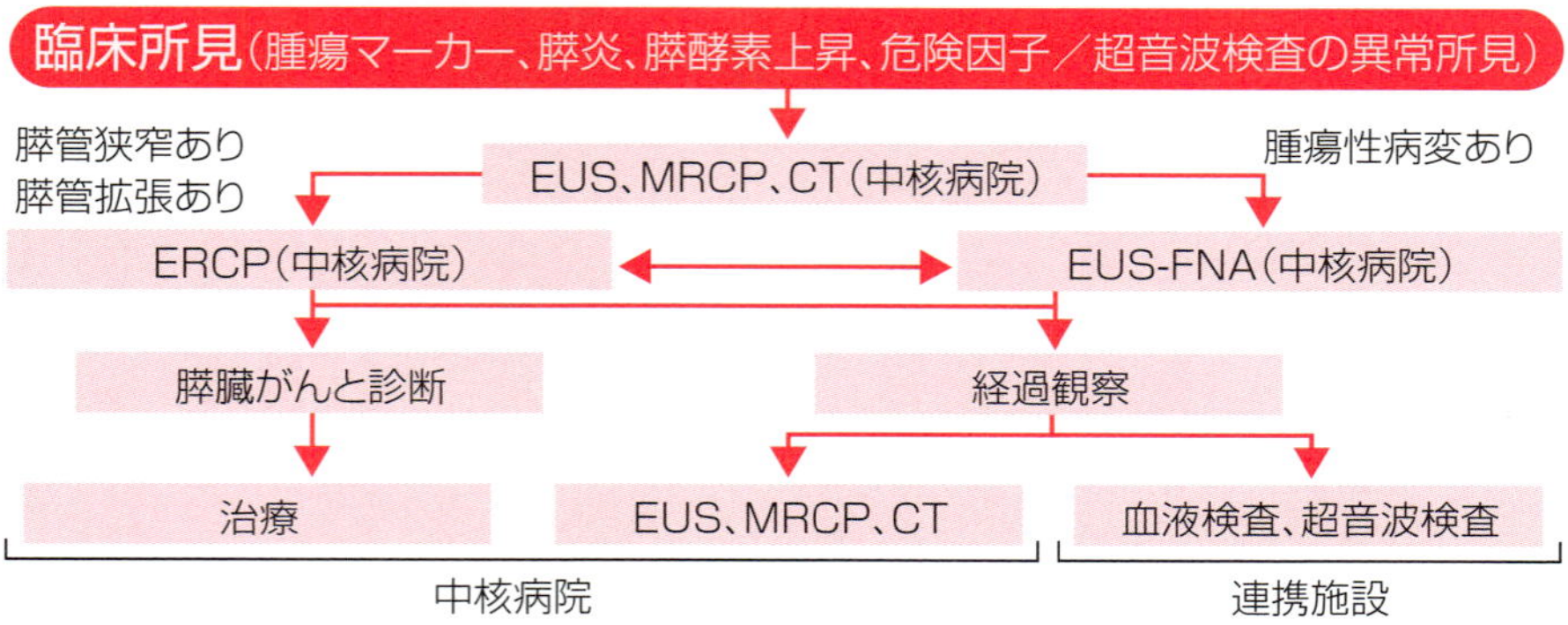

日本膵臓学会膵癌診療ガイドライン改訂委員会編「膵がん診療ガイドライン2016の解説」（金原出版2017年発行）より作成

EUS（超音波内視鏡検査）とEUS-FNA（超音波内視鏡下穿刺吸引細胞診）

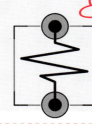

高度な検査や治療にも病変発見のためにも活用される

内視鏡の先端部分に超音波プローブを取りつけたものをＥＵＳ（endoscopic ultrasonography／超音波内視鏡）と呼んでいます（次ページ写真）。ＥＵＳは口から挿入し、胃や十二指腸から、胆管や胆のう、膵臓などを観察することができるため、通常の体外式の超音波検査に比べて、より近くから、より詳細に観察できるというメリットがあります。

近年ではＥＵＳを用いて、組織を採取したり、さらにはステントを挿入したりといった、より高度な検査や治療も行われています。

ＥＵＳは、体外式超音波検査やＣＴ検査、ＭＲＩ検査などと比べるとやや負担が大きいことから、以前はほかの検査でみつかった病変の精密検査として行われてきました。

しかし、より詳細な画像を得られるというメリットから、近年では病変を発見するための存在診断（スクリーニング）としても用いられています。特に、膵臓がんの家族歴や、膵のう胞など、膵臓がんのリスクが高いと考えられる場合には、年に1～数回の定期検査として行われることもあります。

さらに、膵臓がんの最新のガイドライン（膵癌診療ガイドライン２０１６年版）では、膵酵素、腫瘍マーカー、体外式超音波検査から膵臓がんが疑われる場合にはＥＵＳを行うことが提案されています。

膵腫瘍のほか、膵のう胞、胆道腫瘍、胆道結石などもこの検査のよい適応となります。病変がみつかった場合は、病理検査による確定診断や鑑別診断のために必要に応じて、実際に針を刺して組織を採取する、ＥＵＳ-ＦＮＡ（EUS-guided fine needle aspiration／超音波内視鏡下穿刺吸引細胞診）が行われています。

●EUSの実際の進め方

ＥＵＳは通常の内視鏡に比べるとやや太いため、多くの施設では鎮静薬による静脈麻酔を行い、施行しています。麻酔の後、ＥＵＳを口から挿入し、胃や十二指腸に進めて実際の観察を

EUS（超音波内視鏡）

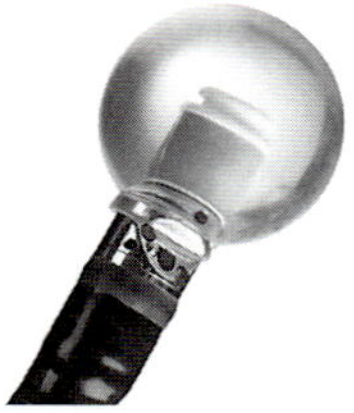

ラジアル式

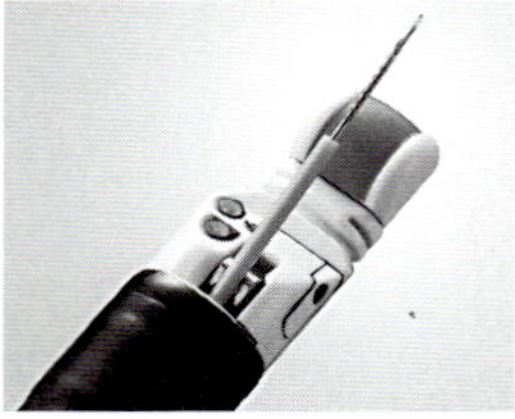

コンベックス式

写真提供：オリンパス株式会社

超音波内視鏡には大きく分けてラジアル式とコンベックス式という2種類があり、状況に応じて両者を使い分ける

各種吸引生検針

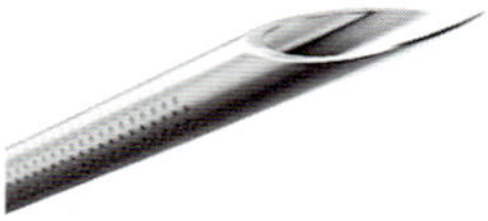

ランセット形状

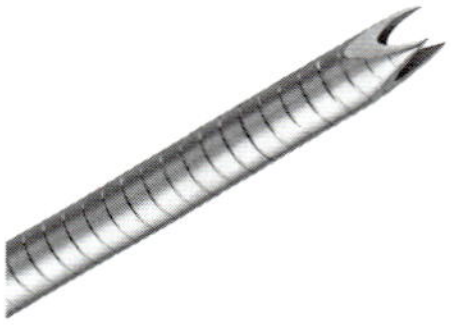

フランシーン形状

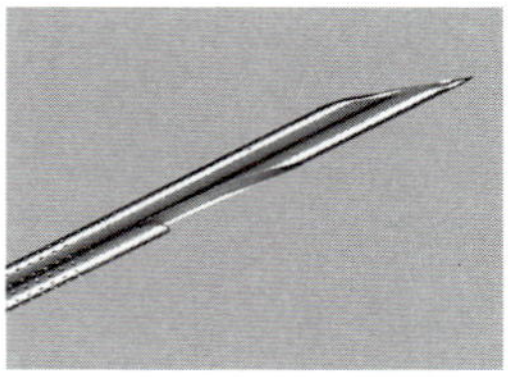

コアトラップ形状

EUS-FNAで用いられる吸引生検針にはさまざまな形状があり、現在も診断能力の向上を目指してさらなる開発が進められている

写真提供：（左）オリンパス株式会社　（中）ボストン・サイエンティフィック ジャパン株式会社
（右）Cook Japan株式会社

します。ＥＵＳ‐ＦＮＡを行う場合は、内視鏡から点滴の針程度の太さの針（左の写真）を進め、1〜数回の穿刺を行います。病変の数や穿刺の有無によりますが、検査時間は15分から1時間程度となっています。

膵臓がんに対するＥＵＳ‐ＦＮＡの成績は、複数の報告をまとめたあるメタ解析（＊1）によると、感度は89％、特異度は96％（＊2）と報告されており、およそ9割で正確な診断ができると考えられています。

また、一部の施設では、ＲＯＳＥ（rapid on-site evaluation／迅速細胞診）を行っています。ＲＯＳＥとは、検査を行っている内視鏡室に臨床検査技師や病理医が実際に訪れて、その場で採取した組織の顕微鏡観察を行うものです（次ページ写真）。その場で、適切な細胞が採取されているか、どのような細胞が採取されているかを確認できるため、診断能力の向上や、合併症の低下につながることが期待されています。

●EUS、EUS-FNAの合併症

ＥＵＳは比較的安全な検査ですが、まれに消化管出血や消化管穿孔《せんこう》などの合併症を起こすことがあります。ＥＵＳ‐ＦＮＡの場合は、さらに、急性膵炎や感染症、臓器損傷や臓器出血、がんの播種《はしゅ》（がん細胞を穿刺針でほかの場所に移してしまうこと）を起こすことがあります。万が一合併症が起こった場合は、入院や処置、手術が必要になることがあります。日本消化器内視鏡学会の全国的な集計によると、合併症の発生頻度は、ＥＵＳで0・042％、ＥＵＳ‐ＦＮＡで0・716％とされています。

ROSE（迅速細胞診）の実際

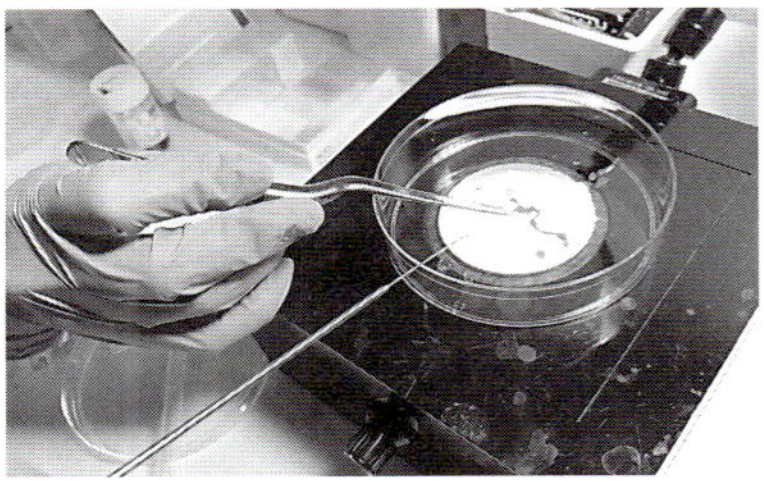

ROSEの際の組織検体

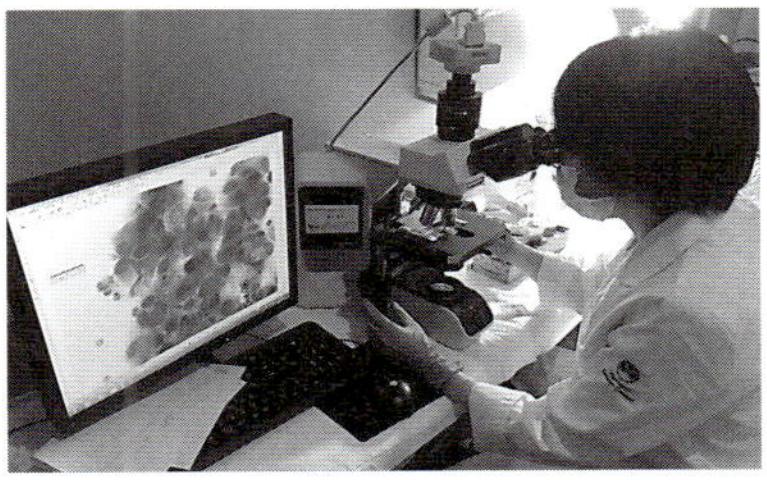

観察中の顕微鏡画面

実際に検査中の内視鏡室に臨床検査技師や病理医が訪れて、顕微鏡観察を行う。観察結果から、適切な細胞が採れているか、どのような細胞が採れているかを確認する

膵臓がんに対するEUS-FNA（超音波内視鏡下穿刺吸引細胞診）

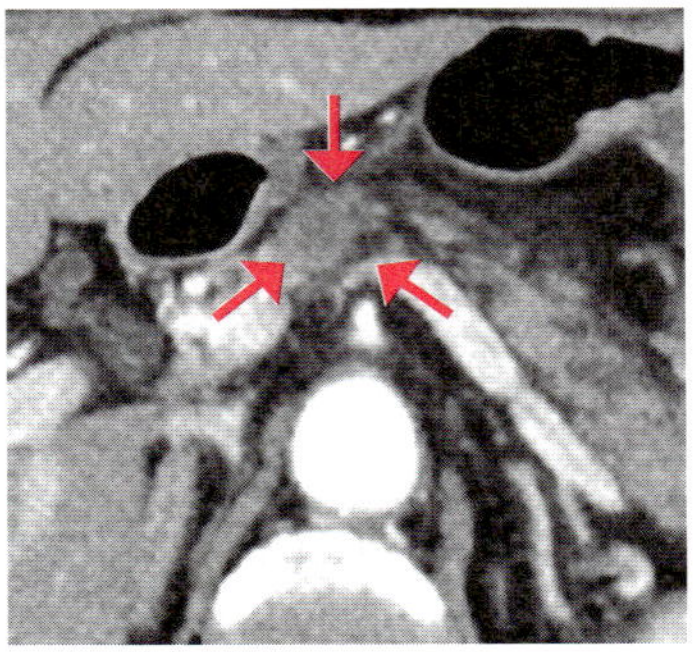

CT画像

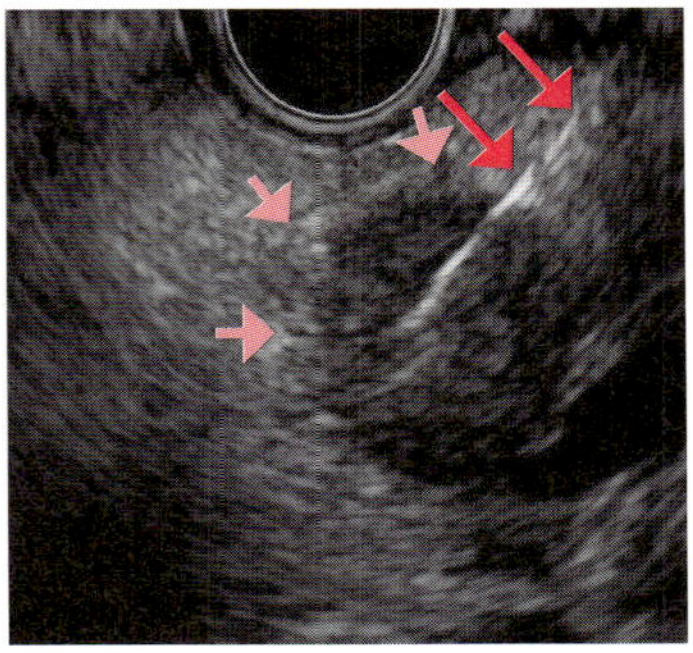

EUS-FNA時の超音波内視鏡画像

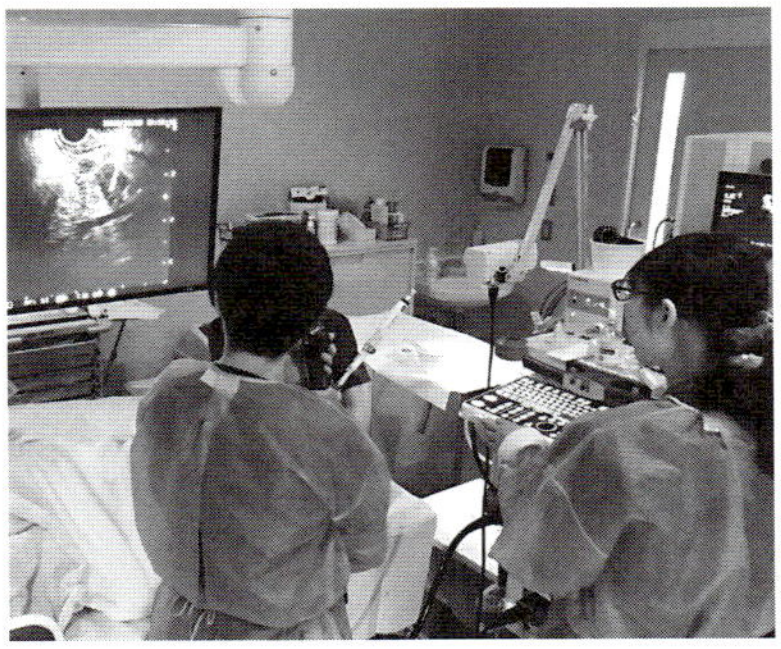

EUS-FNA穿刺の実際

上左：CT検査で認められた、周囲と比べてやや黒い膵臓がんが疑われる領域（赤矢印）

上右：超音波内視鏡画像では境界が明らかな黒い丸形の病変（ピンク矢印）として見え、病変に吸引生検針（赤矢印）を穿刺している

下：画面を見ながら数人で協力して検査を行っている

●検査終了から結果説明の流れ（当院の場合）

観察のみの場合は通常、外来検査として行うので、麻酔が覚めたらそのまま帰宅可能となります。この場合、検査結果は次回の外来で（急を要する場合は検査当日に）説明を行います。

EUS-FNAは通常、入院検査として行います。合併症がある場合を除き1～2日間の経過観察を行ったのち退院となります。採取した組織には病理診断が必要であり、通常約1週間後（特殊な腫瘍が疑われる場合は約2～3週間後）に外来で結果説明を行っています。

EUS-FNAの診断の成功率（正診率）は高いですが、一部には診断に必要な十分な組織が採れていなかったり、採れてはいても診断がつかなかったりする場合もあります。このような場合には、再検査、あるいは時間をあけて経過観察のための再検査が行われることもあります。

（大場彬博・肱岡　範／肝胆膵内科）

＊1　メタ解析：過去の複数の研究データを収集・統合して、統計的方法により解析すること。

＊2　感度と特異度：検査の精度を示す指標。感度はがんにかかっている人を正しく陽性と、特異度はがんにかかっていない人を正しく陰性とする割合。

ERP（内視鏡的逆行性膵管造影）下膵液細胞診

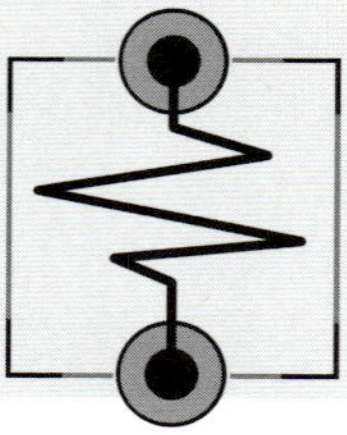

早期診断に威力を発揮するERP

難しいとされる膵臓がんの早期診断においてＥＲＰ（endoscopic retrograde pancreatography／内視鏡的逆行性膵管造影）、および膵液細胞診は重要な検査です。「膵癌診療ガイドライン２０１６年版」では、膵酵素、腫瘍マーカー、体外式超音波検査から膵臓がんを疑った場合の画像検査は、まず腹部ＣＴ検査、ＭＲＩ検査およびＥＵＳ（endoscopic ultrasonography／超音波内視鏡検査）を行い、これらの画像診断法で診断困難な場合に、ＥＲＰを行うことが提案されています（79ページ参照）。すなわち、ＥＲＰは、膵臓がんの診断が困難な小膵臓がん（１〜２㎝以下）や上皮内がん（膵臓がんの早期病変）の診断に威力を発揮します。

ＥＲＰは、ＥＲＣＰ（endoscopic retrograde cholangio-pancreatography／内視鏡的逆行性胆管膵管造影）のなかで特に膵管の造影を行う検査であり、側視鏡という、側面にカメラがついた内視鏡（28ページ参照）を使います。側視鏡では、胆管・膵管の出口である十二指腸乳頭部を正面から観察できます。ＥＲＣＰとは、側視鏡を口から挿入してカメラで乳頭部を見ながら、側視鏡先端から細いカテーテルを胆管や膵管に挿入し、造影剤を注入する検査です。

また、胃切除後や肝臓、胆道などの手術により、胃・十二指腸の再建が行われている場合には側視鏡による検査が実施できないことがあります。この場合は、側視鏡の代わりに小腸内視鏡などを用いて、乳頭部からアプローチすることができます。

膵管の変化のみから診断を行うERP下膵液細胞診

ＥＲＰは、膵臓がんの診断が困難な小膵臓がんや上皮内がんが疑われた場合に行われます。通常の膵臓がんは、ＣＴやＥＵＳで塊（腫瘤《しゅりゅう》）として認識することができるため、組織診断は、ＥＵＳ-ＦＮＡが行われます（83ページ参照）。

一方で、ＣＴ、ＭＲＩ、ＥＵＳで腫瘤として認識できず、膵管の変化のみを認める部位に対

膵管の変化から診断を行う検査の流れ

臨床症状/膵酵素・腫瘍マーカー/危険因子、超音波検査

↓ 膵臓がんを疑う場合

CT検査 and/or MRI検査（MRCP）

↓ 膵腫瘍や膵管拡張がある場合

EUS

→ EUS-FNA → 確定診断

↓ 穿刺可能な腫瘍はないが、膵管拡張があり、悪性を疑う場合

ERP/ENPD細胞診 → 確定診断

早期膵臓がんを疑い、EUS-FNA実施困難な場合にERPを施行する

ERP（内視鏡的逆行性膵管造影）のしくみ

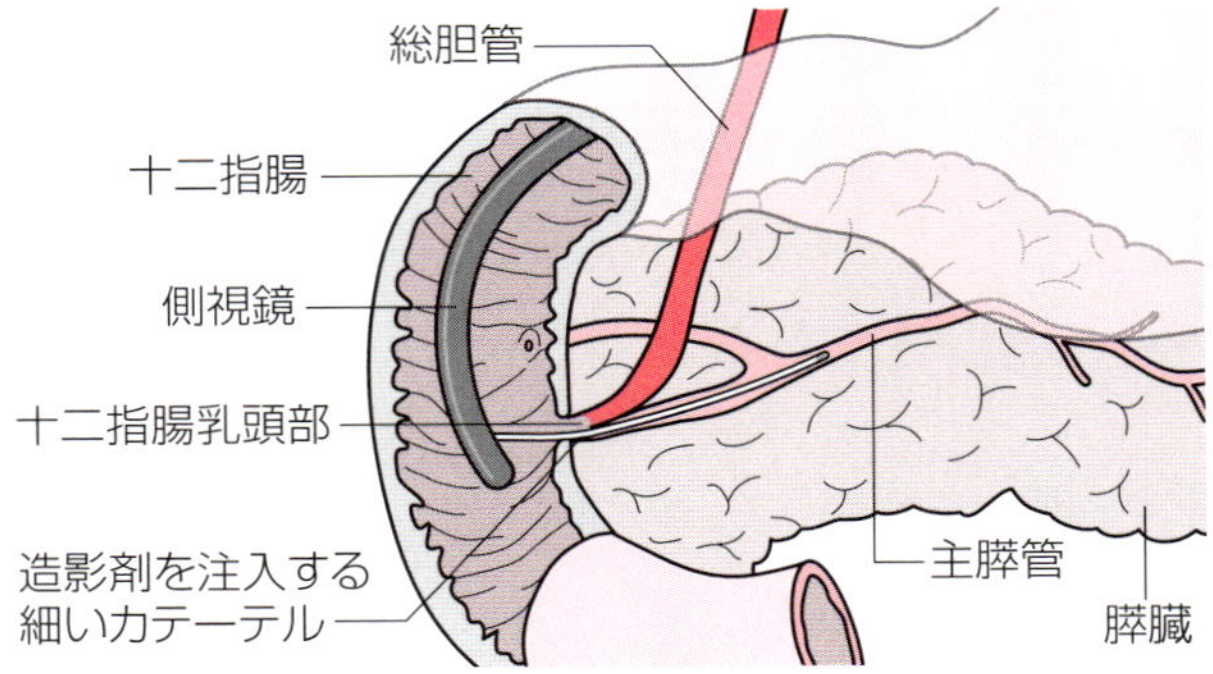

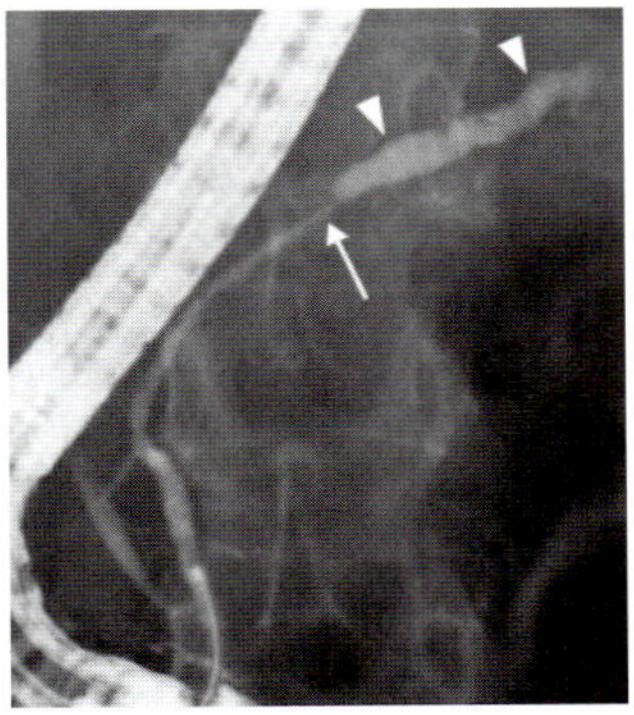

造影検査による画像／膵体部に限局性主膵管狭窄（白矢印）があり、尾側膵管拡張（白▽）がみられる

して、膵臓がんの診断もしくは膵臓がんを否定するために、ERPにより膵管造影を行ったあとに、膵液を採取して細胞診を行う方法がERP下膵液細胞診です。

膵液細胞診には、次のような方法があります。

①膵管洗浄細胞診

ERP後、造影カテーテルを膵管の狭窄《きょうさく》部近くに留置して、生理食塩水をわずかずつ注入していき、同じカテーテルのもう一つの道（ルーメン）からシリンジ（吸引用の器具）を用いて洗浄液をゆっくりと抜き取り、回収する方法です。

②膵管ブラッシング細胞診

膵管に狭窄がある場合に用いられる方法です。ERPで狭窄の範囲を確認し、狭窄部位の尾側まで誘導したガイドワイヤーに沿わせて細胞診ブラシ（次ページ写真）を挿入し、10～20回程度ブラシの出し入れを行います。採取量を確保するために、ブラシの先端ごと提出します。

③ENPD留置下膵液細胞診

ERPで膵管狭窄の部位を確認したあと、主膵管に径約1・7～2・5㎜のENPD(endoscopic nasopancreatic drainage/内視鏡的経鼻

ENPD（内視鏡的経鼻膵管ドレナージ）

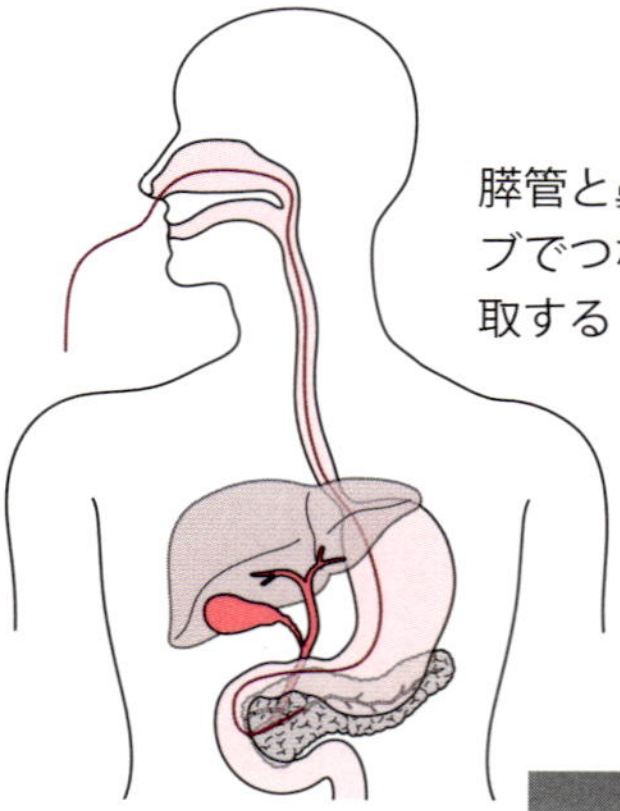

膵管と鼻を細いチューブでつないで膵液を採取する

ENPDは細いチューブで、膵管内の留置部位に小さな穴がいくつかあり、膵液を回収できるしくみになっている

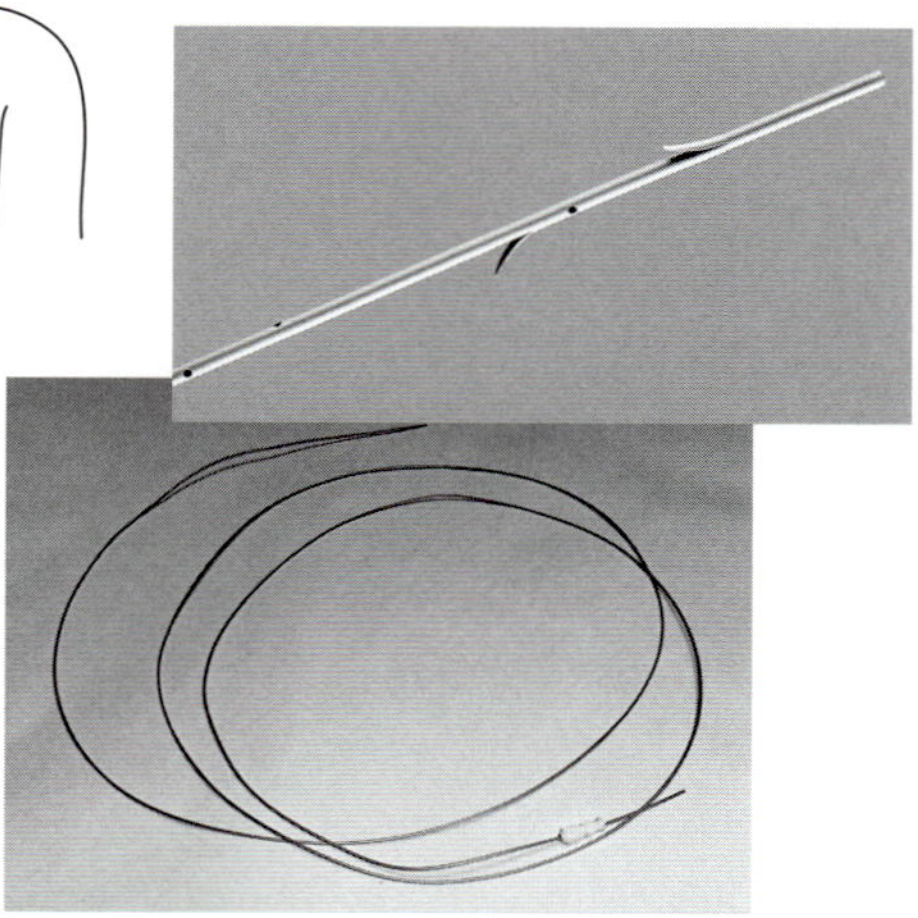

ENPD留置下膵液細胞診用のチューブ

写真提供：Cook Japan株式会社

膵液細胞診に用いる器具

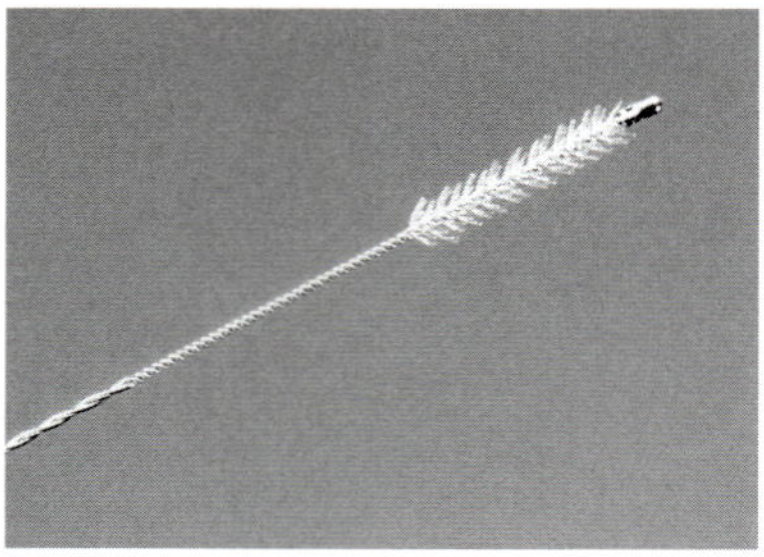

細胞診ブラシ

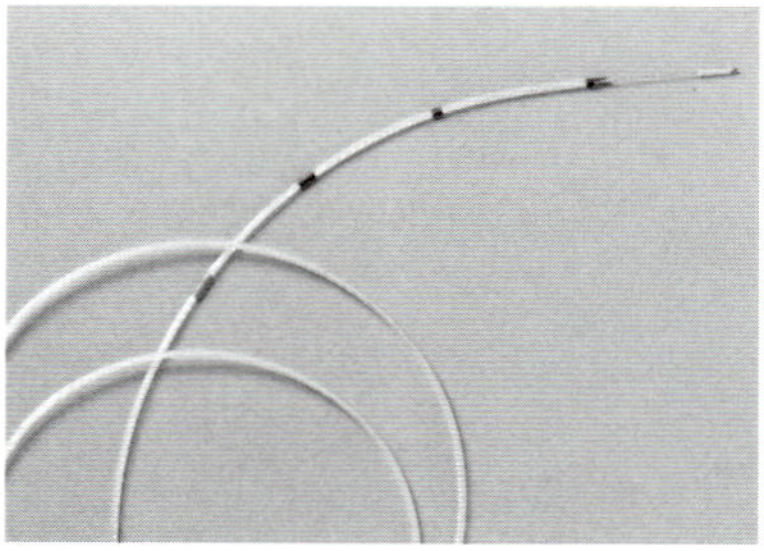

先端に細かいブラシがついたデバイス（内視鏡周辺機器）

写真提供：ボストン・サイエンティフィック ジャパン株式会社

膵管ドレナージ）チューブを留置（上図）し、自然滴下した膵液を採取する方法です。

ＥＮＰＤ留置後、数日以内に吸引で1～2㎖の膵液を採取、時間をあけて計6回採取を行い、がん細胞の存在の有無を確認します。この場合、検査当日から翌日昼まで鼻からチューブが出ている状態で、多少の違和感はありますが、膵炎がなければ水分などは普通に飲めます。

●ＥＲＰによる合併症とその予防

ＥＲＰおよび膵液細胞診の合併症は、ＥＲＰ後膵炎の発症が最も重要です。一般的なＥＲＣＰでの膵炎の発症に加え、膵管が狭窄している場合には、ブラッシング細胞診によって狭窄部がむくむことによりさらに狭窄が進み、膵炎の頻度が上昇する可能性があります。

当院では膵炎発症の予防として、処置後2時間時に採血を実施して膵炎の指標となる血清アミラーゼ値を調べ、翌日昼まで絶食、脂肪制限食からの食事再開と膵炎予防の点滴などを行っています。

重要な検査だが行う対象は慎重に検討

早期膵臓がんの診断を行ううえでＥＲＰ下膵液細胞診は重要な検査です。ただし、ＥＲＰは

70歳代男性にみるERPを施行した症例

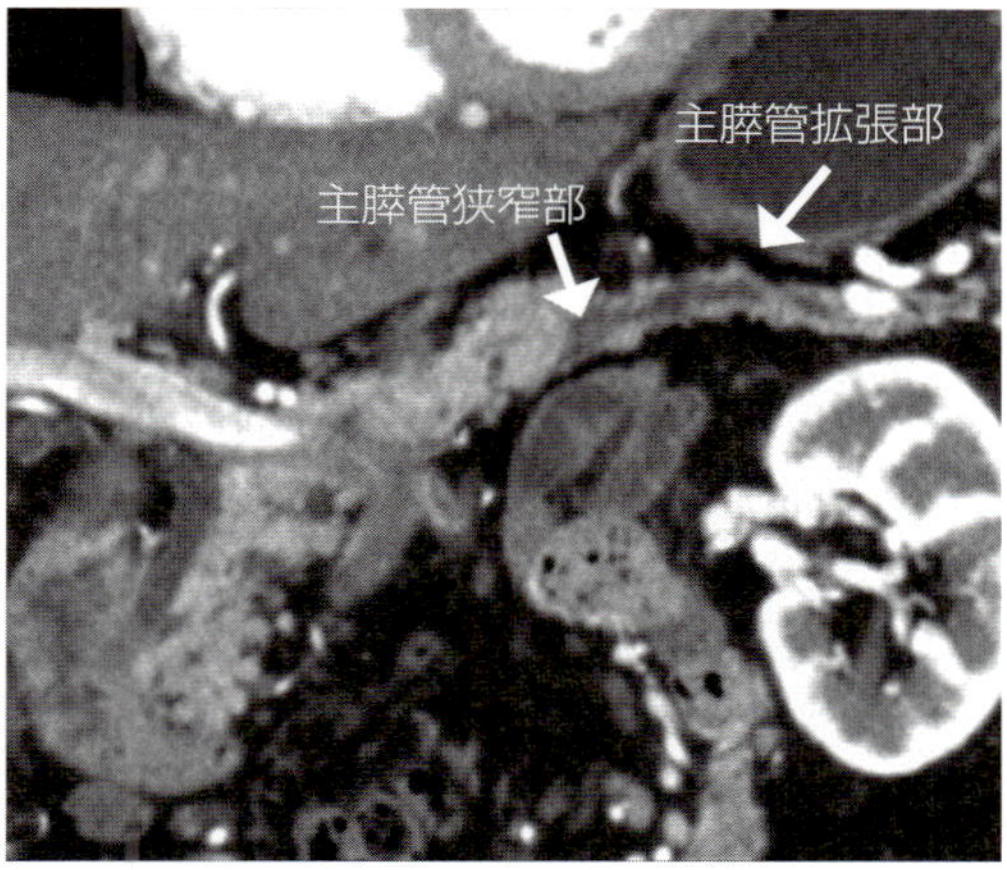

70歳代男性症例のCT画像

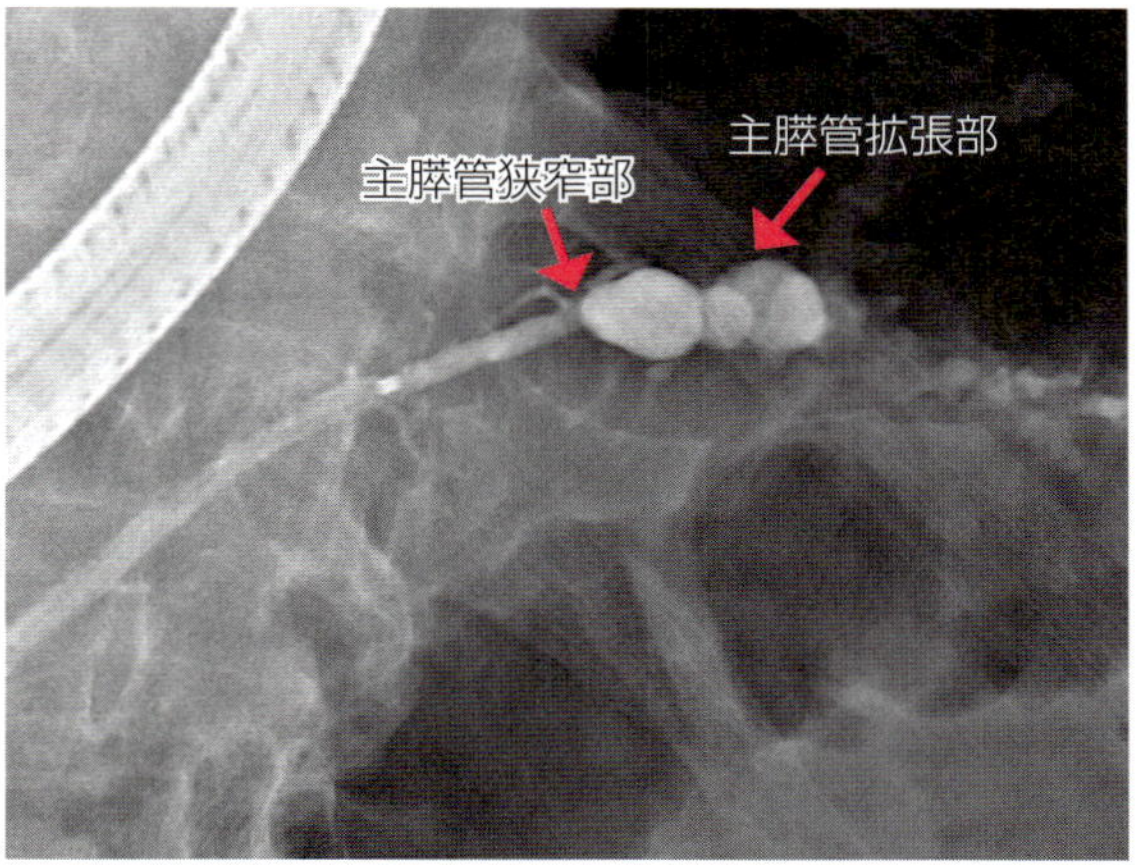

症例のERP画像

- CTで膵体部から尾部にかけての主膵管の拡張（写真左）が認められ、精査の為にEUS観察を施行した
- EUSでは主膵管を閉塞する腫瘤性病変は認めないが、膵臓がんを否定できないため、ERPおよびENPD留置下膵液細胞診を施行した
- ERPでは、主膵管が体部で狭小化していることを確認（写真右）。狭窄部から尾側に団子状に拡張した主膵管を認める。引き続き、ENPDチューブを留置し、翌日昼までかけて膵液を合計6回採取した
- 6回の膵液細胞診のうち2回でClassⅣ（腺がんを強く疑う）の所見が得られ、この結果から、膵体尾部切除術を施行した

CT、MRI、およびEUSによる膵臓の観察に比較すると合併症なども多く、入院が必須な検査です。CT、MRI、EUSによる精査を十分に行ったうえで、主膵管の狭窄、拡張など膵臓がんを疑う所見がある場合に実施すべき検査といえます。

しかし、ERP下膵液細胞診により悪性の所見が得られなかった場合も、膵臓がんを完全に否定することは困難です。一時的な膵液採取だけでは、悪性所見がうまく得られないこともあり、このような場合には継続的なフォローアップが必要となります。

早期の膵臓がんを発見するためには、対象を慎重に検討したうえで、このERP下膵液細胞診を積極的に行うことが重要です。

（丸木雄太・肱岡　範／肝胆膵内科）

病理検査

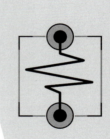

検体採取法の中心はEUS-FNA

膵臓がんが疑われるものの、さまざまな画像検査を行っても、炎症性疾患などのほかの病気との鑑別が難しく、がんであることが確定できない場合には、病理検査が必要となります。また、CT検査などですでに進行性の膵臓がんを疑われる場合にも、治療方針を決定するために、病理検査によって、がんの種類や性質を明らかにすることが重要です。

一般に病理検査は、細胞や組織を採取して、一定の手順に沿って標本化し、病理専門医が顕微鏡で観察して診断しています。膵臓がんが疑われる際に、細胞や組織を採取するには、次のような方法があります。

・EUS-FNA（超音波内視鏡下穿刺吸引細胞診）

EUSを挿入して、胃や十二指腸から位置を確認しながら病変に針を刺して、細胞や組織を採取する方法です。2010年より保険診療として認められ、現在、最も安全で確実な方法とされています。

・ERP（内視鏡的逆行性膵管造影）下膵液細胞診

内視鏡を用いて膵管を造影する際に、膵液とともに細胞や組織を採取する方法です。膵臓がんのごく一部にみられる主膵管に変化が現れない場合には、適しません。

・超音波あるいはCTガイド下FNA

超音波あるいはCTのモニター画像で病変を確認しながら、体外から細胞や組織を採取する方法です。EUS-FNAの普及に伴い、実施の機会は減っています。

がんの性質や広がりを診断 遺伝子検査を組み合わせることも

がん細胞は、たとえば、形がゆがんでいる、細胞内の核が大きすぎる、核の位置が中心からずれているといった正常な細胞と異なるさまざまな形態上の特徴をもっています。

病理専門医は、採取された細胞や組織を顕微鏡で観察し、主にそうした形態的な特徴の分析によって、がんであること、がんの種類（組織型）の分類、浸潤や進行の度合い（病変の膵臓内での広がり、胆管や十二指腸、門脈や動脈、周囲の神経への浸潤、他臓器への転移など）を調べます。

手術で切除された膵臓がんの病理組織標本の例

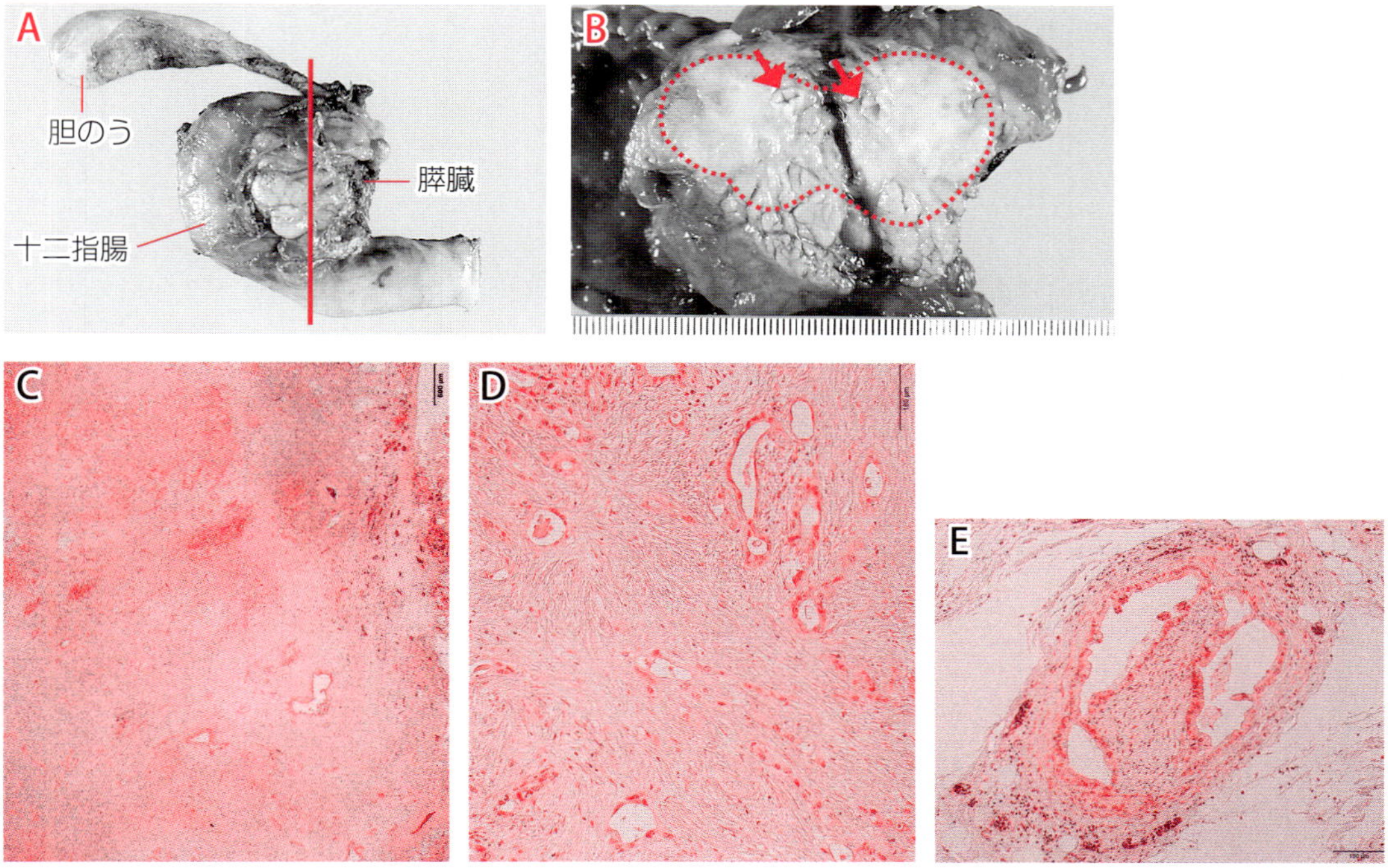

Aは膵頭十二指腸切除術の検体。縦線部分で切開したものがB
Bは肉眼像。膵頭部の頭側(図の向かって上側)を占拠する膵臓がん（赤点線内）。全体に線維《せんい》成分の多い硬いがんで、胆管（赤矢印）に接している。C・D・Eは組織像（Cは低倍像、D・Eは中倍像）。がんは膵臓の構造を破壊して増殖し、神経にも浸潤している。このような顕微鏡像から病理医はがんの種類や進行度を診断する

写真画像提供：先端医療開発センター病理臨床検査TR分野長 平岡伸介先生

近年では、多くの種類のがんで特定の遺伝子変異の存在が明らかになっています。そこで、遺伝子検査を組み合わせることで、さらに詳細な情報を得られる可能性が出てきています。これらの情報が、一人ひとりの患者さんにとって適切な治療法の検討、選択につながっていきます。

診断までに数日〜2週間 手術中の迅速診断もあり

病理検査・診断には、通常数日〜2週間程度の時間が必要となります。一方、必要に応じて、手術中に切除した組織を迅速に検査し、がんが切除しきれているかどうかなどを調べることがあります（術中迅速病理診断）。15〜20分程度で結果が得られ、執刀医に伝えられます。

採取され、標本化されたがんの細胞や組織が多数蓄積されていき、分析・研究が進めば、より有効な診断や治療の開発につながります。現在の患者さんだけでなく、未来の患者さんにとっても、病理検査は非常に大切な役割を担っているといえます。

膵神経内分泌腫瘍（膵ＮＥＴ）

神経内分泌腫瘍の約6割が消化器に発生

神経内分泌腫瘍（neuroendocrine tumor/neoplasm：NET/NEN）とは神経内分泌細胞に由来する腫瘍です。神経内分泌細胞は全身に分布するため、全身の臓器に発生しますが、消化器に発生するものが約60％、肺や気管支に発生するものが約30％を占めます。

消化器のなかでは、特に膵臓、直腸に発生するものが多くみられ、膵臓に発生するものを膵神経内分泌腫瘍（膵ＮＥＴ／ＰＮＥＴ）と呼びます。

ＮＥＴにかかっている人の割合（罹患率）は、世界中で、年々増加傾向にあります。これは健康診断の機会の増加や画像検査機器の進歩に加え、ＮＥＴの認識が広がったことが大きく影響していると考えられ、今後も増加傾向が継続すると予想されます。

膵神経内分泌腫瘍について

膵ＮＥＴはホルモン産生症状が現れる機能性（症候性）とホルモン産生症状のない非機能性（非症候性）に大別されます。主な機能性膵ＮＥＴの症状を次ページの表に示します。

機能性膵ＮＥＴは、表のような症状を有することから比較的病変が小さいうちに発見されます。しかし、インスリノーマ、ガストリノーマは非常に小さいため発見が難しく、診断まで時間を要することがあり、注意が必要です。低血糖や難治性潰瘍《かいよう》、原因不明の下痢などを見た場合には機能性膵ＮＥＴも念頭に検査を行うことが重要です。一方、非機能性膵ＮＥＴは無症候性であるため、発見されるのは肝転移などを起こした、進行した状態である場合も少なくありません。

また、膵ＮＥＴの90％以上は孤発性（遺伝とは関係なし）に発生しますが、なかには、生殖細胞系遺伝子の病的変異による遺伝性疾患（多発性内分泌腫瘍症1型、フォン・ヒッペル・リンドウ病など）に伴って発生するものがあります。頻度は5～10％と決して多くはありません

■主な機能性膵NETの症状

	主な症状	関連ホルモン
インスリノーマ	低血糖症状（冷汗、動悸《どうき》、意識障害、異常行動）	インスリン
ガストリノーマ	再発性消化性潰瘍《かいよう》、逆流性食道炎、下痢	ガストリン
グルカゴノーマ	移動性紅斑《こうはん》、糖尿病、体重減少、貧血	グルカゴン

腹部超音波、造影CTでとらえた膵NET

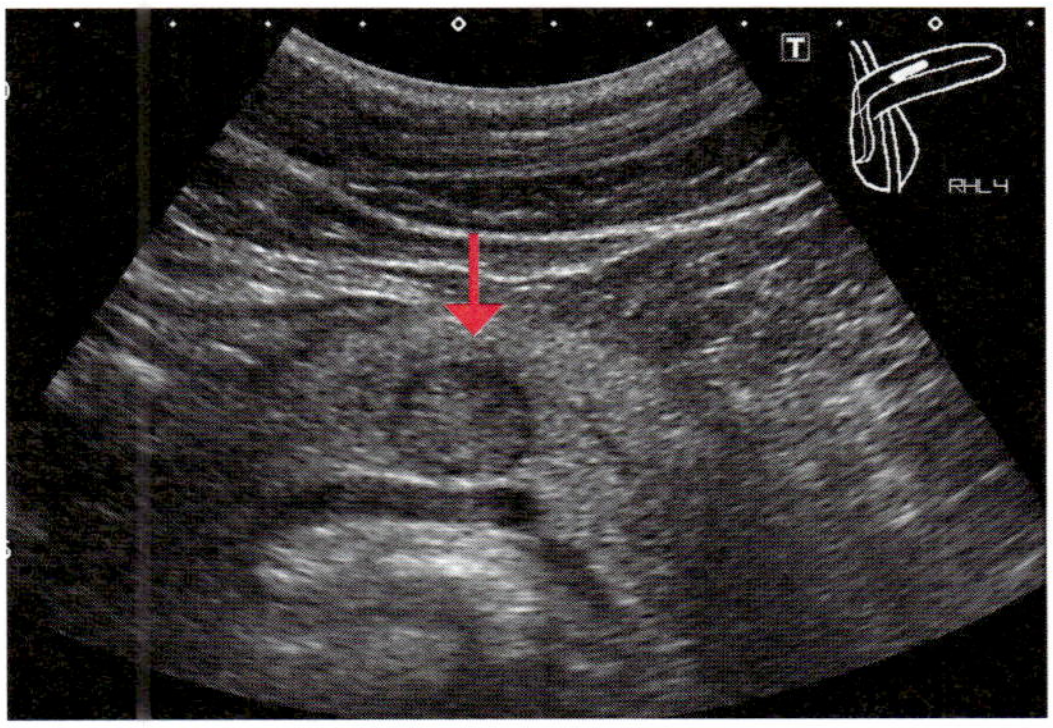

腹部超音波の検査画像
膵体部に2cmの境界明瞭《めいりょう》な腫瘍が認識できる

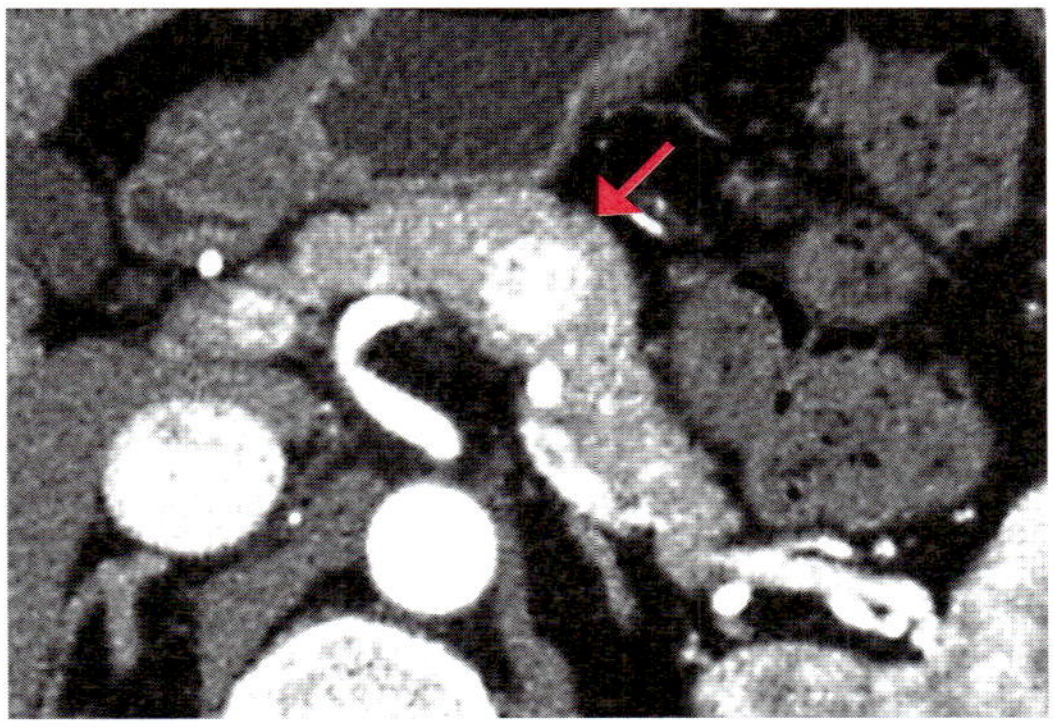

造影CT検査の画像
多血性充実性腫瘤《しゅりゅう》としてとらえられる

が、膵NETの診断を契機に発見されることもあり、膵NETの治療方針の決定に重要であることはもちろん、遺伝性疾患の治療も必要となり、注意すべきです。

診断のポイント

●画像診断―必要に応じてEUSを用いる

典型例では、腹部超音波検査などで境界明瞭《めいりょう》で内部均一な腫瘍として、造影CTで多血性充実性腫瘤《しゅりゅう》としてとらえられます。そのため、比較的小さくても、見つけやすい腫瘍です（上の画像）。しかし、インスリノーマやガストリノーマは、腫瘍が小さいため、機能性膵NETの症状を呈しながらも発見できないこともまれではないため、EUS（超音波内視鏡）などを用いた精査が必要です。

●悪性度は4つに分類

病理診断から細胞増殖に関連するKi-67指数や核分裂像数、および形態によりNET-G1、G2、G3、NEC-G3の4つに分類されています。NETG1~3は、高~中分化型、NEC-G3は低分化型（＊1）神経内分泌腫瘍との扱いとなります（95ページ表）。

●EUS-FNAにより行う組織診断

組織診断は、ＥＵＳ-ＦＮＡ（超音波内視鏡下穿刺吸引細胞診：83ページ参照）により行われます。組織診断は、膵ＮＥＴかどうかの診断に加えて、悪性度分類を正確に診断するために重要な検査となります。

治療の第一選択は手術

膵ＮＥＴの治療には、局所療法としての手術と薬物療法があります。

●外科手術

膵ＮＥＴの治療法の第一選択は手術（内視鏡切除、外科的切除）で、根治を望むことができる治療です。膵ＮＥＴの場合は、遠隔転移を有する場合（特に肝転移）でも、外科的切除が考慮されます。また、外科的切除で腫瘍をすべて取り切ることが困難な場合でも、可能な限り切除する減量手術によって、機能性症状の緩和や予後の延長が期待できる可能性もあります。

●薬物療法

近年、膵・消化管原発の神経内分泌腫瘍を中心に新たな薬物療法が開発、使用されています。

・ソマトスタチンアナログ製剤（一般名ランレオチド酢酸塩／商品名ソマチュリン）

元来、ソマトスタチンアナログ製剤は、機能性ＮＥＴに対する症状緩和を目的として投与されていました。しかし、オクトレオチドやランレオチドには非機能性ＮＥＴに対して、抗腫瘍効果を有することも臨床試験の結果、証明されました。この結果、ランレオチドは、膵消化管ＮＥＴに対して保険適用となっています。

・エベロリムス（商品名アフィニトール）

エベロリムスは、ＮＥＴの細胞増殖に中心的にかかわるｍＴＯＲというたんぱく質を標的とした、分子標的薬と呼ばれる薬剤です。膵ＮＥＴにおいて治療効果が認められ２０１１年から使用されています。

・スニチニブ（商品名スーテント）

スニチニブは血管新生増殖因子受容体を特異的に阻害する分子標的薬（＊2）です。膵ＮＥＴに対し有効性が示唆されたため、２０１１年より膵ＮＥＴに対して使用されています。

・ストレプトゾシン（商品名ザノサー）

ストレプトゾシンはニトロウレア系に属するアルキル化剤であり、細胞障害性といわれる抗がん薬です。日本でも２０１５年より膵消化管ＮＥＴに対して使用されています。

■膵NETの悪性度分類

形態	分類/グレード	Ki-67指数	核分裂像数	特徴
高分化	膵NET G1	＜3%	＜2	増殖能は低く、低〜中悪性度
	膵NET G2	3〜20%	2〜20	
	膵NET G3	＞20%	＞20	
低分化	膵NEC（G3） 小細胞型 大細胞型	＞20%	＞20	増殖能は高く、高悪性度

今後の展望

現在、NETの薬物療法には世界とのドラッグラグ（＊3）はありませんが、日本で未承認のPRRTが世界では標準治療となっています。PRRTとは、NETにあるソマトスタチン受容体に結びつきやすいペプチドに放射性物質（ラジオアイソトープ）を結合させた薬剤を患者さんに注射し、体内から照射する放射線治療のことで内用療法ともいわれています。

NETの治療法として欧米では広く行われていますが、日本では、現在、臨床試験において、その安全性、有効性を確認している段階です。この治療法が日本でも使用できるようになることが、患者さんにとっても大きな福音になると期待されています。

（肱岡　範／肝胆膵内科）

＊1　高分化・低分化：細胞が分裂をくり返してさまざまな機能や形態をもつ細胞へと変化することを分化といい、分化の度合いを低分化、高分化で表す。低分化の細胞は活発に分裂・増殖するので、低分化のがん細胞は悪性度が高いことになる。

＊2　血管新生：がんが増殖に必要な栄養を得るため、さまざまな物質を出して自身に都合のよい血管をつくることを血管新生という。血管新生阻害薬と呼ばれる分子標的薬は、血管新生を抑える目的で用いられる。

＊3　ドラッグラグ：海外で開発・承認された薬が、日本で承認・使用されるまでの時間差。

IPMN(膵管内乳頭粘液性腫瘍)

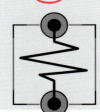

日本で提唱され、国際的に確立した疾患

IPMN(Intraductal Papillary Mucinous Neoplasm)は1980年台前半に日本の大橋《おおはし》計彦《かずひこ》医師らが〝予後のよい膵臓がん〟として初めて提唱しました。その後、名称や定義にいくつかの変遷を経て、国際的に確立した疾患です。

当初は〝粘液産生膵がん〟と呼ばれていましたが、現在は膵管内乳頭粘液性腫瘍と改名され、英語Intraductal Papillary Mucinous Neoplasmの頭文字をとり、IPMNと呼ばれています。

2006年にはIPMN/MCN国際診療ガイドラインが刊行され、日本語版も出版されています。今では学会や病院のホームページに一般市民を対象とした解説が掲載され、広く知られるようになってきました。

膵のう胞性疾患とIPMN

膵臓内にできるのう胞というのは、袋状の形態をとる病巣の総称です(次ページ図)。炎症性疾患(仮性のう胞)、あるいは良性腫瘍(漿液《しょうえき》性のう胞腫瘍)のような治療の必要のないのう胞も含まれています。

IPMNは、病理組織学的分類からは外分泌腫瘍に分類されます。予後の不良な膵管がんと同様に上皮性腫瘍に分類されています。IPMNとMCN(粘液性のう胞腫瘍)は悪性化のリスクがあり、膵臓がんの前駆病変とも考えられています。

IPMNは顕微鏡で組織を観察すると、良性から悪性までの病変が認められます。悪性病変も初期の早期がんから進行がんまでさまざまな段階が認められるのが特徴です(98ページ図)。また、同じIPMNの病変のうちでも、悪性とはっきり診断できる部位と、前がん病巣である腺腫と診断される部位があります。

切除されたIPMNの病巣でもこのような段階があるので、画像診断で悪性と正確に診断することが困難なこともあります。進行がんになる前に切除を行うことが重要です。

MCNは、IPMNと形態が類似しますが以

膵のう胞性疾患とIPMN

膵臓内にできるのう胞とは袋状の形をとる病巣のことをいう。治療の必要のない良性腫瘍も含まれるが、IPMNとMCN（粘液性のう胞腫瘍）は悪性化のリスクがある。

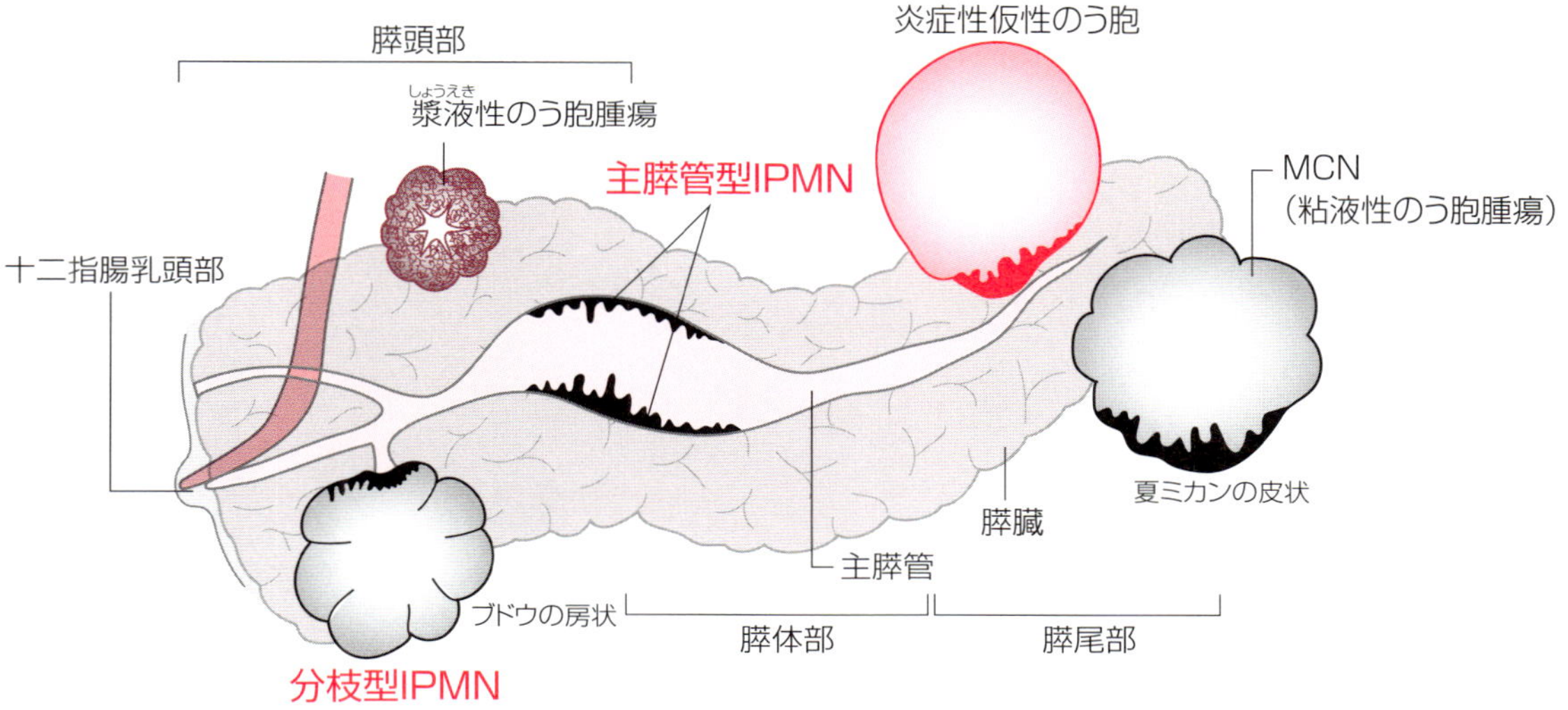

下のような相違点があります。ＩＰＭＮは、典型例では、高齢・男性の膵頭部側に発生することが多く、多房性のう胞の形態を示し、膵管との交通が認められます。膵管内に粘液が多量に産生されるため、さまざまな部位の膵管が拡張します。

ＭＣＮは、中年・女性の膵体尾部に多く、球形で線維性被膜《ひまく》を有するのう胞で、膵管との交通をほとんど認めないという特徴があります。

ＩＰＭＮをはじめ膵のう胞腫瘍が疑われる場合には、良性の疾患だけではなく、非定形的な膵臓がんや膵神経内分泌腫瘍（充実性腫瘍はのう胞の形態をとることもある）などと区別して診断することが必要です。

各種画像検査で行うＩＰＭＮの診断

ＩＰＭＮは粘液の産生が著明で膵炎のような腹痛発作、黄疸を発症することがあります。多くの場合は無症状で、検診や他疾患で偶然に行った腹部超音波検査やＣＴ検査で発見されます。

一定の型をもつ、定型的なＩＰＭＮは、腹部超音波、腹部造影ＣＴ、ＭＲＩ・ＭＲＣＰ（磁気共鳴胆管膵管造影）などの検査で診断することが可能です。この場合には、のう胞の大きさ、ＩＰＭＮの部位による分類、のう胞内や拡張し

IPMN（膵管内乳頭粘液性腫瘍）の病理診断による分類

①上皮性腫瘍

A. 外分泌腫瘍　90%以上を占める

1. 漿液性のう胞腫瘍（SCN）
2. 粘液性のう胞腫瘍（MCN）
3. 膵管内乳頭粘液性腫瘍（IPMN）
4. 異型上皮および上皮内がん
5. 浸潤性膵管がん
6. 腺房細胞腫瘍

B. 内分泌腫瘍

膵神経内分泌腫瘍（膵NET）

C. 併存腫瘍

D. 分化方向が不明な上皮内腫瘍

②非上皮性腫瘍

血管腫や肉腫など……まれ

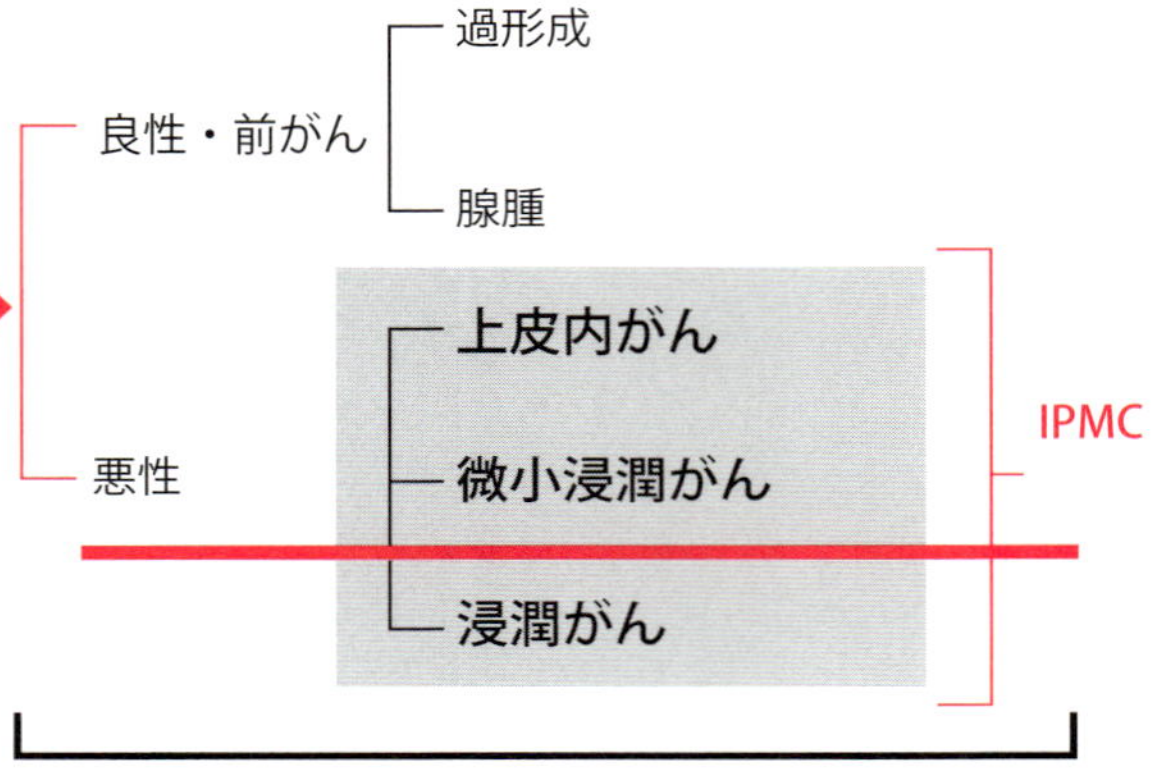

IPMNは病理組織診断で良性から悪性まで認められる
画像診断から予測することが臨床上重要
浸潤がんまでに膵切除を考慮することが重要である

た膵管内の隆起性病変の有無について注意し診断することが重要です。

膵臓の超音波検査では、膵尾部の病変が明瞭に描出できない場合があること、肥満傾向（BMIが高度）の人では、膵臓の描出自体が困難であることから、検査法も考慮して選択します。通常の診断法で、診断が困難な場合にはEUS（超音波内視鏡検査）やERCP（内視鏡的逆行性胆管膵管造影）を行い、さらに詳しく調べる必要がある場合もあります。

IPMNは大きさとともに、発生する部位が重要です。膵臓内には主膵管とその分枝《ぶんし》膵管があり、主膵管型・分枝型、それと両方にまたがる混合型があります（99、100ページ図）。部位により悪性度が異なります。

IPMNの治療方針はどのようにして決定するか？

IPMNの治療方針については各施設によって行う検査や、経過観察の期間、切除の適応も必ずしも同じではありません。進行がんになる前に切除は行いたいが、前がん病変では体に負担のかかる膵切除は行いたくないと思うのは当然です。IPMNの一部ががんになっていても、病巣の端の部分では腺腫のような前がん病変が存在することがあります。

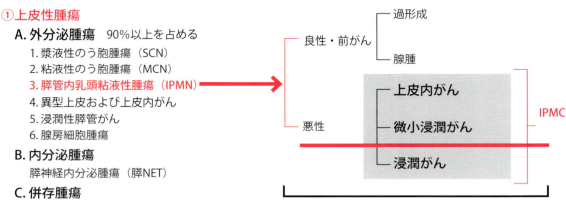

典型的なIPMNの3タイプ

●分枝型

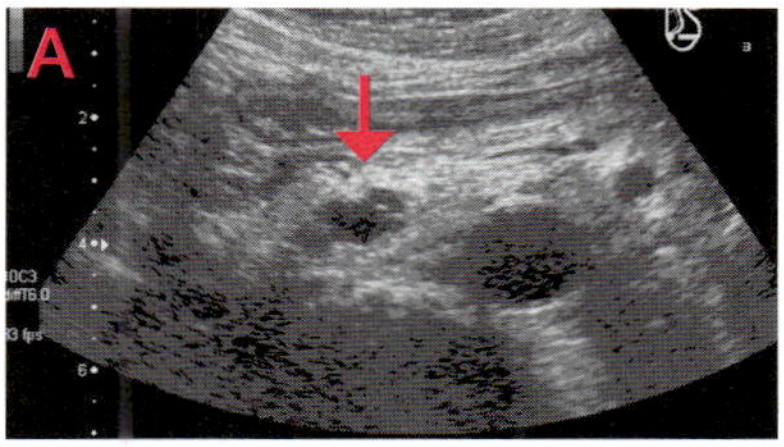

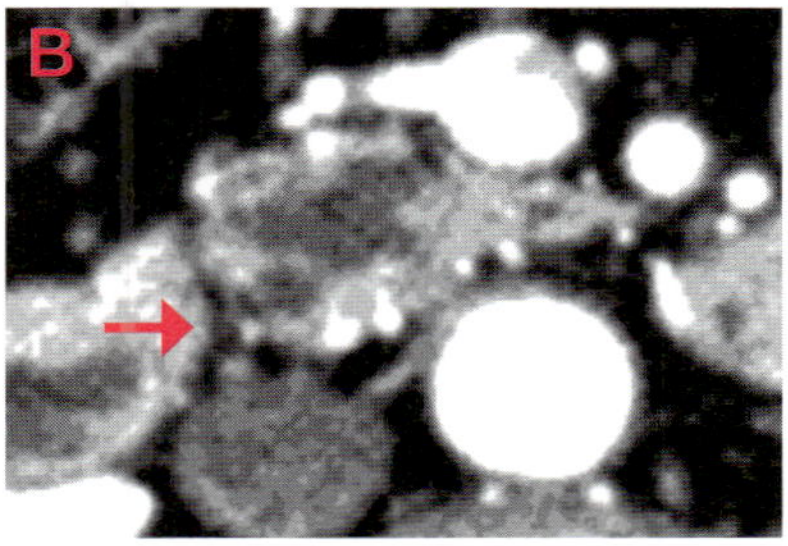

A　腹部超音波検査画像：のう胞の大きさ、内部構造がよくわかる
B　造影CT画像：膵頭部にのう胞が認められるが、造影される病変はのう胞内にない

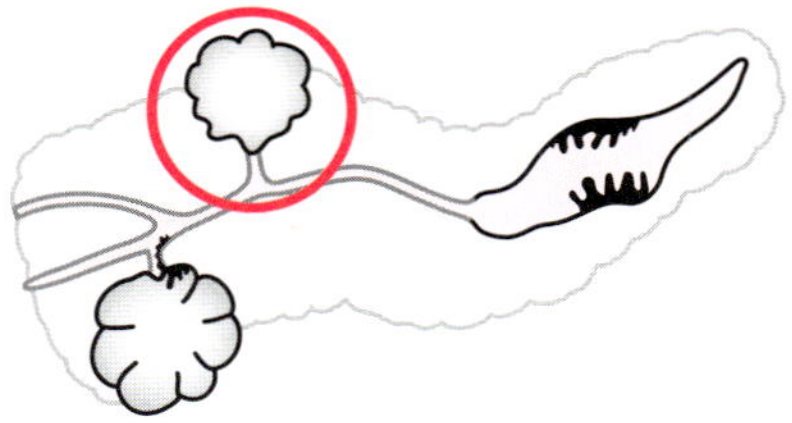

分枝型IPMC（膵管内乳頭粘液性腺がん）：検診で偶然発見された膵頭部の比較的小さいIPMCで、のう胞径は15㎜、膵臓内にはほかにも小のう胞が散在。10年間変化がなかった。このように小さく、悪性所見に乏しいIPMNは切除せずに、経過観察する。

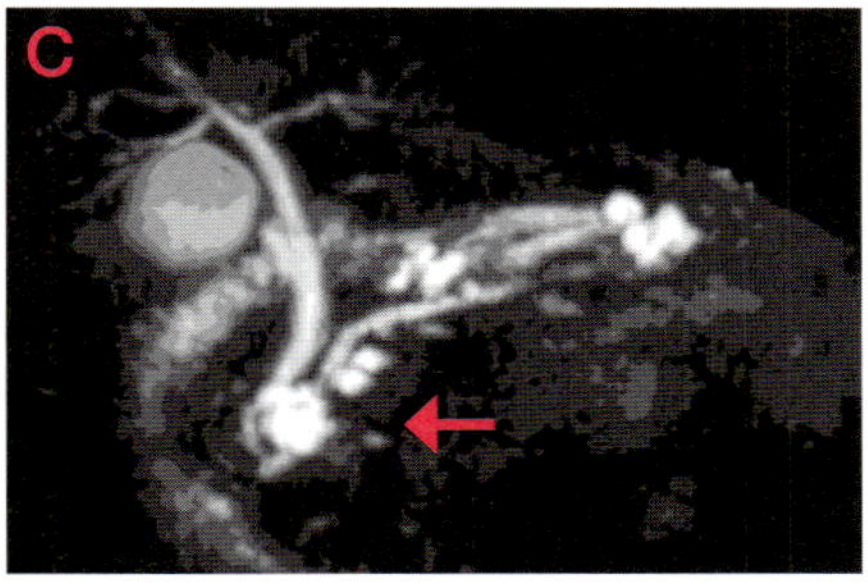

C　MRCP画像：全体像がわかりやすいが、膵管内の微細な構造や膵実質の病変については情報が豊富ではない（ABCとも矢印はIPMN）

●主膵管型

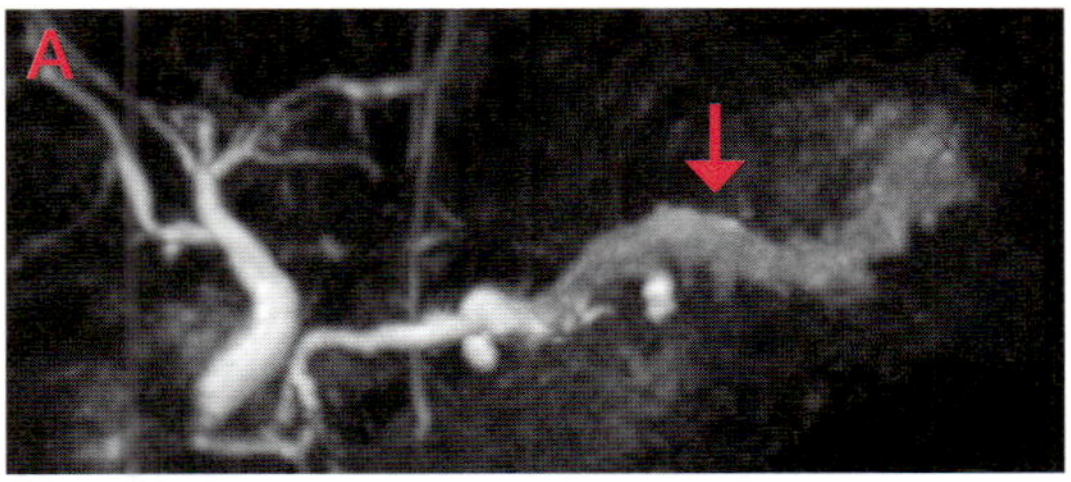

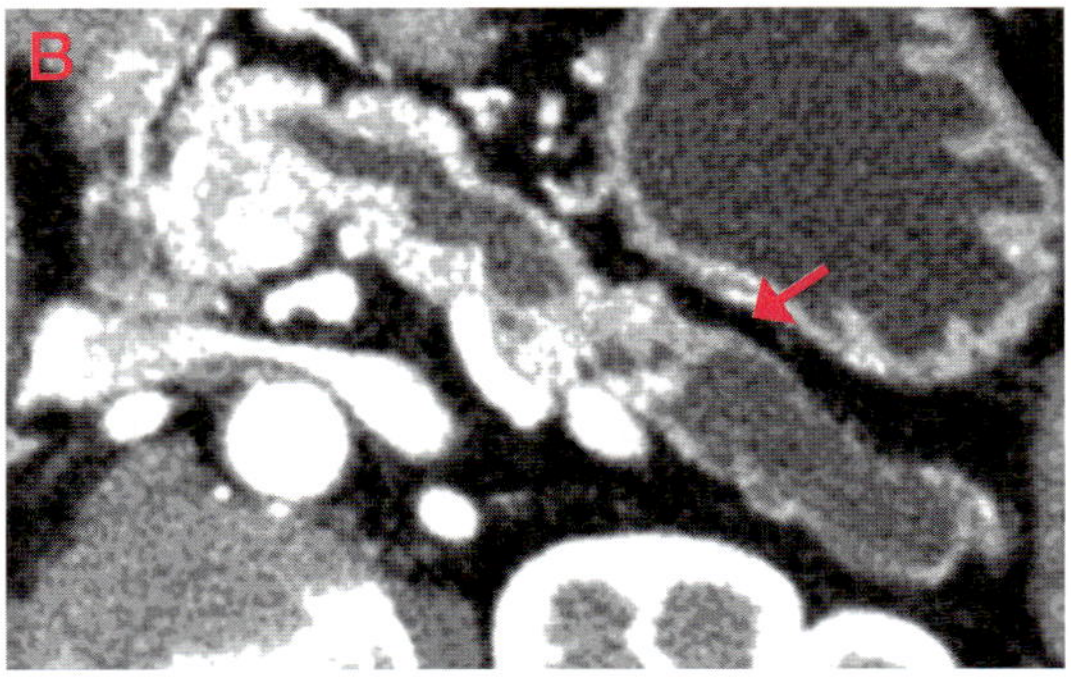

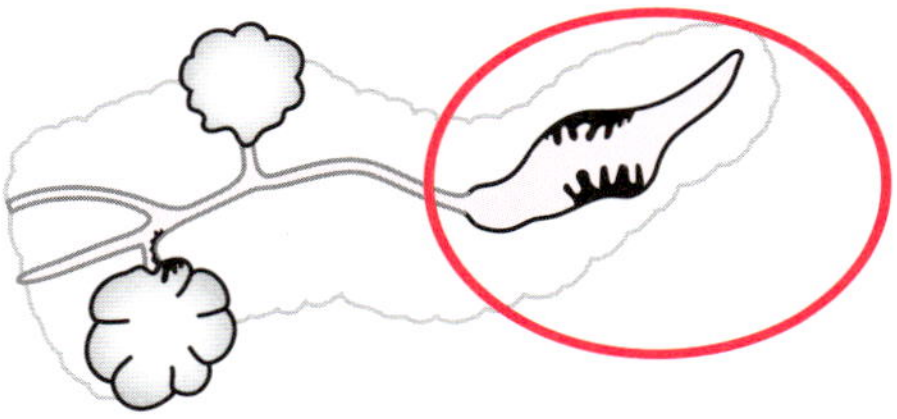

典型的な主膵管型IPMC：膵体尾部に明らかな膵管の拡張が認められるが、膵管内には隆起性の腫瘍が認められなかった。切除後の病理検査では微小浸潤がん。主膵管型IPMCは膵臓の中心を走行する主膵管から発生し、粘液を多く産生するため膵管が拡張してくる。通常の膵管は径2㎜程度で、高齢者でも3㎜程度、膵管が5~9㎜では悪性の可能性が高く、10㎜を超えると悪性と考えるべきとされる。

A　MRCP画像：膵体尾部の主膵管に明らかな拡張が認められる（矢印）
B　造影CT画像：IPMN内には明らかな腫瘍性隆起病変は認められない（矢印）

高齢な患者さんも多く、切除を安全に行えるか、術後の糖尿病のコントロールを上手にできるかという、ＩＰＭＮの病気自体の診断と患者さん側の状況を考慮して、治療方針を決めていく必要があります。

消化管のがんのように内視鏡による病巣の病理診断が容易でないこと、病巣内にもがん、非がん病巣があることからこのような画像による治療方針の決定が重要となります。

ＩＰＭＮ／ＭＣＮ国際診療ガイドラインの治療手順（アルゴリズム）が推奨されています（次ページ図）。国立がん研究センター中央病院では経過観察例においては、腹部超音波検査でよく描出できる場合には、腹部超音波検査を中心に行っています。

当院肝胆膵外科ではＨＲＳ（High-risk stigmata）（次ページ表）、および造影ＣＴで浸潤がんＩＰＭＣ（Invasive IPMC）を疑う場合には経過観察せず手術を行います。明らかながんの所見の場合には悪性を予想する治療手順を作成しています（102ページ図）。個々の患者さんの画像診断から、ＩＰＭＮの部位別分類、主膵管径、のう胞の最大径、のう胞内の壁在結節や、のう胞内隆起性病変によって、ＩＰＭＮが上皮内がんか、微小浸潤がんの可能性が高いか、スコア化して評価しています。低侵襲《しんしゅう》の検査で切除の必要性を評価することが重要と考えています。スコア３点では上皮内がん、微小浸潤がんの担がん率（がんがみつかる頻度）が93％になるので、悪性細胞が出ていなくても膵切除を勧めています。

最終的に膵切除を行う場合には、ＩＰＭＮの部位、病変の広がりから、膵頭十二指腸切除術、膵体尾部切除術、膵全摘術（109〜110ページ図）を選択することになります。悪性の可能性が低いと判断されれば、脾臓を温存する膵体尾部切除

●混合型（分枝型＋主膵管型）

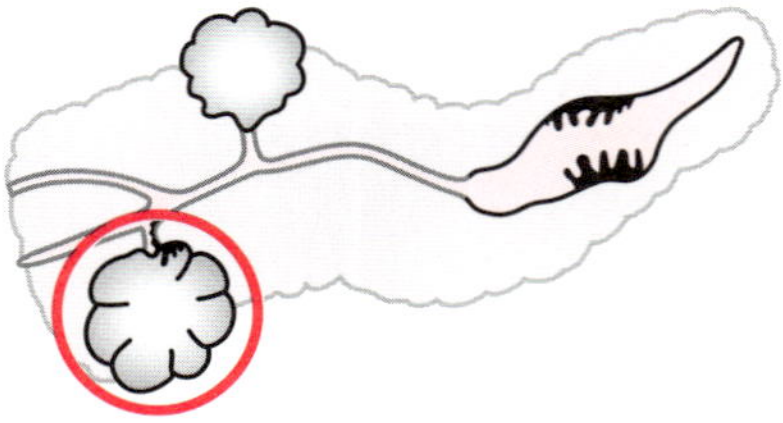

混合型IPMC：検診で発見され、無症状だが、大きさが30㎜を超え多房性のう胞内の隔壁が厚く肥厚している。切除標本の病理検査では、上皮内に限局した早期のがんだった。

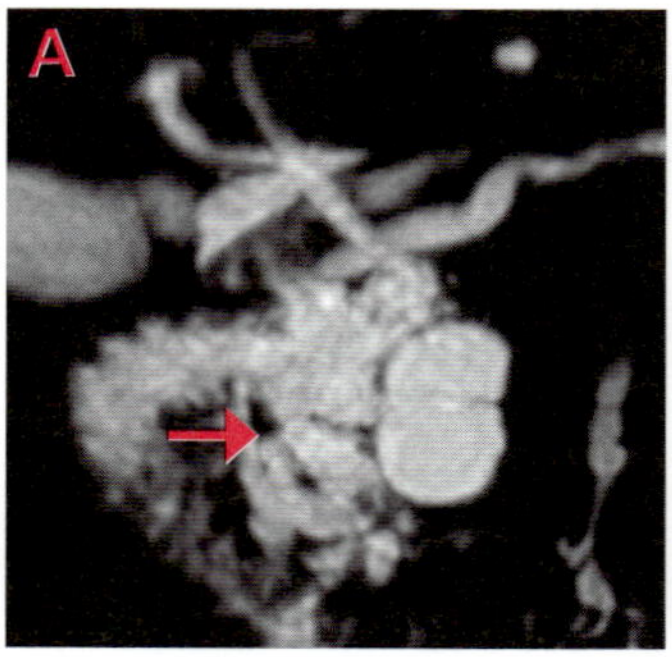

A　MRCP画像：膵頭部にIPMNが認められ（矢印）、分枝膵管から主膵管まで病変が及ぶ

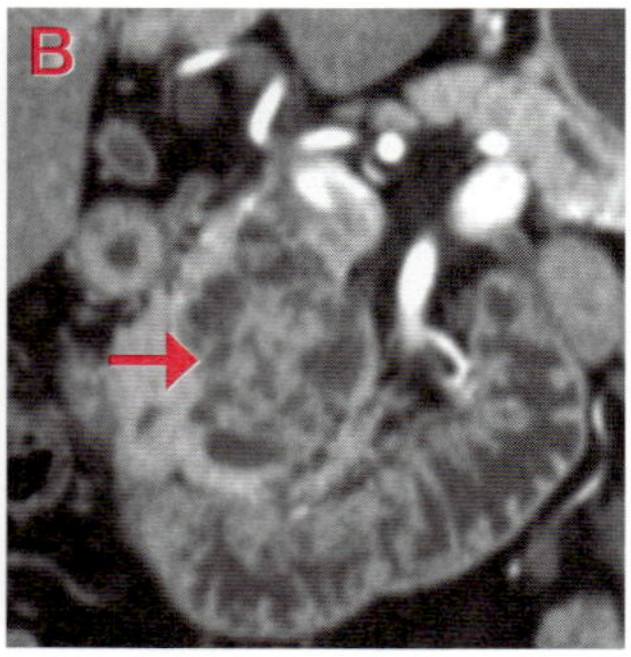

B　造影CT画像：IPMN内の壁が肥厚して見えるのがわかる（矢印）

分枝型IPMNの診療方針選択の手順

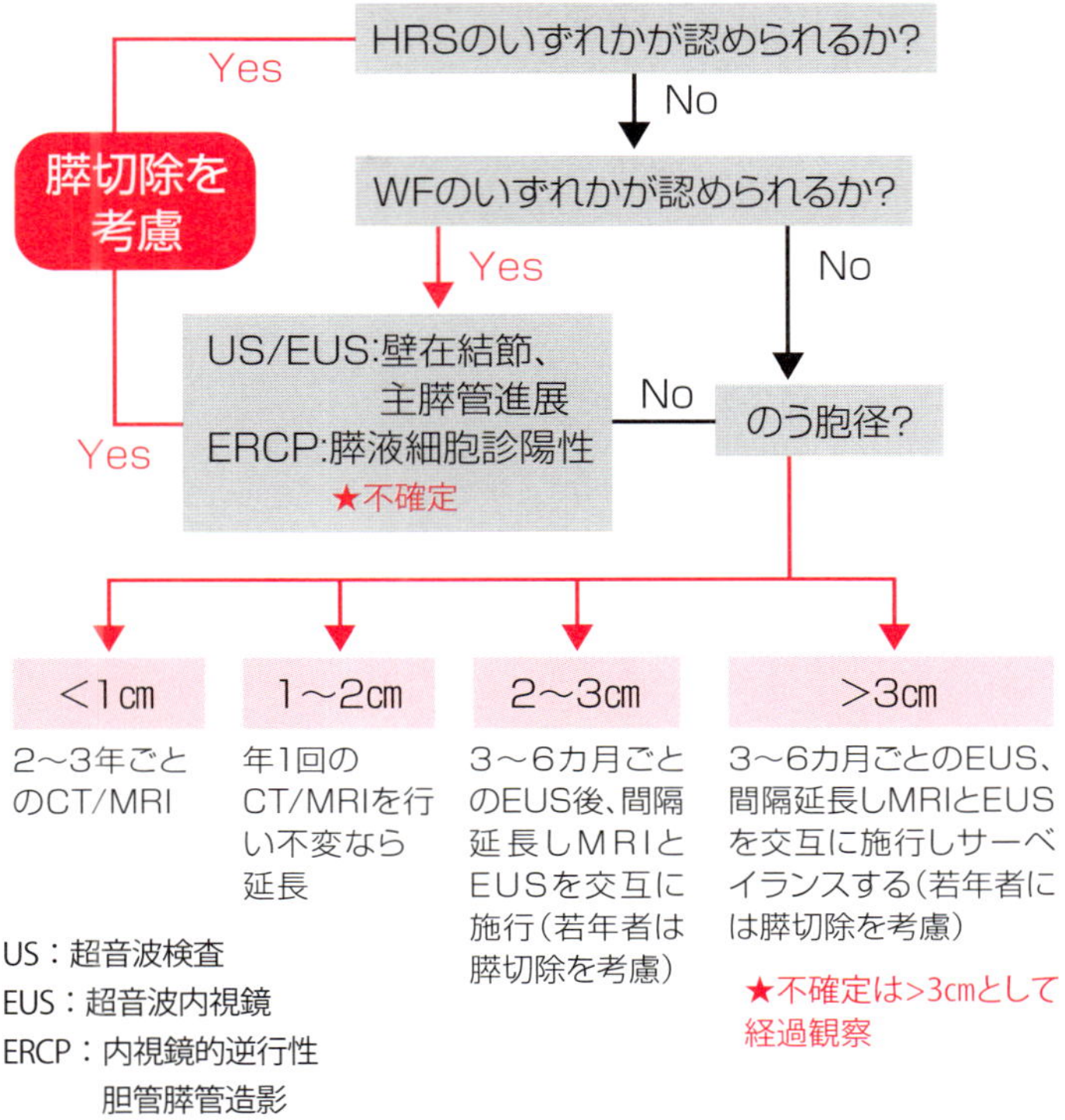

■悪性度を判定する基準

HRS（High-risk stigmata）：悪性を強く示す所見

① 閉塞性黄疸を伴う膵頭部のう胞性病変
② 造影されるのう胞内の充実性成分
③ 主膵管径≧10㎜

WF（Worrisome features）：悪性の疑いを示す所見

① 膵炎症状
② のう胞径≧30㎜
③ 肥厚し造影されるのう胞壁
④ 造影効果のない壁在結節
⑤ 尾側に閉塞性膵炎を伴う主膵管狭窄
⑥ リンパ節腫大

IPMN／MCN国際診療ガイドライン 2012年版より

や膵機能を温存するために分節膵切除という縮小手術を行う場合があります。また、病変が膵体部に限局している場合にも、このような縮小手術を行うことがあります。

　微小浸潤がん以下であれば治癒する可能性が高いので膵切除には重要な意味があります。腹部手術のなかでは患者さんに負担のある切除であること、高齢者や糖尿病の患者さんが多いこと、膵切除で糖尿病が悪化する可能性があることから、膵切除を行うか慎重に判断する必要があります。一方、浸潤がんになるとリンパ節転移や膵外浸潤、遠隔転移により通常の膵臓がんと同様の病態となります。

非切除ＩＰＭＮの経過観察

　悪性の可能性が低いＩＰＭＮの経過観察では国際診療ガイドラインの治療手順や当院のＩＰＭＮ治療手順により経過観察を行います。特に家族歴において1親等に2名以上の膵臓がん患者がいるＩＰＭＮの患者さんの発がん、がん化リスクは急激に増大するといわれ、注意が必要です。

　実際に切除の必要がなく経過観察を行う場合には、どの程度の間隔でどのくらいの期間、どのような検査法で行うかが問題になります。初

国がん中央病院のIPMN治療手順

●IPMN画像スコア

浸潤性IPMCを除いた症例で、
MDCTにより
①膵管径＞６㎜
②IPMNの大きさ（腫瘍径）＞４㎝
③壁在結節（＞３㎜）、隔壁肥厚（＞２㎜）あり
上記の各項につき１点とし、合計したものを画像スコアとする。

スコア	担がん率（非浸潤がんを含む）	微小浸潤陽性率	症例数
0点	19%	8%	26
1点	49%	24%	37
2点	76%	29%	41
3点	93%	56%	43

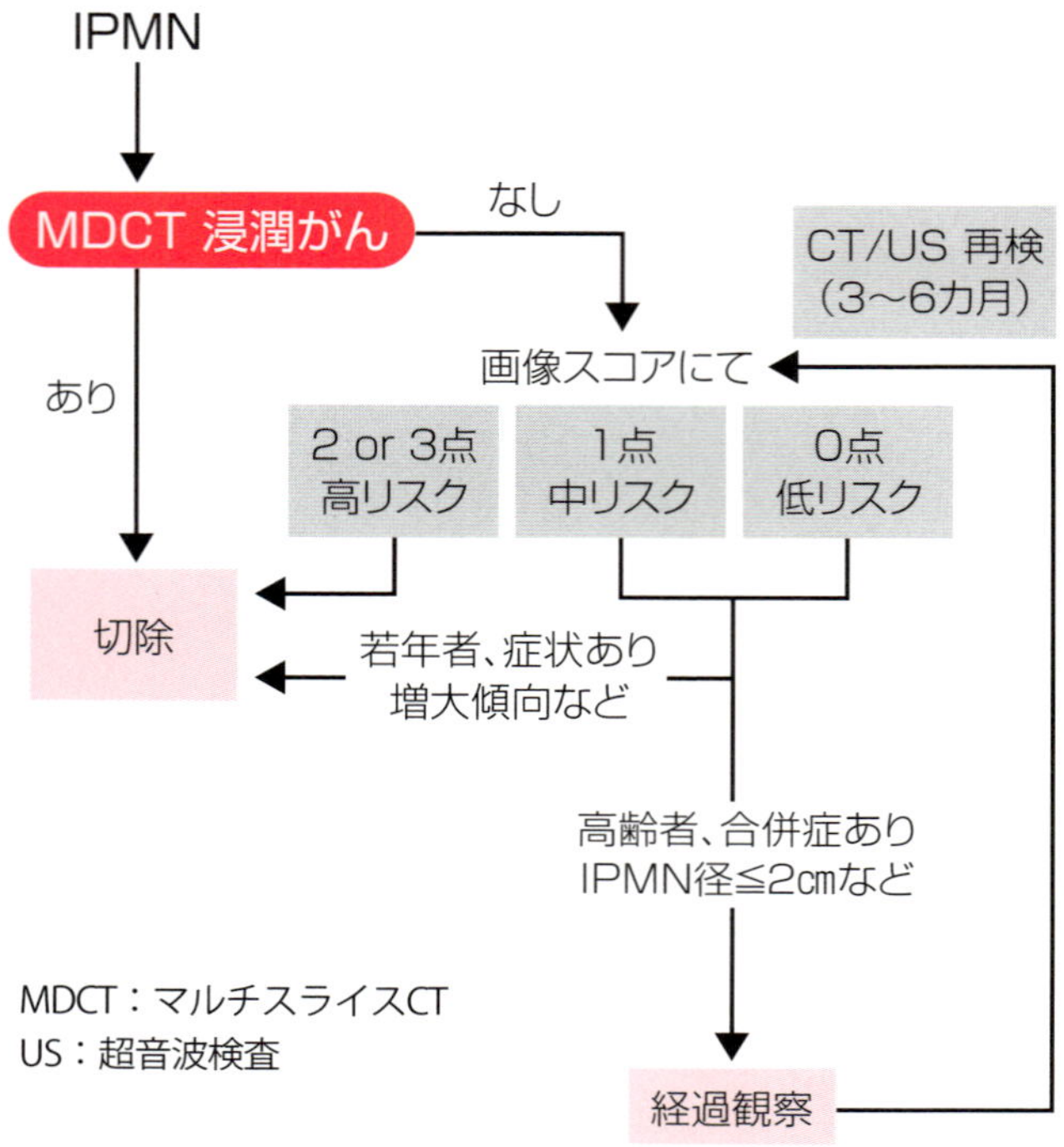

Nara S, Shimada K, et al.Pancreas 2009; 38(1):8-16

診で来院の際のＩＰＭＮが３㎝以上であれば２年間は厳重に経過観察します。ただしＩＰＭＮ自体に変化がない場合に、いつ経過観察を中止してよいかの長期成績からみた報告はありません。膵管拡張・壁在結節を伴わない３㎝以下のＩＰＭＮは1年に一度の経過観察でよいと思われます。

一方ＩＰＭＮは併存膵がんの発生が報告されています。併存膵がんとは、ＩＰＭＮが進行膵がんになるのではなく離れたところに膵臓がんができるもので、発生率は4～9％と報告されています。このような報告を考慮して経過観察期間を3～6カ月としている施設もあるようです。ＩＰＭＮでは20～30％に膵臓以外の臓器の悪性腫瘍を同時性、異時性に発生することが報告されています。特に、大腸がん、胃がんなどの消化器がんの合併が多い傾向にあり、経過観察においては他臓器がんの発生も念頭に検診を勧めています。

切除後ＩＰＭＮの経過観察

ＩＰＭＮ切除後の再発に関する注意点は、切除した断端《だんたん》にがんが再発する場合、また別の部位にＩＰＭＮができてがん化した場合、膵臓がんが別に発生する場合という3点の可能性があ

進行がんとなったIPMNの造影CT画像

IPMNが進行がんで発見された症例。浸潤がんとして診断するのは、膵実質内の充実性低吸収領域（Aの→）、膵外への浸潤性発育（Bの→）、周囲血管への浸潤（Bの▶）が重要な所見。この時点では通常の膵臓がんと同様となる。進行がんになる前に切除を行うことが推奨される。

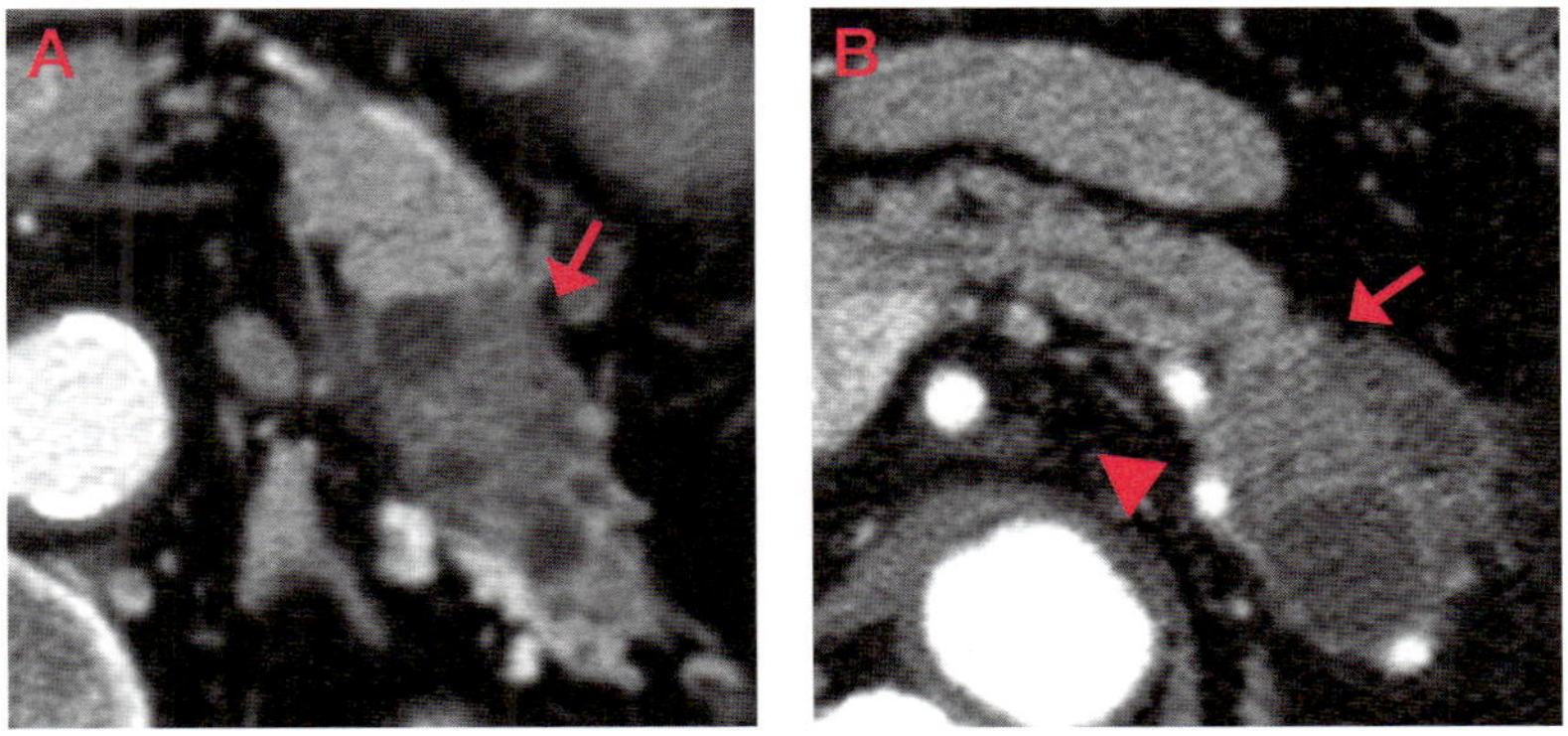

ります。ＩＰＭＮで切除し、上皮内がん・微小浸潤がんであった場合は6カ月ごとに経過観察しています。微小浸潤がん以下では予防的な術後補助化学療法は必要ありません。ＩＰＭＮが進行がんであった場合には、通常の膵臓がんと同様に扱い、補助化学療法など予防的な抗がん薬投与も考慮します。

　しかしながらＩＰＭＮ自体さまざまな程度があり、一概にどの程度の間隔でいつまで経過観察を続ける必要があるかは議論のあるところです。

●ほかのがんの罹患にも注意

　ＩＰＭＮが検診などで発見される人が増えてきました。悪性を疑い膵切除をする人は限られています。経過観察は大事ですが、ほかの臓器のがんに罹患する危険もありますので、ほかの頻度の高いがんの罹患にも注意を喚起する必要があるかもしれません。

（島田和明／肝胆膵外科）

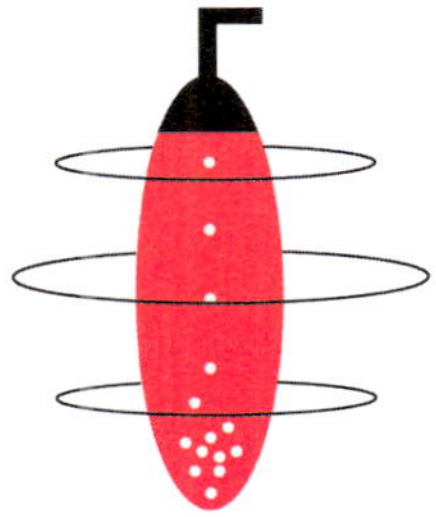

膵臓がんの治療はこのように行われます

ステージ（病期）分類と治療方針の検討

進行度を表す ステージ判定の要素は T・N・Mの三つの因子

膵臓がんであるとの診断が確定されたら、進行の具合がどの程度であるか、ステージ（病期）を判定します。ステージ判定は、治療方針を決めるうえで欠かせない過程です。

ステージを決定するためには、T因子（Tumor：腫瘍《しゅよう》）といわれるがん自体の周囲への広がりの状態、N因子（Node：リンパ節）といわれるリンパ節への転移の状態、M因子（Metastasis：転移）といわれる遠隔転移の状態の三つの要素が検討され、それらの組み合わせにより該当するステージに分類されます。現在は、専門家らの取り決めにより規定が定められ、ステージは0～Ⅳに分類されています。

大まかにいうと、0期は上皮《じょうひ》内細胞にとどまっている非浸潤《しんじゅん》がん、Ⅰ期以降は上皮内細胞よりも外にがんが広がっている浸潤がん、さらにⅢ期は膵臓周囲の主要な動脈を巻き込んで広がっている状態、Ⅳ期はほか

■膵臓がんのステージ（病期）

ステージ	TNM分類	がんの状態
0期	Tis／N0／M0	・がんが膵管上皮《じょうひ》内にとどまっている ・領域リンパ節（*）に転移がない ・遠隔転移がない
ⅠA期	T1（T1a、T1b、T1c）／N0／M0	・がんが膵臓内だけにとどまっていて、最大径が20㎜以下である（T1a：5㎜以下、T1b：5㎜を超えるが10㎜以下、T1c：10㎜を超えるが20㎜以下） ・領域リンパ節に転移がない ・遠隔転移がない
ⅠB期	T2／N0／M0	・がんが膵臓内にとどまっていて、最大径が20㎜を超える ・領域リンパ節に転移がない ・遠隔転移がない
ⅡA期	T3／N0／M0	・がんが膵臓周囲に広がっているが、主要な動脈を巻き込んでいない ・領域リンパ節に転移がない ・遠隔転移がない
ⅡB期	T1（T1a、T1b、T1c）、T2、T3／N1（N1a、N1b）／M0	・がんが膵臓内にとどまっているか、または膵臓周辺に広がっていても主要な動脈を巻き込んでいない ・領域リンパ節に転移がある（N1a：1～3個の転移、N1b：4個以上の転移 ・遠隔転移がない
Ⅲ期	T4／Nに関係なく／M0	・がんが主要な動脈（腹腔《ふくくう》動脈、上腸間膜動脈など）を巻き込んで広がっている ・領域リンパ節転移の有無にはかかわらない ・遠隔転移がない
Ⅳ期	T、Nに関係なく／M1	・がんの広がりにかかわらない ・領域リンパ節転移の有無にかかわらない ・遠隔転移がある

*領域リンパ節：膵臓に近くがんが転移しやすいいくつかのリンパ節

日本膵臓学会膵癌診療ガイドライン改訂委員会編「膵がん診療ガイドライン2016の解説」（金原出版2017年発行）より改変

の臓器に転移がある状態です。
がんの広がり、転移、周囲の血管への浸潤などを総合的に判断し、ステージが決定されたら、患者さんの全身状態や持病、年齢、希望などを考慮し、医師と患者さんがよく話し合い、治療方針が決定されます。

近年、提唱されはじめた切除可能性分類

治療方針の決定の際、近年特に重要視されるようになっているのが、切除可能性分類といわれる指標です。これまでは切除可能かどうかは、アメリカのガイドラインに準じたり、施設によってそれぞれ条件が決められたりしていました。

現在は、膵臓のまわりの主要な血管（上腸間膜静脈・動脈、門脈、腹《ふく》腔《くう》動脈、総肝動脈／73ページ参照）への広がりの状態と、遠隔転移の状態を慎重に検討し、手術によって肉眼的にも、組織的にも取り残しなくがんを切除できるかどうか、一定の条件が設定され、切除可能、切除可能境界（ボーダーライン）、切除不能に分類することが提唱されるようになってきています。

現在は標準的な治療となっていませんが、切除可能または切除可能境界の場合には、化学放射線療法または化学療法を行ったうえで、切除の範囲や手術ができるかどうかを、再度検討している施設もあります。

標準治療とともに日常生活を支える治療も重視

ステージごとに行われる標準治療は大まかに次のようになります。

0期

手術によって病変を切除。手術後は注意深く経過を観察

Ⅰ～Ⅱ期で切除可能な場合

手術によって病変を切除。手術後に化学療法を行う

Ⅱ期で切除不能な場合および
Ⅲ期で遠隔転移がない場合

化学放射線療法、または化学療法を行う

Ⅳ期

化学療法を行い、効果がみられる期間は継続する

これらの標準治療は、これまでの国内外の多くの臨床試験の結果に基づき、現時点で最善と考えられている治療法ですが、現在も多くの臨床試験が行われ、最新の結果を生かすべく、治療法も日々見直されていきます。

早期の発見が必ずしも容易ではない膵臓がんでは、すでに切除ができないステージでみつかる患者さんも少なくありません。がんそのものへの治療とともに、精神的なケアをはじめ、黄疸《おうだん》、腹部・腰部・背部などの痛み、食欲不振や栄養障害、体重減少といったがんに伴うさまざまな症状をやわらげる治療も、必要に応じて行われます。専門のスタッフの連携、協力のもと、患者さんができるだけこれまでと同様の生活を続けられるように支えることは大きな治療の目標となっています。

膵臓がんの治療選択

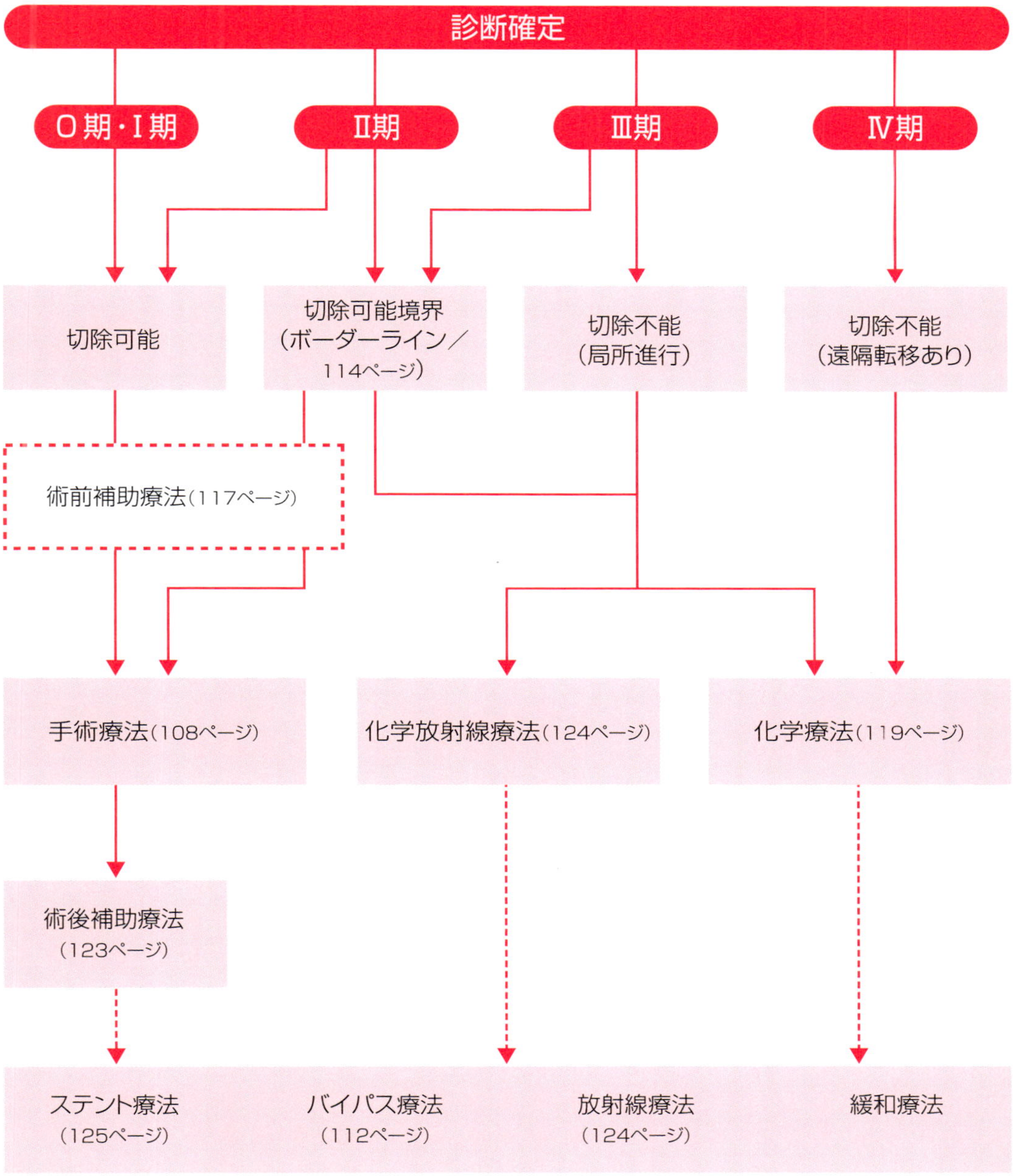

＊膵臓がん患者には診断初期から痛み、消化吸収障害、膵性糖尿病、不安などに対する支持療法が必要となる
＊ステント療法、バイパス療法、放射線療法は症例により適応とされる場合がある
日本膵臓学会膵癌診療ガイドライン改訂委員会編「膵癌診療ガイドライン　2016年版」（金原出版2017年発行）より改変

膵臓がんの手術療法

がんの発生部位により手術法を選択する

膵臓がんに対して、根治を求めることができる治療は、手術によってがんを取り残しなく、完全に切除することです。

膵臓がんの特徴として、周囲のリンパ節や神経などに浸潤しやすい点が挙げられます。そのため、手術が可能であるかどうかは、がんの大きさ、周囲の重要な血管やリンパ節への浸潤の有無、本人の体力や年齢などをもとに、慎重に検討されます。そのうえで、がんの発生している位置によって、切除の範囲を決定します。

切除範囲については臨床試験の成果に基づき、時代とともに変遷がみられます。過去には、がんの取り残しを避け再発を予防するために、できるだけ広い範囲で膵臓周囲のリンパ節や神経組織を切除する拡大手術が実施されることが少なくありませんでした。しかし、手術後の合併症の頻度が高くなるなど、患者さんのＱＯＬ（生活の質）の低下が認められるという問題点もありました。

そこで、拡大手術と標準手術について、合併症の発生率や生命予後を比較した大規模な臨床試験が各国で行われ、両者の有効性が検討されました。その結果、生命予後に関して両者に差はなく、合併症の発生率に関しては拡大手術で高くなることが示されました。

さらに、その後の臨床研究では、標準手術後に化学療法を追加することで、よりよい予後が期待されるという報告もなされています。

これらの結果を踏まえ、現在では、過不足のない切除範囲ががんの発生部位により示され、肉眼では見えないがんの取り残しに備えて手術後に化学療法を行うことが推奨されています。

手術には、膵頭十二指腸切除術、膵体尾部切除術、膵全摘術の三つの方法があります。切除とともに、切除する範囲に応じて残った臓器をつなぎ合わせ、食物や膵液、胆汁の通り道を再建したり、膵頭部の後方にある門脈にがんが浸潤している場合には、血管の一部を切除しつなぎ合わせる門脈合併切除・再建を行ったりすることがあります。

膵頭十二指腸切除術と再建

膵頭部のがんの場合は隣接している十二指腸、空腸の一部、胆のう、中下部胆管を切除し、消化した食物や膵液、胆汁の通り道を再建するため、残った臓器をつなぎ合わせる。

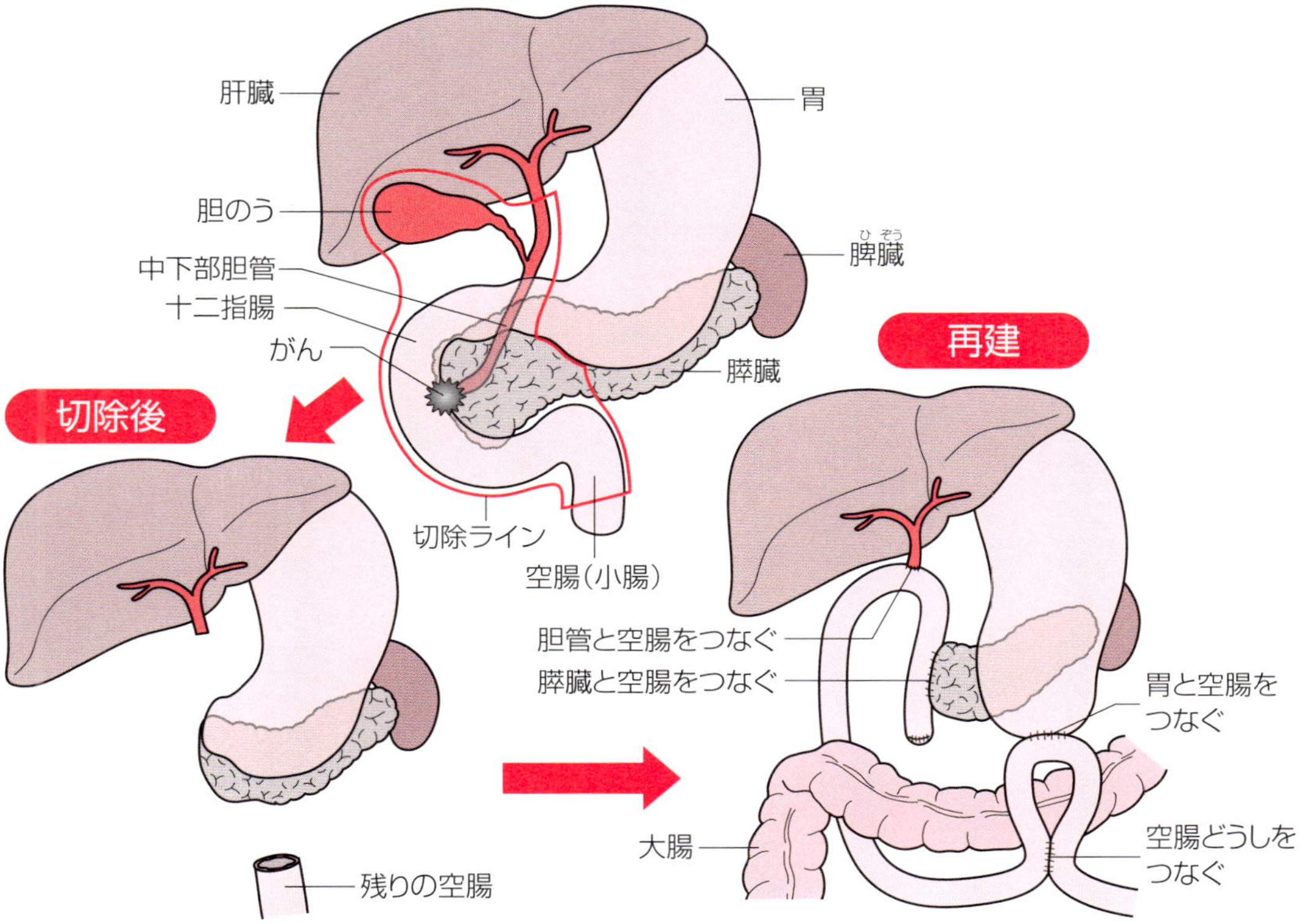

●膵頭部のがんに対しては膵頭十二指腸切除術＋再建

がんが膵頭部に発生している場合には、膵頭十二指腸切除術を行います。切除範囲は、膵頭部、十二指腸、空腸の一部、胆のうを含めた中下部胆管、周辺のリンパ節に及び、これらをひとかたまりで切除します。がんの位置や広がり方によっては、胃の一部も切除範囲に加わります。

切除後には、食物や膵液、胆汁の通り道を確保するため、空腸（小腸の一部）と残った胆管、膵臓、胃をつなぐ再建手術を行います。

がんの浸潤が門脈にまで広がっている場合には、門脈合併切除・再建を行います。

所要時間は6～8時間です。

●膵体部、膵尾部のがんには膵体尾部切除術

がんが膵体部または膵尾部に発生している場合には、膵体尾部切除術を行います。切除範囲は、膵体尾部、周辺のリンパ節、脾臓《ひぞう》です。切除後

膵体尾部切除術

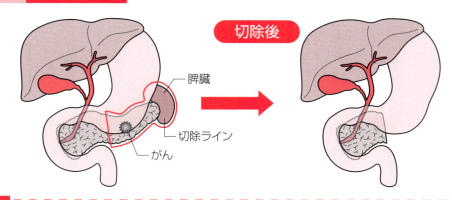

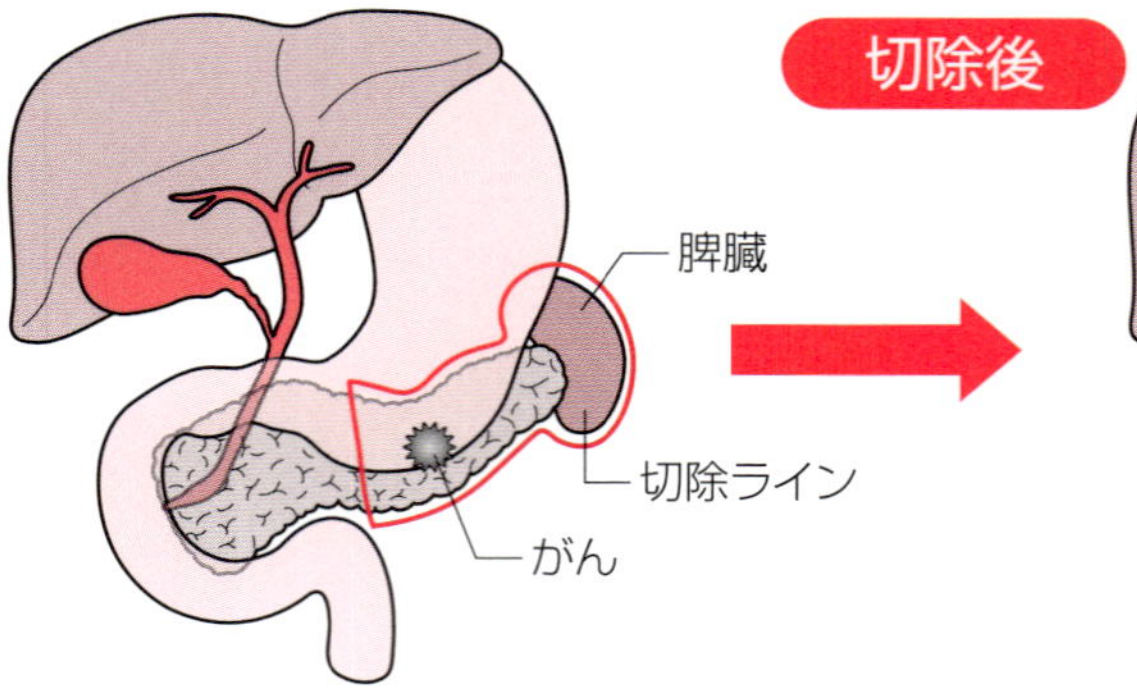

膵体部、膵尾部にがんがある場合は、膵体部、膵尾部と脾臓を切除する。この場合は再建の必要はない。

膵全摘術と再建

がんが膵臓全体に広がっている場合は膵臓すべて、十二指腸、空腸の一部、胆のう、中下部胆管、脾臓を切除し、消化した食物や胆汁の通り道を再建する。

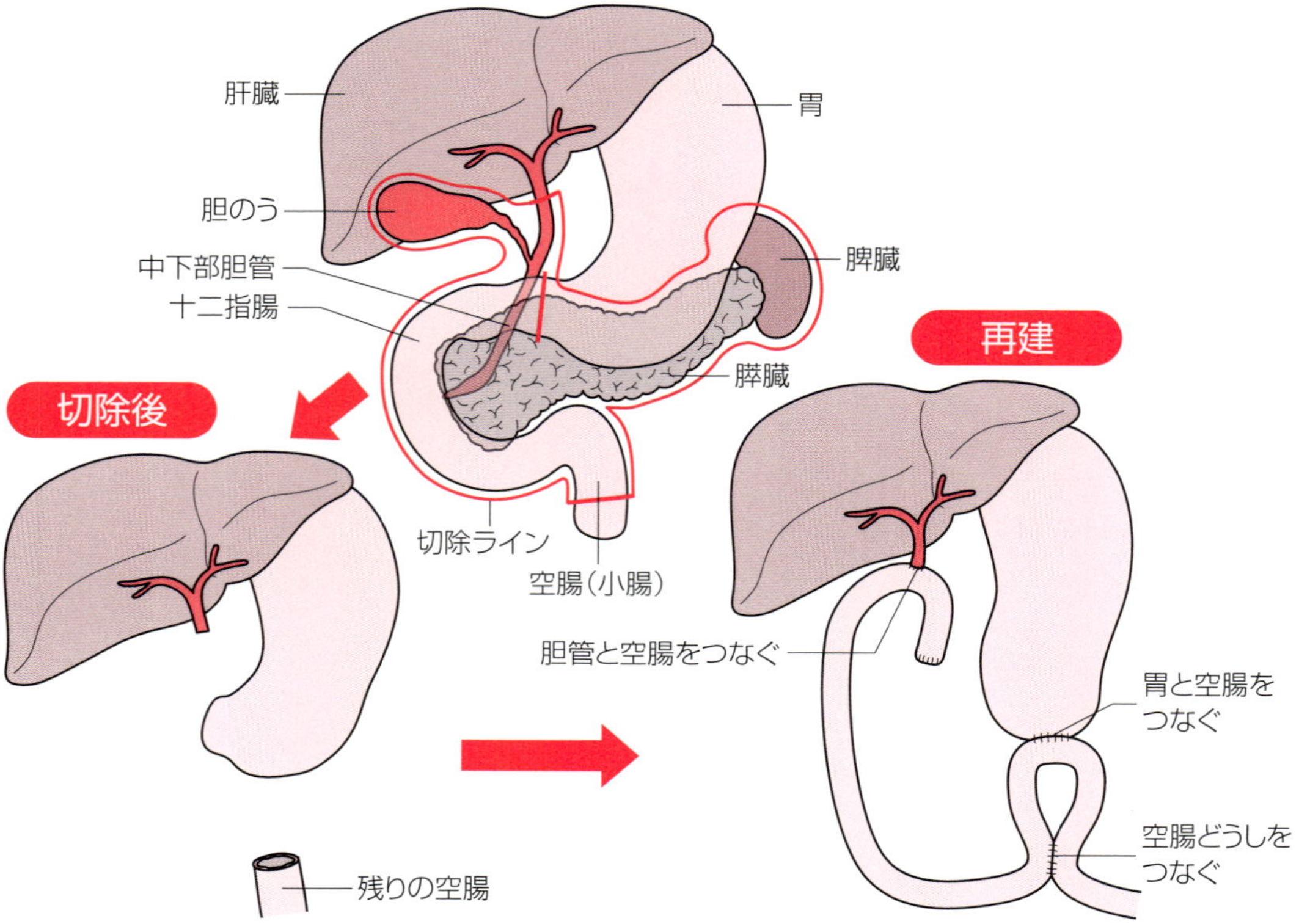

の消化管の再建は必要ありません。

がんの大きさや位置によっては、切除範囲が膵尾部と周辺のリンパ節のみになる場合もあります。一方、がんが腹部の奥に存在している腹腔動脈まで浸潤している場合には、腹腔動脈合併膵体尾部切除術という手術を行うこともあります。

通常の膵体尾部切除術の場合は、所要時間は4～5時間です。

●膵臓全体に広がっているがんには膵全摘術＋再建

がんが膵臓全体に広がっている場合は、膵臓をすべて切除する膵全摘術を行います。切除範囲は膵臓、十二指腸、空腸の一部、胆のう、中下部胆管、脾臓です。切除後は、空腸と残った胆管、胃をつなぎ、食べ物と胆汁の通り道を再建します。

手術後には、膵臓の機能が失われるため、インスリン注射と膵酵素製剤の服用により、膵臓がもっていた内分泌機能、外分泌機能を保つことが不可欠です。

消化管の再建を伴う手術は回復により時間がかかる

膵臓がんの手術後には、腸の働きや消化酵素の分泌など消化にかかわる症状をはじめ、次ページの表のような注意すべき合併症が少なくありません。膵頭部を切除した場合は、消化管再建のためにつなぎ合わせる箇所が多く、一般に、回復には時間が必要とされます。

術後は合併症を防ぐため、体内にたまりやすい胆汁、膵液、血液などを体の外に排出するドレーン（チューブ）が腹部に留置されたり、鼻からチューブを通したりすることがあります。

違和感、精神的な不安、ストレス、痛みなどのつらい症状や、困っていることがあったら、我慢せずに、周囲の話しやすいスタッフに直接、あるいは家族を通じて伝えて対策をとり、できるだけ安心して回復に臨める環境を整えるようにします。

無理は禁物ですが、ベッドの上で体位を変えたり、廊下を歩いたりするなど、可能な範囲で体を動かすことが体力の回復につながります。

手術後すぐは、特に吐き気や胃もたれ、下痢など食生活にかかわる問題が多く生じます。家族と協力しながら、困ったことがあれば院内の管理栄養士に相談するなどして、焦らずに食べやすい量や食べやすいもの、調理の工夫など、自分に合ったペース、食べ方をみつけることが大切です。

個人差はありますが、手術後3カ月くらいかけて、体力や、食事をはじめとする生活習慣を取り戻すようにします。

手術後も経過観察を継続する

膵臓がんは、根治を目指した手術を行った場合でも、再発の可能性が高いがんであるとされています。再発があってもできるだけ早期に発見されれば、適切な治療を行うことができます。

そこで、手術後は腫瘍マーカー（CA19‐9）およびCT検査を行い、定期的に経過観察をすることが推奨されています。さらに必要があればMRI検査やPET検査、EUS（超音波内視鏡検査）などが行われることもあります。

再発がみられる時期として手術後2年以内が多いため、2年間は密に経過観察を行い、その後、少なくとも手術後5年間までは定期的な経過観察を継続することが望ましいと考えられています。一般には、手術後2年間は、3カ月ごと、その後は、6カ月ごとに行われることが多くなっています。

再発が疑われるような症状がみられたら、定期的な診察のタイミングにこだわらず、直ちに検査を受けるようにします。

再発が確認された場合には、化学療法を開始します。再発の時期、手術後に行った化学療法の種類、患者さんの体力などを踏まえたうえで、患者さんに適した治療法が選択されます。

最近では、手術後5年以上たってから再発する患者さんや、手術の際に残った膵臓に新たにがんが発生する患者さんもみられています。適切な経過観察の継続期間については、施設ごとの判断によることが多く、一定の見解が得られていません。今後の研究の成果が待たれるところです。

食物通過障害を改善する ステント療法、バイパス療法

膵頭部は、内部に胆管が通り、十二指腸が隣接しているため、がんが浸潤するにつれ、胆管や十二指腸に影響を及ぼしやすい部位になります。胆汁や食物の通り道がふさがれることによって、黄疸が現れたり、食物の通過障害から食事の量が減ったりして、体重減少や栄養状態の低下を招きがちです。こうした症状は、患者さんのQOLを非常に低下させるものです。

こうした症状をやわらげるための治療法として、胆道・消化管バイパス手術があります。胆汁の流れを保つため、空腸（小腸）を胆管、あるいは胆のうとつなぐ、さらに食物の

■手術に伴う主な合併症

膵液ろう・胆汁ろう	切除や縫合した箇所から胆汁や膵液がもれ、発熱や腹痛が生ずる。感染、腹膜炎などを引き起こすこともある
腹腔内出血	もれ出た膵液により血管が溶けて起こる出血
胃内容排出遅延	胃の動きが低下し、胃から食物が一時的に排出されなくなる。症状は、食欲減退、胃もたれ、吐き気など
下痢	膵臓の周囲に存在する腸の働きを調整する神経を切除することで、引き起こされる
糖尿病	膵臓が担っているインスリンの分泌の量が減少するため引き起こされる
脂肪肝	脂肪吸収力が弱まり、引き起こされる
一般的な手術合併症	術後腸閉塞《へいそく》、傷口の感染、下肢静脈血栓症、肺炎など

流れを保つため、空腸と胃をつなぐ手術です。状況によって、胆道だけ、あるいは消化管だけを行うこともあります。

近年は、内視鏡的な手技の進歩が著しく、バイパス手術ではなくステント療法が選択されることも増えています（125ページ参照）。患者さんのがんの進行度や状況、以後の治療法などに応じて、メリットや副作用を考慮し、QOLを高めるため適切な方法が行われます。

切除ができない膵臓がんのバイパス療法

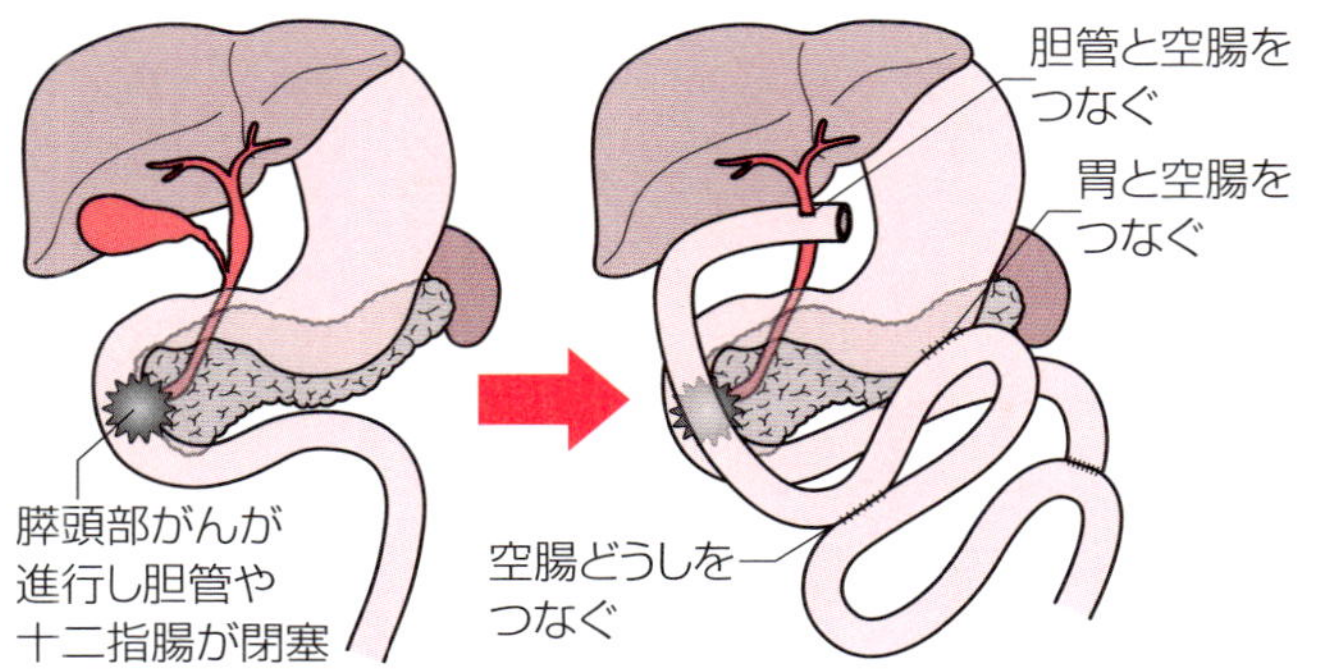

膵頭部がんにより十二指腸や胆管がふさがれた場合、症状改善のため、空腸を切り離し、がんを迂回《うかい》して胆管や胃と空腸をつなぐバイパス療法が行われることがある。

腹腔鏡下手術

メリットとリスクを見極め基準を満たす施設で

おなかを開かずに内視鏡を用いて行う腹腔鏡下手術という手術があります。おなかに開けた数カ所の小さな穴から内視鏡とともに、医療器具を挿入し処置を進めるものです。傷の小ささ、出血量を抑える、入院期間の短縮などの利点があり、消化器系でも、胃がんや大腸がんでは広く行われるようになっています。

膵臓がんについては、通常の開腹手術であっても難易度が高いとされますが、腹腔鏡下手術では、より医師の技量や経験が求められ、厳しい管理が必要な手術であり、まだ、一般的に選択される手術とはいえません。

膵臓がんに対する、リンパ節郭清《かくせい》を含む腹腔鏡下膵体尾部切除術は、施設基準を満たした施設で行う場合に限り、2016年より保険適用が認められました。周囲の臓器切除や血管合併切除を伴う場合には、保険は適用されません。一方、膵臓がんに対する腹腔鏡下膵頭十二指腸切除術は、まだ保険適用が認められていません。

腹腔鏡下膵体尾部切除術と開腹手術を比較すると、出血量が少なくなる、入院期間が短くなる、手術創の感染が減るといったメリットが報告されています。ただし、手術後の長期予後では差が認められていません。

腹腔鏡下膵頭十二指腸切除術については、手術時間が長い、出血量は少ない、入院期間が短いと報告されていますが、合併症の発生や組織的ながんの取り残しに関しては、見解が定まっていません。

いずれにしても、難しい膵臓がんの手術において、腹腔鏡下手術はさらに難易度が高まる手術となります。施設基準などをはじめ、リスクやメリット、費用の問題などさまざまな角度から、担当医とともに検討することが重要です。

ボーダーライン膵がん治療の現状

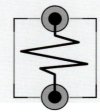

切除可能性を可能な限り客観的に判断する

ボーダーライン膵がんを考える際、本来〝切除可能〟であるということを外科医がどのような基準で判断しているか理解することが重要です。従来、各施設の外科医は画像診断を検討して、遠隔転移（＊1）がなく、膵臓のがん病巣を切除によって少なくとも肉眼的に、残りなく取り切れる場合を〝切除可能〟として、膵切除を行ってきました。

しかし、膵臓がんの広がりを正しく評価するのは困難な場合が多く、切除の可能性の判断が外科医によって異なる可能性があります。そこで米国では、NCCNガイドライン（＊2）に切除可能性の判定基準を提唱しています。基準は適宜改訂され、世界中に広く知られています。

周囲の重要な血管との位置関係が基準

切除可能性の判断は、周囲の重要な血管との位置関係を基準に判断され、「切除可能境界（ボーダーライン）」、「切除可能」、「切除不能」と分類されています（次ページ表）。

この切除可能境界が〝ボーダーライン膵がん〟です。がん病巣が重要な血管と接触しているかどうかが要点となります（右図）。NCCNガイドラインでは造影CT・MRIの撮影条件まで提示していて、画像診断の質を保ち、正確で

切除可能性の判断

がんが重要な動脈や静脈に接しているか否かが、切除の可能性を判断する大きな要素となっている。

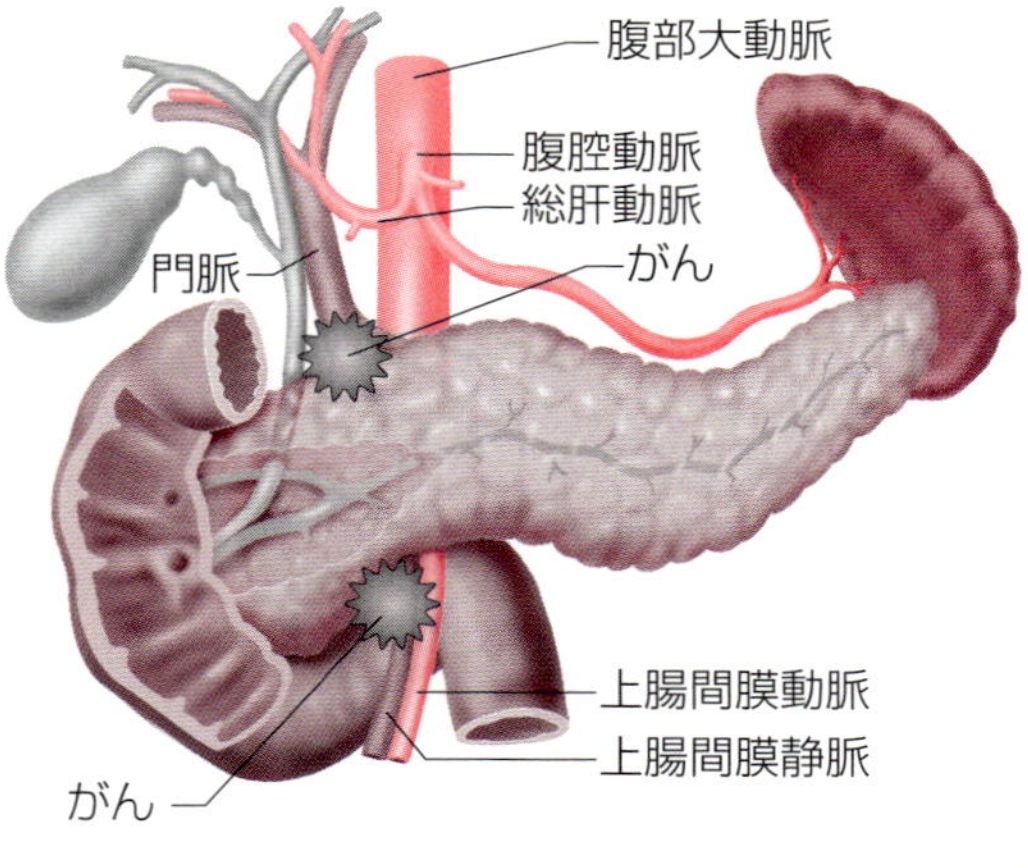

普遍的な診断精度を重視しています。造影剤にアレルギーがある場合にはCTで診断できないのでMRIで評価します。

■膵臓がんにおける切除可能性の判定基準

切除可能性	動脈	静脈
切除可能	重要な動脈に接していない	門脈（上腸間膜静脈含む）に接触がないか、半周以下の接触
切除可能境界（ボーダーライン）	・膵頭部／総肝動脈に浸潤があっても腹腔動脈または肝動脈分岐部への進展を認めず、安全に切除・再建ができる場合、上腸間膜動脈に半周以下の接触 ・膵体尾部／腹腔動脈と半周以下の接触、それ以上でも腹腔動脈合併切除ができる場合	門脈（上腸間膜静脈含む）に半周以上の接触 下大静脈との接触
切除不能	遠隔転移あり 上腸間膜動脈や腹腔動脈に半周以上の接触、大動脈に接触	門脈（上腸間膜静脈含む）が浸潤・閉塞のため再建が不可能、空腸静脈枝まで接触

これらの診断は造影CTをもとに行い、膵臓がん診断用のテンプレートが準備されている。また、このような患者さんにおける切除の可能性の判断は、異なる専門分野の複数の医師によるミーティング/協議の合意に従って行うべきである

NCCNガイドライン2019年第一版より改変

2016年に日本膵臓学会による膵癌《がん》取扱い規約第7版にも切除可能性分類が記載されました。ここでも、膵ダイナミックCT（＊3）画像に基づき客観的で受け入れやすい基準が作成されています。考え方はNCCNガイドラインの判定基準をほとんど踏襲していますが、切除可能境界（BR：borderline resectable）を、門脈系への浸潤のみの場合のBR‐PVと、動脈系への浸潤があるBR‐Aに細分しています。両者によって切除成績が異なることから、区別することが重要です。

また、切除不能（UR：unresectable）を、どのような原因で切除できなかったか明快にするために、遠隔転移があり切除不能であるUR‐Mと、重要な血管に接触し局所進行しているUR‐LAに細分しています。

ボーダーライン膵がんの治療成績

切除可能と判断され膵切除を行っても、詳細な病理検査を行うと切除された標本の切除断端でがん細胞が20～30％に認められます。これは膵臓がんの進展が画像診断上では残りなく取れると思っても、目では見えないほどのがん細胞が飛び火しているからです。理想的には余裕をもって大きく広く切除できればよいのですが、

切除可能境界（ボーダーライン）例の治療成績

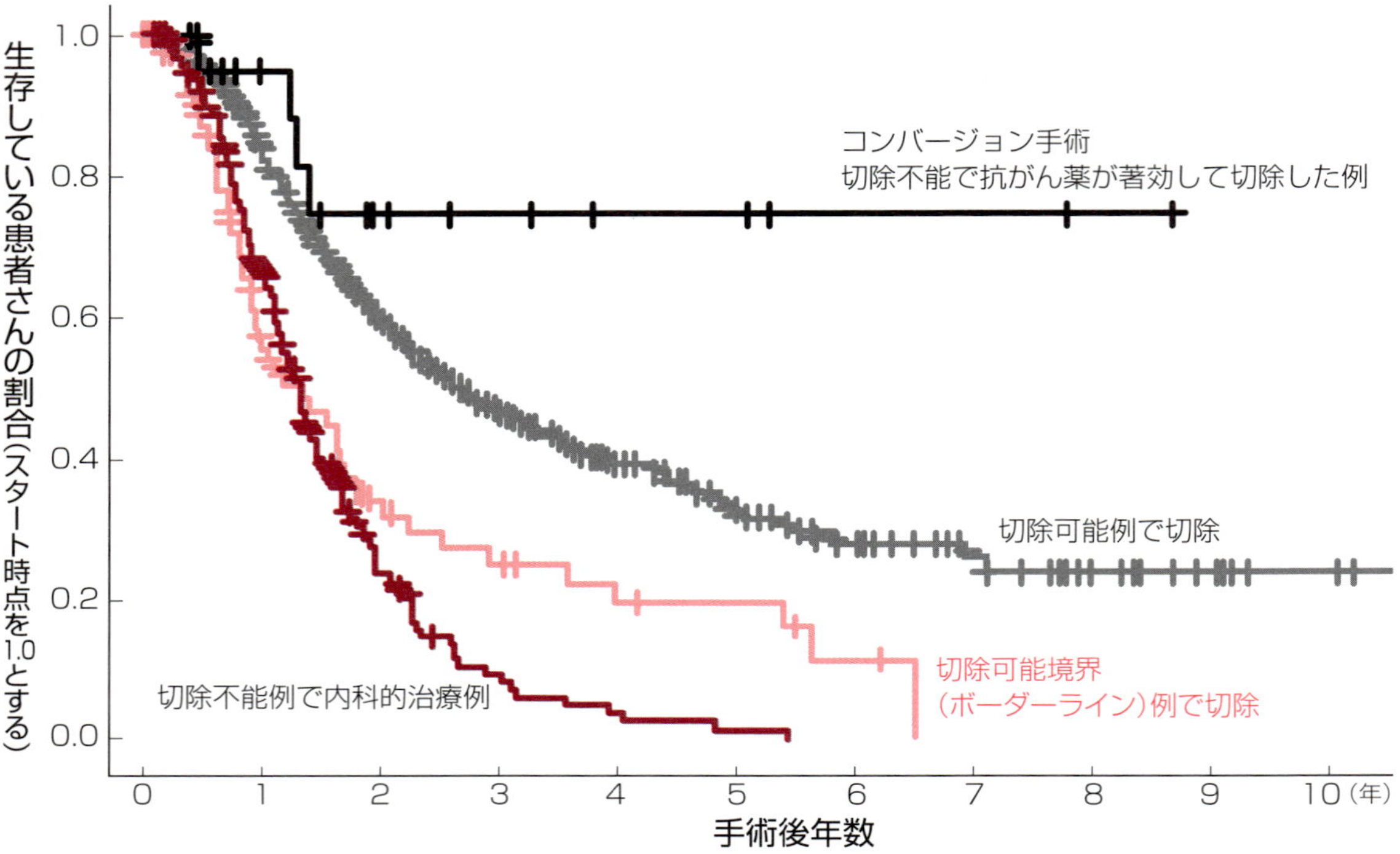

国立がん研究センター中央病院肝胆膵外科　奈良聡医師提供

重要血管との距離がギリギリであれば困難となります。切除可能境界では、がん細胞が顕微鏡的に残る頻度が増えます。切除可能境界で切除を行っても、治療成績は切除可能例に比べ不良となり、治癒《ちゆ》は困難となります（上グラフ）。

〝切除可能境界〟という言葉からは、ギリギリ切除ができそうな印象も受けかねませんが、実際には〝切除不能境界〟と理解したほうがよいかもしれません。ボーダーライン膵がんでは、すぐに膵切除を行わず、全身化学療法あるいは放射線化学療法を行い、病巣の進行がなければ切除を考慮することが推奨されています。

（島田和明／肝胆膵外科）

＊1　遠隔転移：肝臓、腹膜、主腫瘍から遠く離れたリンパ節あるいは肺などの臓器に膵臓のがんが飛び火した状態。

＊2　NCCNガイドライン：世界的に広く利用されているがん診療ガイドライン。全米を代表するがんセンターで結成されたガイドライン策定組織NCCN（National Comprehensive Cancer Network）が年1回以上改訂を行い、作成している。

＊3　ダイナミックCT：造影剤を急速静注し、動脈、膵臓実質、静脈の造影および短時間での変化を撮影するCT検査。

術前補助化学療法

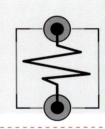

術前補助化学療法とは、手術前に実施する抗がん薬治療を指します。膵臓がんでは切除の適応判断がかなり難しく、切除可能膵がんと、切除可能境界（ボーダーライン）膵がんという病態があります（114ページ参照）。「膵がん診療ガイドライン２０１６年版」では、切除可能膵がんに対する術前補助療法（化学放射線療法もしくは化学療法）は十分な効果が証明されていないため、通常の診療で行うことは推奨されておらず、臨床試験として行うことが推奨されています。

ボーダーライン膵がんに対する術前補助化学療法は、予後向上につながる可能性があるとして許容されています。しかし、さらなる大規模な前向き臨床試験などを行い検討することが期待されるとも記載され、明確な位置づけが確立していないともいえます（次ページ図）。

切除可能膵がんに対する術前補助化学療法

わが国では、切除可能膵がんに対する術前化学療法としてのゲムシタビン＋Ｓ‐１併用療法（ＧＳ療法）の第Ⅱ／Ⅲ相臨床試験（Ｐｒｅｐ‐02／ＪＳＡＰ‐05）が行われています。これは術前化学療法を行う群と行わない群の２群を比較する試験です。これまでは、術前補助化学療法の有効性を示した研究がありませんでしたが、この研究で良好な結果が得られたことが最近の学会で報告されました。膵臓がんの新たな治療として定着していくことが期待されます。

ボーダーライン膵がんに対する術前補助療法

●術前補助化学療法

ボーダーライン膵がんの術前補助化学療法としては、ｍＦＯＬＦＩＲＩＮＯＸ療法（副作用を低減するため、フルオロウラシル、イリノテカン、オキサリプラチンを併用するＦＯＬＦＩＲＩＮＯＸ療法にあらかじめ修正を加えた投与法）もしくはゲムシタビン＋ナブパクリタキセル併用療法（120ページ参照）のいずれかが、多くの場合、選択されます。

術前補助療法の位置づけ

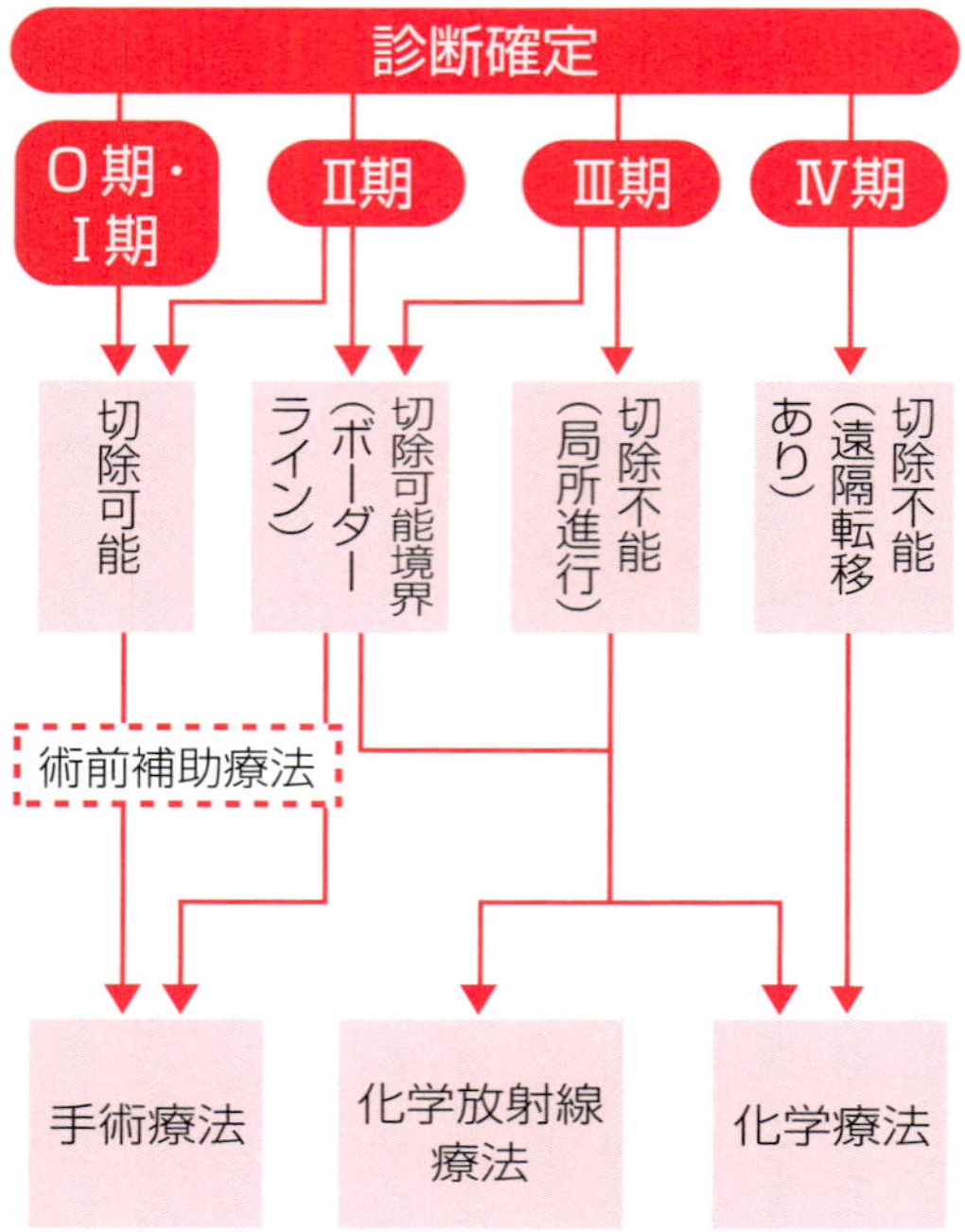

日本膵臓学会膵癌診療ガイドライン改訂委員会編「膵癌診療ガイドライン　2016年版」（金原出版2017年発行）より改変

これらのボーダーライン膵がんへの治療効果は十分に検討されてはいないものの、すぐに手術を行ってもがんが取り切れない可能性が高いため、化学療法を行わざるをえないこと、これらの治療が遠隔転移を伴う膵臓がんでの治療成績が良好であったことなどからこれら二つの治療法が行われることが多くなっています。このどちらがより効果的であるか、手術前にどのぐらいの期間治療を行うのが適切なのかなどについては、今後の検討が必要です。

当院では現在、ｍＦＯＬＦＩＲＩＮＯＸ療法のフルオロウラシルの代わりにＳ-１という内服の抗がん薬を用いるＳ-ＩＲＯＸ療法（Ｓ-１、イリノテカン、オキサリプラチンの併用療法）のボーダーライン膵がんに対する有効性を調べる臨床試験を行っています。

●術前補助化学放射線療法

ボーダーライン膵がんにおける術前補助化学放射線療法としてＳ-１と放射線治療を併用する治療（術前Ｓ-１＋ＲＴ療法）が実施されることがあります。

この治療に関しては、日本で実施された臨床試験の結果が出ており、実施することでボーダーライン膵がんの手術による根治切除割合が、50％以上となったことが示されています。ボーダーライン膵がんのみを対象にした臨床試験の成績が示されている数少ない治療法です。

標準化には、今後の研究結果に期待

膵臓がんにおける術前補助化学療法は、切除可能膵がんには日常診療では推奨されず、ボーダーライン膵がんに試みられている段階です。いまだ適切な治療方法は定まっておらず、実施すべき術前治療の期間なども明確ではないため、今後の臨床試験によって、これらの点が明らかになることが期待されています。

（丸木雄太・森実千種／肝胆膵内科）

膵臓がんの化学療法

局所進行、遠隔転移のある切除不能の膵臓がんには化学療法を行う

周囲の重要な血管を巻き込んでいる局所進行切除不能の膵臓がん、ほかの臓器や膵臓から離れたリンパ節に転移のみられる（遠隔転移）膵臓がんは、手術で治すことができないため、抗がん薬による化学療法が行われます。

抗がん薬は、従来、用いられてきた細胞障害性抗がん薬と呼ばれる種類と、あるがんに特定してみられる遺伝子変異や、最近わかってきた細胞増殖のしくみなどを標的として攻撃する分子標的薬と呼ばれる種類に分類されます。膵臓がんに対する化学療法で実際に用いられる抗がん薬を、下の表に示しました。これらの薬を単独で用いたり、いくつかの薬を組み合わせて投与したりして治療を進めます。

具体的には、①～⑤のような療法があり、患者さんの体力や体調、副作用の影響などを考慮したうえで、どの療法が適切であるかが検討されます。

それぞれに決まった投与法、期間が決められていますが、実際の投与スケジュールは121～122ページ図に示します。

①ゲムシタビン単独療法

②S-1単独療法

③FOLFIRINOX療法（フルオロウラシル、オキサリプラチン、イリノテカン、レボホリナートカルシウムの4剤を併用）

■膵臓がん治療に用いられる主な抗がん薬

一般名	商品名	投与法
ゲムシタビン	ジェムザール　など	点滴
S-1（テガフール・ギメラシル・オテラシルカリウム配合）	ティーエスワン=TS-1	内服
フルオロウラシル	5-FU、フルオロウラシル	点滴
オキサリプラチン	エルプラット、オキサリプラチン	点滴
イリノテカン	カンプト、トポテシン　など	点滴
レボホリナートカルシウム	ロイコボリン、ユーゼル	点滴
ナブパクリタキセル	アブラキサン	点滴
エルロチニブ（分子標的薬）	タルセバ	内服

膵臓がん化学療法の進め方

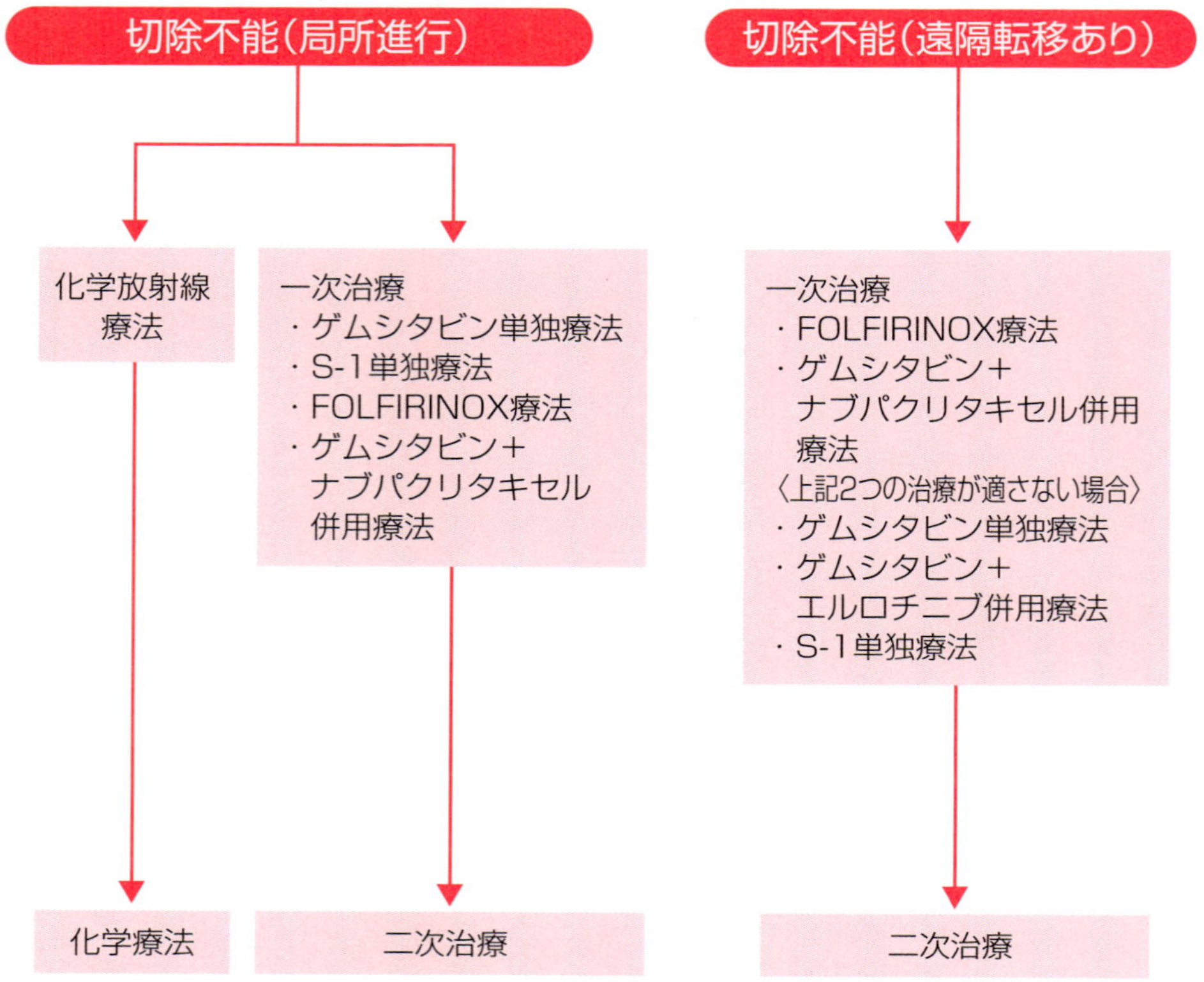

日本膵臓学会膵癌診療ガイドライン改訂委員会編「膵癌診療ガイドライン　2016年版」（金原出版2017年発行）より改変

④ゲムシタビン＋ナブパクリタキセル併用療法

⑤ゲムシタビン＋エルロチニブ併用療法

局所進行切除不能の場合は、最初に行う一次治療として、患者さんの体力や体調、副作用の影響などを考慮したうえで①～④のいずれかが選択されます。

遠隔転移がみられる場合の一次治療としては、①～⑤のいずれかが選択されます。

化学療法の主な副作用と注意点

化学療法は抗がん薬を用いた全身療法であり、全身に存在しているかもしれないがんを攻撃し、その増殖を抑えます。

細胞障害性抗がん薬は、細胞が分裂するしくみに働きかけることで効果が得られます。そのため、がん細胞だけではなく、活発に分裂をくり返す正常な細胞にまで作用することがあり、その影響が副作用として現れます。分裂の盛んな細胞として、血液細胞、皮膚や粘膜の細胞、毛根の細胞があり、これらにかかわる血小板や白血球の減少、口内炎、味覚の異常、脱毛といった副作用がよく

抗がん薬の投与スケジュール

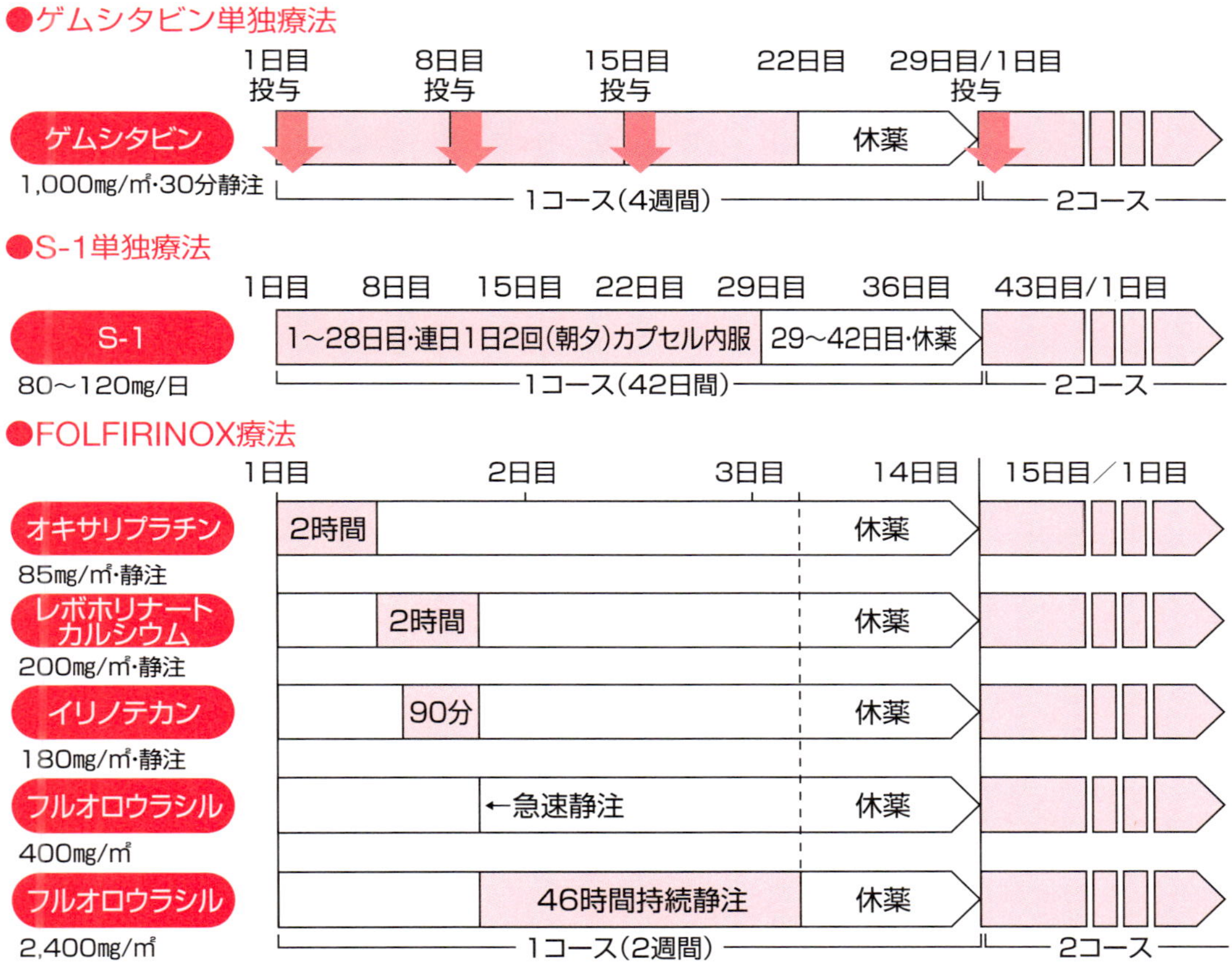

みられます。主な副作用と注意点は122ページの表を参照してください。

現在は副作用の出る時期や対応について研究が進み、できるだけ症状を軽減できるような工夫が行われるようになっています。つらい症状や体調の変化などがあったら、我慢せず、医師や看護師に伝えることが大切です。

投与スケジュールは療法ごとに決められていますが、患者さんの体力や副作用の出かたによっては、量の変更が行われたり、中止が必要になったりする場合もあります。

最近では、上図にあるオリジナルのFOLFIRINOX療法からフルオロウラシルの急速静注をはずし、イリノテカンを150㎎／㎡に減量して副作用を抑えた、mFOLFIRINOX療法が広く用いられるようになっています。

二次治療の考え方

一次治療による効果が十分に得られなくなったり、患者さんの体力が

抗がん薬の投与スケジュール

●ゲムシタビン＋ナブパクリタキセル併用療法

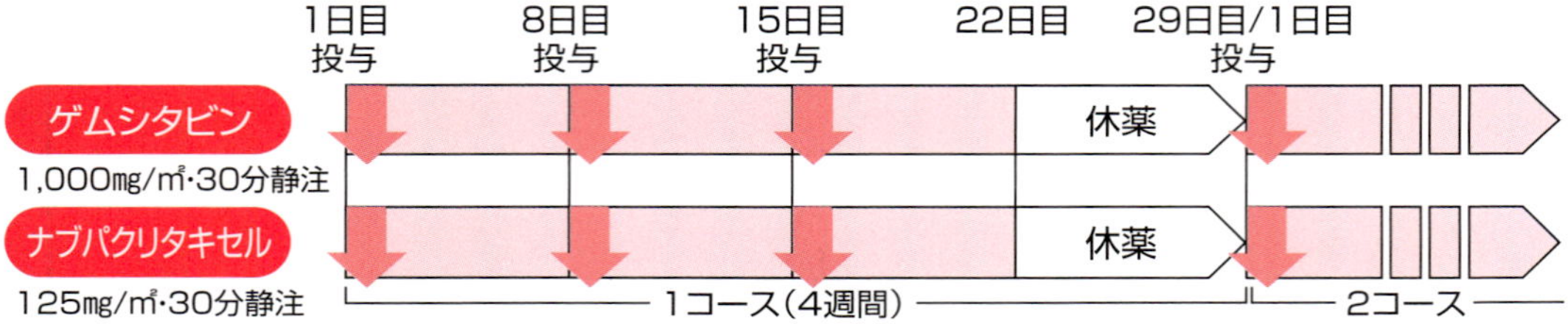

●ゲムシタビン＋エルロチニブ併用療法

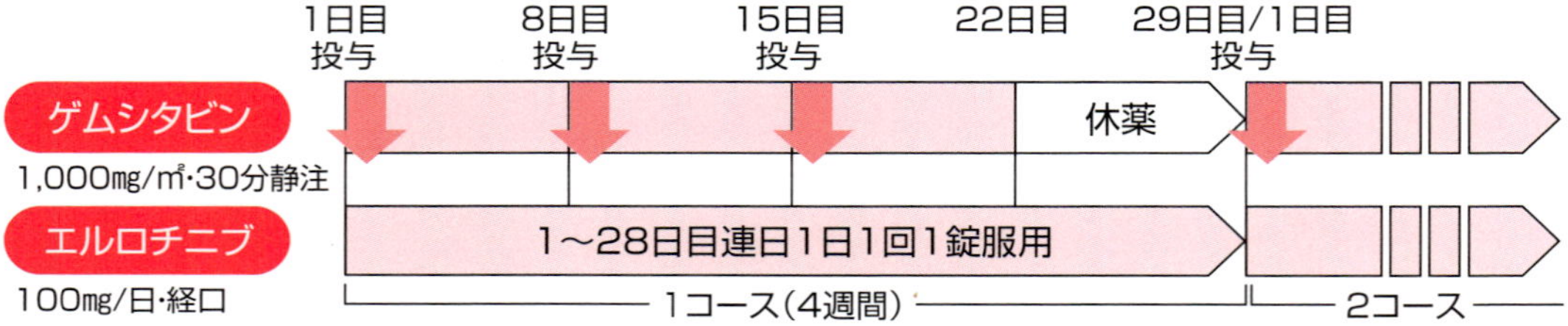

＊抗がん薬の投与量は体の体表面積（身長と体重から計算）による。身長170cm、体重60kgの人の体表面積は約1.7m²
＊静注=静脈内点滴

抗がん薬の主な副作用と注意点

副作用	注意点と対策
貧血・倦怠《けんたい》感・疲労感	少しの活動でもつらいときは休息をとる。過度な活動は避けたほうがよいが、無理をしない程度に家事や軽い運動は続ける
白血球減少	感染予防のため人ごみはできるだけ避け、手洗い・うがいを徹底する
血小板減少	けがや打撲をしないようにして、出血、内出血を避ける
吐き気・嘔吐《おうと》	予防のため、あらかじめ吐き気止めを服用する。治療当日は食事を控えめにする
食欲不振	無理して食べない。食べたいときに食べられるものを食べられる量だけ食べる
便秘	水分を十分に摂取する。頑固な場合は医師に相談する
下痢	脱水にならないように水分をこまめに摂取する。ひどい場合は医師に相談する
口内炎	治療前に口腔ケアを受けておく。うがいをし、口の中を清潔にして粘膜を保護する
末梢《まっしょう》神経障害	手足などにピリピリしびれた感じがある場合には早めに医師に相談する。傷に気づきにくくなるので、けがややけどに注意する
かすみ目・涙目	気になる場合は医師に相談する
発疹《ほっしん》	かゆみ、赤みがある場合は医師に相談する
手足症候群	皮膚への刺激を避け、こまめに保湿する。就寝時に靴下や手袋を着用し保護する
色素沈着	日光や乾燥を避ける。皮膚を清潔にし、保湿を心がける
脱毛	髪を短めにしておき、帽子やナイトキャップを着用すると抜け毛の処理がしやすい。必要に応じてかつらを使用する
間質性肺炎	深刻な状態になることもあるので、発熱や呼吸困難などがあったら直ちに病院に連絡する

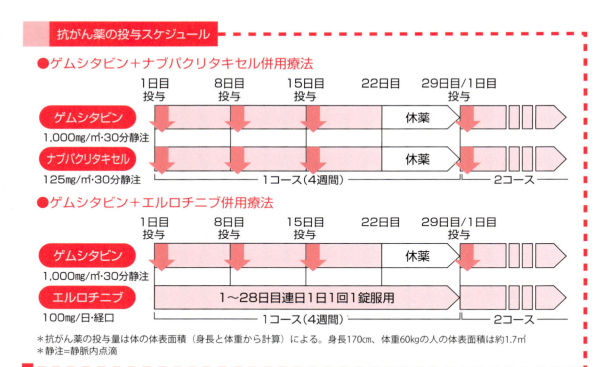

低下し副作用に耐えられなくなったりした場合には、二次治療に移行することになります。

一次治療として行われる治療は、大きくゲムシタビンを含む治療と、それ以外の治療に分けられます。二次治療では、一次治療とは作用のしくみが異なる抗がん薬を選択するのが適切であると考えられています。

そこで、一次治療で行われた治療によって、二次治療の選択肢は左下表のようになります。二次治療は、治療効果が認められなくなるか、副作用で治療を続けるのが難しくなるまで継続されます。

手術後はS-1かゲムシタビンを用いる

根治を目指して手術を行った場合であっても、膵臓がんは、通常のがんよりも再発率が高いことが知られています。そこで、手術後の再発予防を目的に化学療法を行うことが推奨されています。これを術後補助化学療法といいます。

２００７年にドイツから報告された臨床試験の結果によると、手術後にゲムシタビンを使用した患者さんのほうが、使用しない患者さんよりも明らかに再発率が抑えられたという結果が得られ、国際的には、術後補助化学療法としてゲムシタビン単独療法が広く行われています。

一方、２０１６年には日本における臨床研究の結果が報告されています。これは、手術後にゲムシタビンを使用した患者さんと、S-1を使用した患者さんとを比較したもので、S-1のほうが有効性が高いという結果が得られています。そこで、日本では、膵臓がんの手術後には、S-1による術後補助化学療法を行うことが推奨されています。副作用などによってS-1が使用できない患者さんはゲムシタビンの使用が勧められています。

■一次治療に応じた二次治療の選択肢

一次治療	二次治療の選択肢
ゲムシタビン単独療法	・S-1単独療法
S-1単独療法	・ゲムシタビン単独療法
FOLFIRINOX療法	以下のいずれか ・ゲムシタビン+ナブパクリタキセル併用療法（全身状態がよい場合） ・ゲムシタビン+エルロチニブ併用療法（全身状態がよい場合） ・ゲムシタビン単独療法
ゲムシタビン+ナブパクリタキセル併用療法	以下のいずれか ・FOLFIRINOX療法（全身状態が極めてよい場合） ・S-1単独療法
ゲムシタビン+エルロチニブ併用療法	・S-1単独療法

日本膵臓学会膵癌診療ガイドライン改訂委員会編「膵がん診療ガイドライン2016の解説」（金原出版2017年発行）より改変

膵臓がんの放射線療法

手術ができない場合は放射線療法＋化学療法

遠隔転移はみられないが、がんが膵臓の周囲の主要な血管を巻き込んでいるため、手術ができない局所進行膵臓がん（切除不能例）に対しては、がんの進行を抑える目的で放射線療法が行われます。

患者さんの全身状態が良好な場合には、放射線療法の効果を高め、さらに遠隔転移を予防する効果を期待し、放射線を照射する期間、化学療法を追加します（化学放射線療法）。

通常は、体の外から放射線を当てる外部照射という方法が行われます。膵臓の周囲にある大切な臓器への照射を避け、できるだけ病変に集中して放射線を照射できるように、ＣＴを用いた3次元治療計画によって、照射範囲や照射量を綿密に策定することが勧められています。

近年は、ＣＴ画像の観察により呼吸の際の膵臓にある病変の動きをとらえ、病変を正確に狙って照射することができるようになっています。

化学放射線療法に用いられる抗がん薬としては、ゲムシタビン、フルオロウラシル、または、Ｓ－１が推奨されています。

放射線療法による合併症

放射線療法による一般的な合併症として、吐き気、嘔吐《おうと》、皮膚の色素沈着、食欲不振、下痢などがみられることがあります。

化学療法を併用した場合には、血液中の白血球や血小板の数の減少、まれに、胃や腸の粘膜が荒れ、出血がみられることがあります。

外部照射以外の放射線による治療

がんの進行抑制を目的とする以外に、手術の際に、がんの取り残しを防ぐために病変部に直接、範囲を確認しながら大量の放射線を照射する術中放射線療法があります。

そのほか、がんそのものの治療とは別にがんに伴うさまざまな症状をやわらげるために放射線療法が行われます。たとえば、骨転移による痛みを抑えたり、骨折を予防したりすることで患者さんのＱＯＬを保つことができます。

内視鏡による十二指腸ステント留置

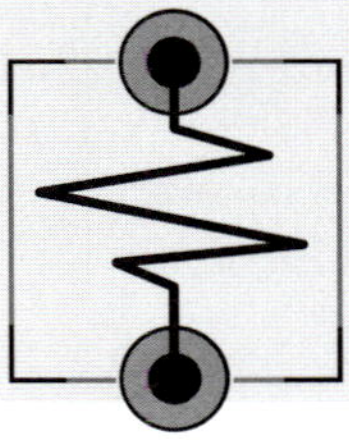

膵臓がんによる食物通過障害の治療法

膵臓がんでは浸潤の進行に伴い、近接した十二指腸に狭窄《きょうさく》・閉塞《へいそく》がみられるようになり、食物の通過障害を起こしやすいことが問題になります（次ページ図）。十二指腸が閉塞して、食物がうまく通らず、食事が食べられなかったり、嘔吐などにより患者さんのＱＯＬが低下します。化学療法が進行中の場合は、治療を中断せざるをえなくなります。

閉塞しやすい部位は、膵頭部がんでは十二指腸球部～下行脚《きゃく》～水平脚、膵体部がん・尾部がんでは水平脚から先の十二指腸となります。

このように十二指腸閉塞を起こした場合の治療法には、内視鏡的十二指腸ステント留置もしくは外科的胃空腸吻合《ふんごう》術（バイパス療法／112ページ参照）の二つがあります。最近では、臨床的成功率が高いことに加え、外科的胃空腸吻合術よりも低侵襲《しんしゅう》で、早期に食事の経口摂取が開始できることから、内視鏡的十二指腸ステント留置を行う施設が増えています。

●内視鏡的十二指腸ステント留置の目的

内視鏡的十二指腸ステント留置の主たる目的は、内視鏡を用いて金属製のステントを狭窄部位に留置し、食事を食べられるようにすることです。しかし、十二指腸狭窄に加えて腹膜播種《はしゅ》がある膵臓がんの患者さんでは、思うような効果が得られないこともあります。ただし、嘔吐の回数が減ることで患者さんの苦痛が緩和されることがあるため、嘔吐軽減も十二指腸ステント留置の大事な役割といえます。

２０１０年４月に保険適用が認められ、現在では成功率はほぼ１００％という安定した手技が確立しています。

膵臓がん以外にも、胆道がん、胃がん、十二指腸がんといった疾患による十二指腸の閉塞に対して、この処置が多く行われています。

●用いられるステントの種類

処置に用いられる胃十二指腸ステントには、非被覆《ひふく》型のアン・カバード・ステントと被覆型

膵臓がんによる十二指腸狭窄《きょうさく》

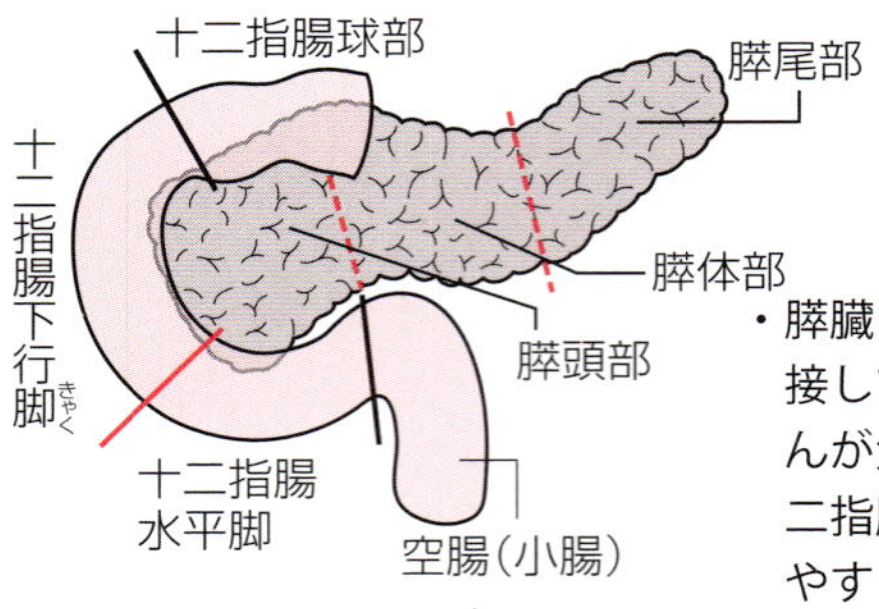

・膵臓と十二指腸は近接しており、膵臓がんが大きくなると十二指腸狭窄を起こしやすくなる

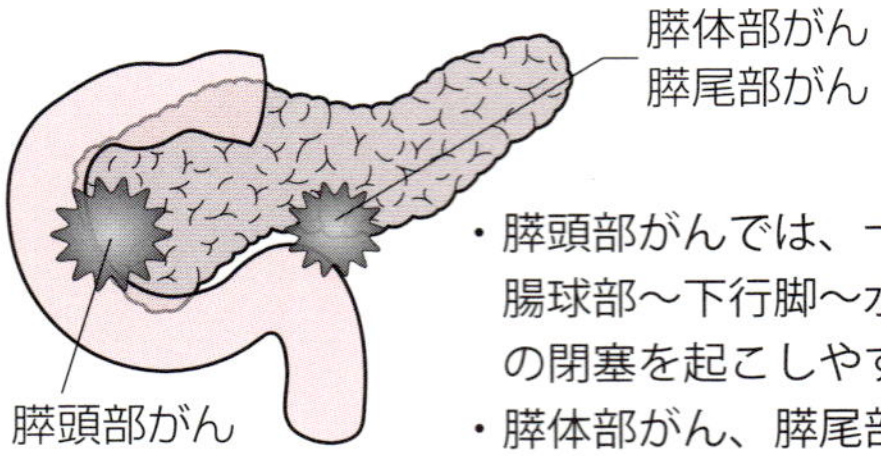

・膵頭部がんでは、十二指腸球部〜下行脚〜水平脚の閉塞を起こしやすい
・膵体部がん、膵尾部がんでは、水平脚より遠位の空腸閉塞を起こしやすい

胃十二指腸ステントの種類

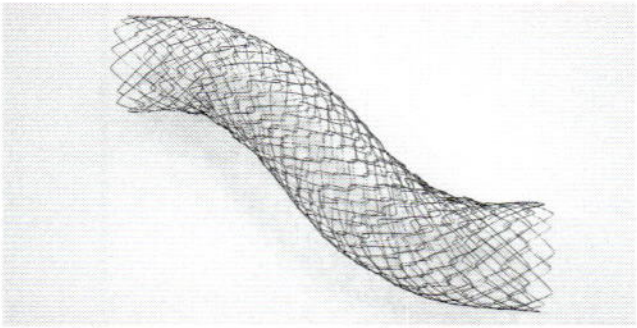

金属ステント（アン・カバード）
ステント径は22㎜あり、食物通過に必要な内腔《ないくう》を確保

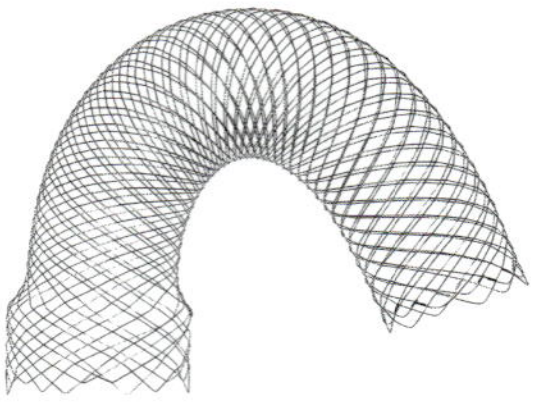

金属ステント（アン・カバード）
22㎜の径で内腔を広げ、食物通過を可能にする

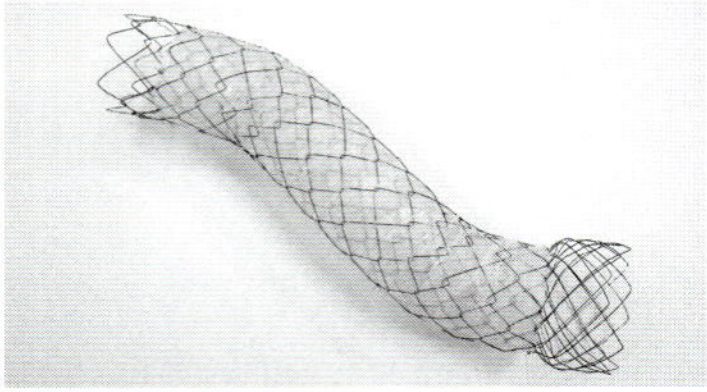

金属ステント（カバード）
内側と外側の2本のステントにカバー素材をはさんで被覆《ひふく》されているため、ステント内腔へのがんの侵入を防ぐことが期待される

写真提供：（左）（右）センチュリーメディカル株式会社、（中）ボストン・サイエンティフィック ジャパン株式会社

のカバード・ステントがあります（上写真）。アン・カバードタイプでは、がんがステントメッシュの隙間《すきま》からステント内に入り込むことで起こるステント閉塞という欠点があります。一方、カバードタイプは、内側と外側の2本のステントにカバー素材をはさむことにより被覆されていて、ステント内腔《ないくう》へのがんの侵入を防ぐことが期待されます。しかし、カバード・ステントは、ステント留置後に狭窄部より肛門《こうもん》側へ移動してしまうこと（逸脱《いつだつ》）が、アン・カバード・ステントより多いことがわかっており、どちらのステントを第一選択とすべきかは結論が出ていません。

当院では、これらの二つのタイプのステントの特徴を理解したうえで、患者さんの状況に応じて検討し、使い分けています。

●内視鏡的十二指腸ステント留置の実際と術後の経過、合併症

十二指腸狭窄を起こしている膵頭部がんを例に、ステント留置の実際の進め方を、次ページの画像に示しています。

最初に鎮痛薬と鎮静薬を静脈に投与し、患者さんは完全に眠った状態で検査を開始します。そのため、苦痛を伴わずにステント留置を受けることができます。

内視鏡的十二指腸ステント留置の実際

上段は造影によるX線画像、下段は内視鏡の画像。最初に造影により、狭窄部位はどこまであるのかを正確に診断することが十二指腸ステント留置成功の秘訣となる。

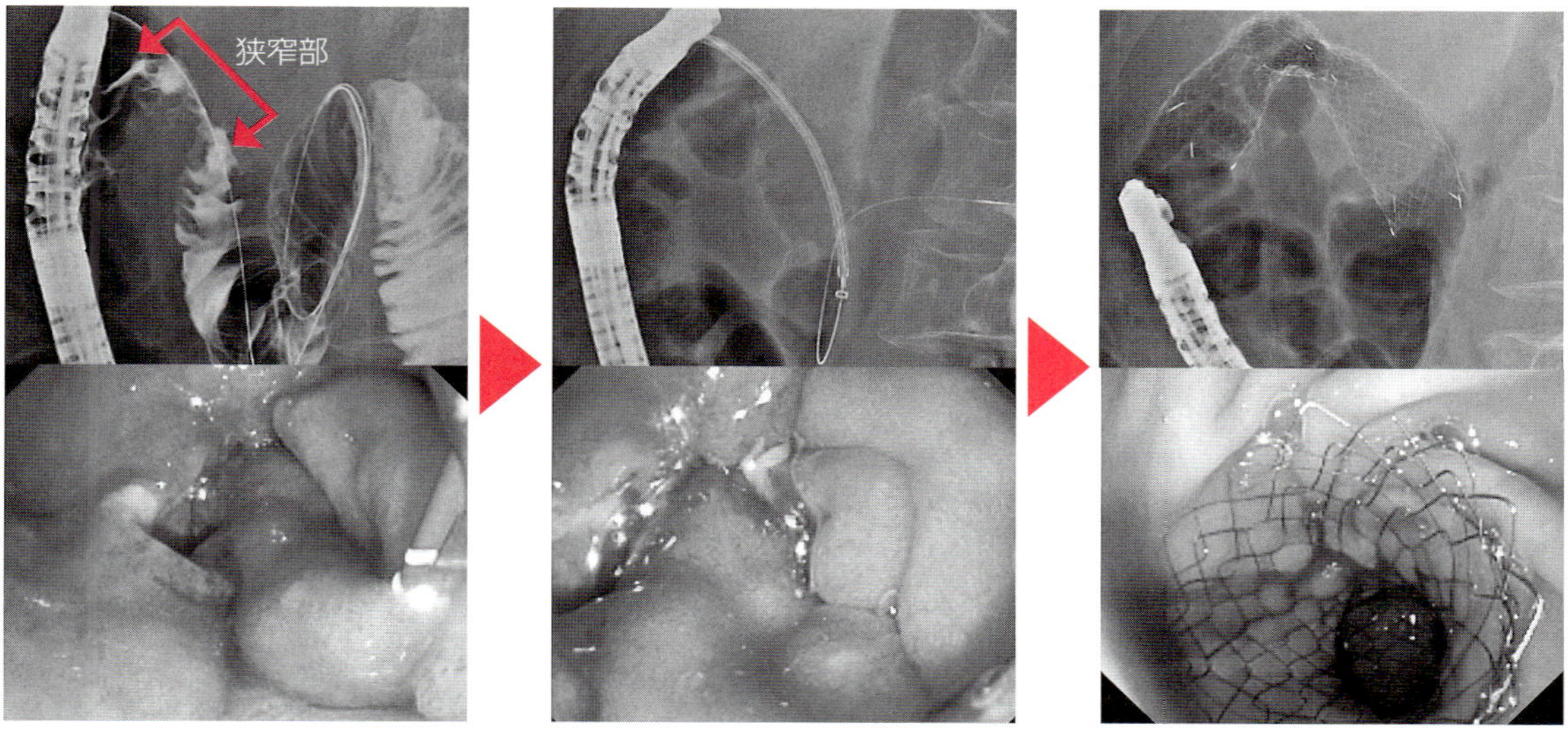

①内視鏡（カメラ）を口から十二指腸狭窄部まで進め、十二指腸の狭窄部を造影にて確認する

②狭窄部を十分にカバーするように十二指腸ステントのデバイス（器具）を挿入する

③十二指腸ステント（アン・カバード22㎜径12㎝長）を展開・留置。十二指腸から造影剤を流し、造影剤の流れが良好であることを確認する

十二指腸ステント留置を行った翌日、腹部X線にてステントの位置やステントの拡張具合を確認し、問題がなければ水分・流動食摂取を開始します。食事摂取の経過をみながら、良好な場合は1日ごとに三分粥《がゆ》から五分粥へと食事形態を変更していきます。

合併症は、ステント留置後の疼痛《とうつう》、十二指腸ステント留置後のステント閉塞、ステントの逸脱、腸管穿孔《せんこう》（孔があくこと）、出血などがみられます。合併症は21～23％に起こるといわれていますが、深刻な問題となる合併症は多くはありません。

留置後のステント閉塞はがんがステントメッシュの隙間からステント内に入り込むことや、がんが大きくなりステントの端を越えてしまって起こることがほとんどです。ステント閉塞が起こった場合は、追加の十二指腸ステント留置で対応できます。

内視鏡的十二指腸ステント留置と外科的胃空腸吻合術の選択基準

内視鏡的十二指腸ステント留置が２０１０年4月に保険適用となるまでは、悪性腫瘍による十二指腸狭窄・閉塞に対しては、外科的胃空腸吻合術によるバイパスが治療の唯一の選択肢でした。そのため、手術の全身麻酔や手術侵襲に耐えることのできない状態の患者さんは、絶食下で点滴管理せざるをえませんでした。

現在は、内視鏡的十二指腸ステント留置という選択肢が登場したので、外科的胃空腸吻合術を行うことのできない患者さんであっても、ステント留置により食事摂取が可能となります。

このような歴史的背景から、全身状態が良好な患者さんには「外科的胃空腸吻合術」、全身状態があまりよくない患者さんには「内視鏡的十二指腸ステント留置」という基準で治療の選択を行う施設が多い時期もありました。しかし、現在は多くの施設で、内視鏡的十二指腸ステント留置を行うようになっています。

どちらの治療法がより適切であるのかについては、「膵癌診療ガイドライン２０１６年版」においても議論がなされています。ただし、現時点では、どちらの治療法が優れているかは明らかではなく、個々の症例や施設の状況に応じて治療法を選択することが推奨されています。

実際に膵臓がんの臨床の現場である当院肝胆膵内科としては、低侵襲であることに加え、治療後に早期に経口摂取が開始でき、入院期間が短く、より早期に化学療法を開始（再開）できる点においてより優れているといったことから、内視鏡的十二指腸ステント留置を第一選択としています。

ステント留置が引き起こす問題点とEUS-BD（超音波内視鏡下胆道ドレナージ）

内視鏡的十二指腸ステント留置の登場は、膵臓がん患者さんに起こる十二指腸狭窄・閉塞の管理に大きな変化をもたらしました。また、カバード・タイプのステントも使用可能となり、ステントの開存期間の延長が期待されます。

しかし、一方で、十二指腸ステントを胆管と膵管の出口である十二指腸乳頭部にかかる位置に留置せざるをえない場合があります。この際、「十二指腸ステントと胆管ステントが干渉する」という問題が発生します。膵頭部がんによる十二指腸狭窄・閉塞を起こした場合、すでに閉塞性黄疸を発症して胆管ステントが留置されているか（黄疸による胆道ドレナージ、胆管ステント留置については胆道がん60ページ参照）、同時に閉塞性黄疸を発症している場合がほとんどです。十二指腸ステントと胆管ステントが干渉した状態に陥ると、胆汁の流れや食事の通過がお互いに悪くなり、胆管炎や食事の通過障害が起こりやすくなります。

このような干渉し合う状態を回避するために、当院ではＥＵＳ‐ＢＤ（超音波内視鏡下胆道ドレナージ）を行っています。

十二指腸ステント留置と超音波内視鏡下胆道ドレナージ・EUS-BDの同日実施の実際

EUS-BDを用いることで、胆管ステントと十二指腸ステントを互いに干渉せず留置することができた症例。膵頭部がんによって十二指腸狭窄と閉塞性黄疸を起こしており、すでにPTBD（経皮的胆道ドレナージ）が行われ、おなかからチューブが外に出ている状態だった。この処置により食事ができるようになり、おなかから出ていたPTBDチューブを後日抜去することができた。

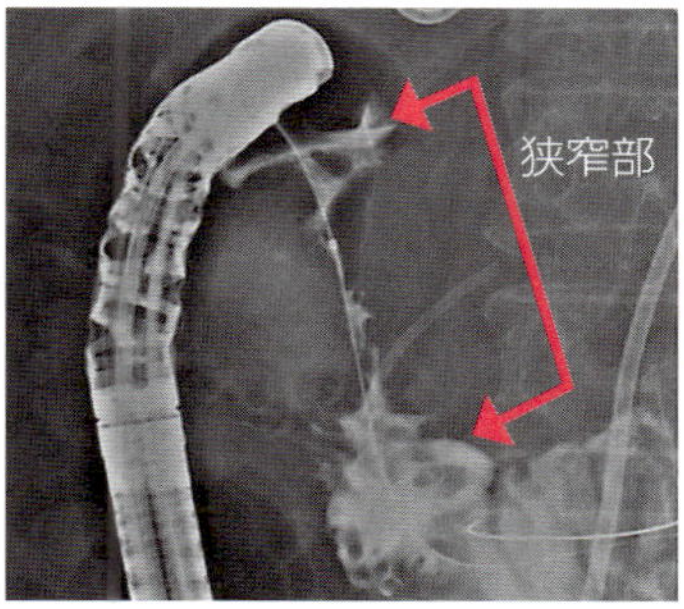

①十二指腸の狭窄部を造影にて確認

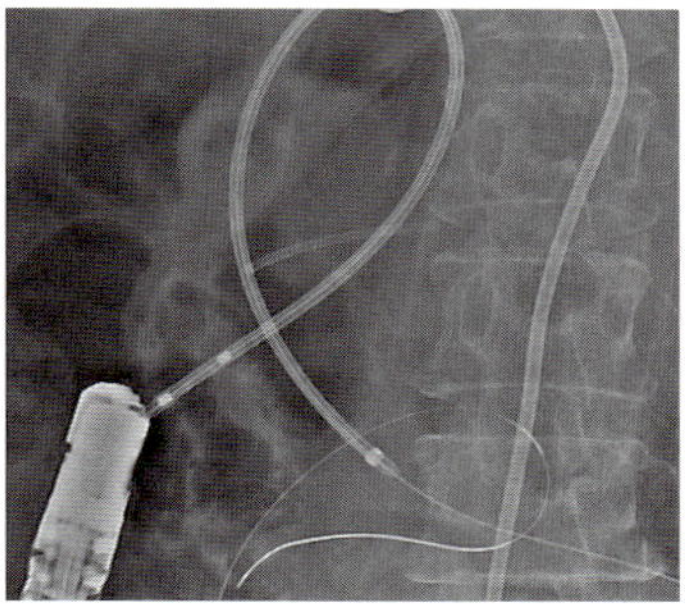

②狭窄部を十分カバーするように、十二指腸ステントのデバイスを挿入する

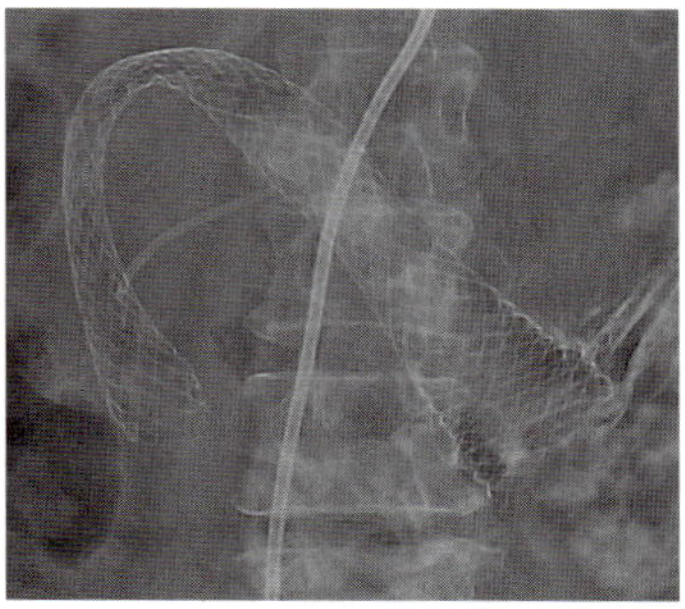

③十二指腸ステントを展開・留置した

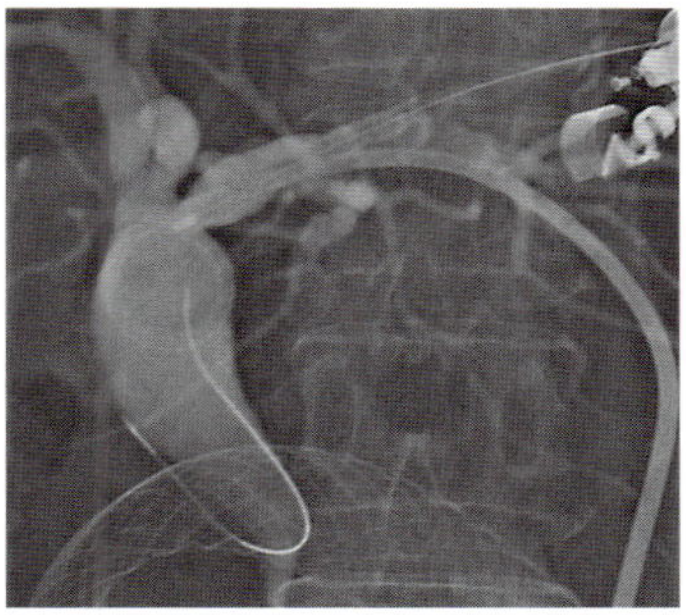

④超音波内視鏡を用いて胃内より左肝内胆管を穿刺して、ガイドワイヤー（細い針金）を留置

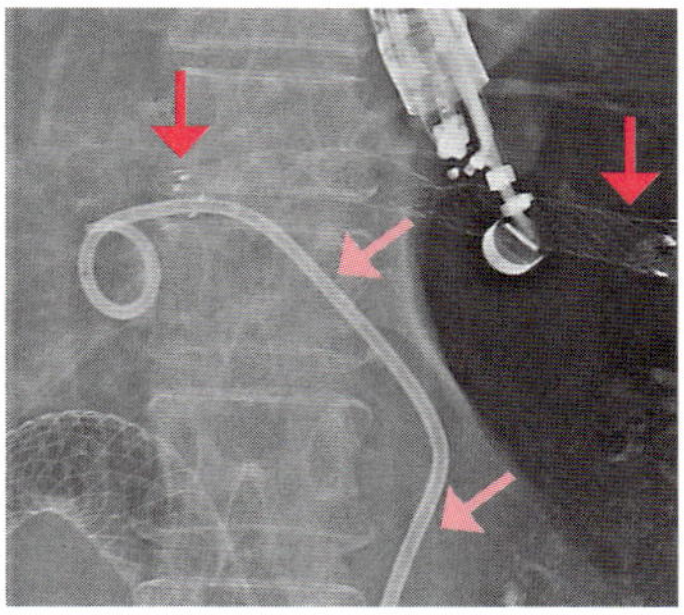

⑤留置したガイドワイヤーに沿わせて金属ステント（赤矢印）を留置。ピンク矢印はPTBDチューブ

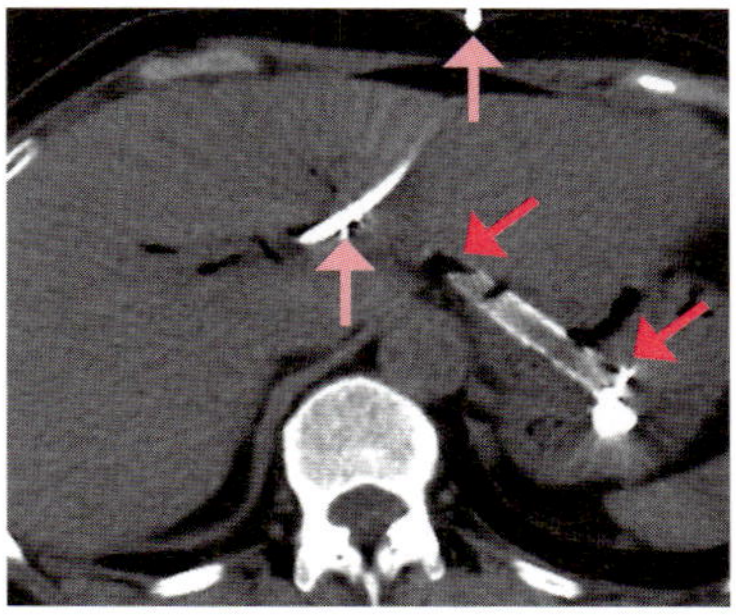

CTでも左肝内胆管と胃内をつなぐように金属ステント（赤矢印）が位置している。PTBDチューブ（ピンク矢印）はおなかから出ている

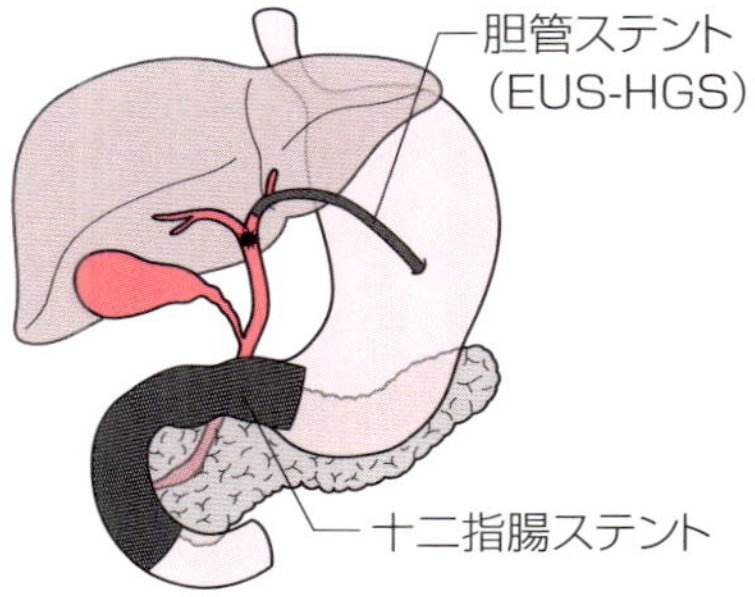

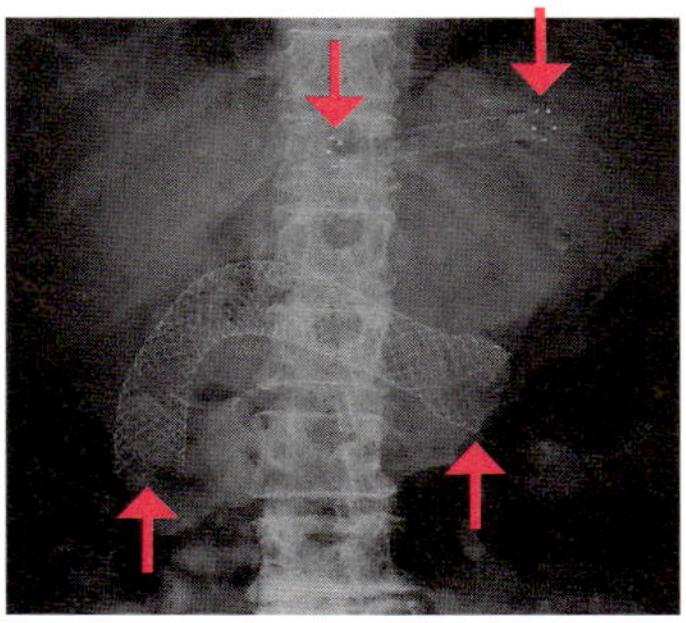

2本の金属ステント（赤矢印）は干渉し合うことはない。後日、おなかから出ていたPTBDチューブは抜き取ることができた

＊経皮的胆道ドレナージについては
第1部胆道がんの66ページを参照してください。

ＥＵＳ‐ＢＤとは、超音波内視鏡を用いて胃や十二指腸などの消化管を経由して胆管を穿刺《せんし》し、胆管ステントを留置する胆道ドレナージ（減黄処置）です。

どこから胆管を穿刺するかによって処置の名前が違い、十二指腸球部から穿刺する場合はＥＵＳ‐ＣＤＳ（choledochoduodenostomy／超音波内視鏡下胆管十二指腸ろう孔形成術）、胃から穿刺する場合はＥＵＳ‐ＨＧＳ（hepatico-gastrostomy／超音波内視鏡下肝胃ろう孔形成術）と呼びます。２０１２年より日本でも保険適用となり、近年急速に発達している低侵襲治療の一つです。

これらの処置は胆管と膵管の出口（十二指腸乳頭部）を経由しないドレナージであるため、合併症として膵炎が起こらないこと、がんにステントが貫通しないのでステントの閉塞が起こりにくいことなどの利点があります。また十二指腸ステントを留置する患者さんに閉塞性黄疸が起こった場合、ＥＵＳ‐ＢＤを用いることで、胆管ステントと十二指腸ステントを、互いに干渉せず留置することができます。

ステント留置とＥＵＳ‐ＢＤの実際の進め方は、前ページの画像のようになります。

化学療法継続の基礎としても重要な処置

切除不能膵臓がんの患者さんの治療は、化学療法が中心となります。化学療法中に起こる問題として、化学療法の副作用に加え、閉塞性黄疸や十二指腸狭窄・閉塞が挙げられます。これらをうまく管理できることが化学療法継続の基礎になると当科では考えています。

今後新たな治療法が開発され、切除不能膵臓がんの治療成績がさらによくなってきた場合、および新たな十二指腸狭窄・閉塞に対する治療法が開発された場合には、いずれの治療法がより適切なのか、常に再検討し、患者さんにとってより負担が少なく効果が得られる治療を確立していかなければなりません。

（永塩美邦・肱岡　範／肝胆膵内科）

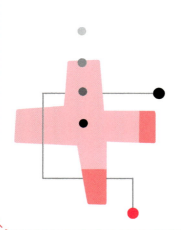

第3部

胆道がん・膵臓がんに対する最新・近未来の治療

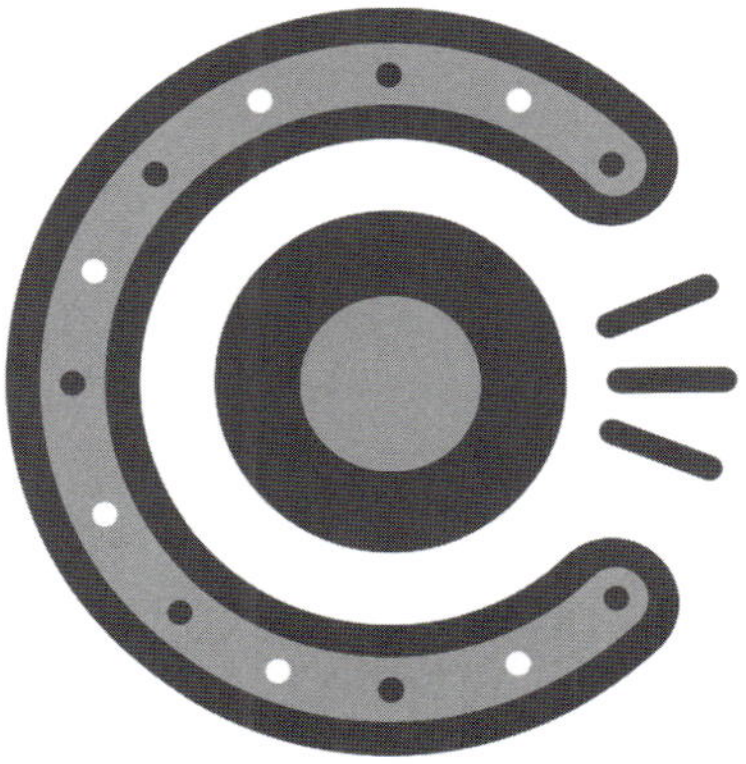

新たな治療の方向性と臨床試験

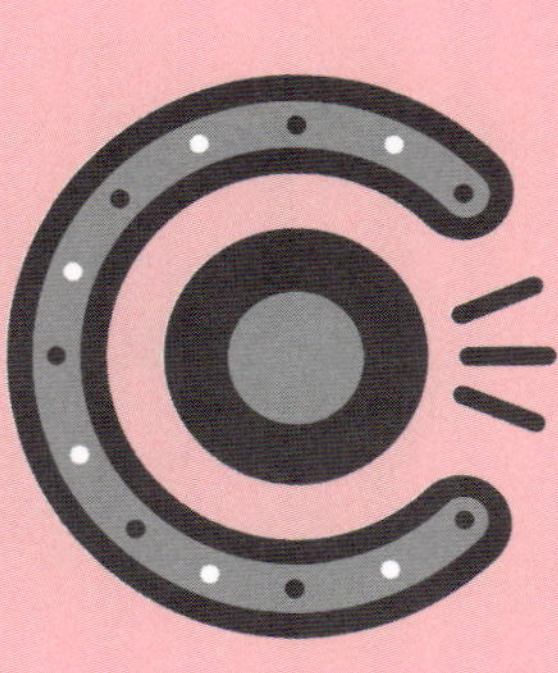

●診断法、治療法に新たな潮流が

胆道がん、膵臓がんは、一般に難治とされています。ともに、体の深いところに位置しており、簡単には観察することができない臓器です。さらに、周囲に重要な血管や神経が隣接しており、唯一根治が望める手術においては、切除範囲の判断や手技そのものに高い習熟度が求められます。また、浸潤《しんじゅん》しやすく再発しやすいといったがんの性質などが重なり、治療を難しいものにしています。

しかし、医学の進歩は日進月歩です。胆道がん、膵臓がんについても例外ではありません。大規模な臨床試験で有効性が明らかとなった診断法や治療法が近年複数登場しており、この潮流は今後もさらに続いていくと期待されています。

まず、CTやMRI、超音波、内視鏡などの検査の進歩は目覚ましく、これまで難しいとされた生検（組織を採取して調べること）も容易になってきており、がんの遺伝子診断に基づいた適切な治療法を選択する際にはなくてはならない技術として確立されつつあります。なかでも内視鏡の技術は、診断のみならず、治療への応用の可能性が広がっています。

すべてのステージの患者さんの予後にかかわ

る抗がん薬においては、分子標的薬によって高い効果が期待される遺伝子の変異が複数発見されています。該当する遺伝子変異をもつ患者さんを対象に、有効性を検証する大規模な臨床試験が世界中で進められ、有望な新薬の登場が待たれています。

また、これまで胆道がん、膵臓がんでは、出番の少なかった放射線の分野でも、呼吸による移動を追尾し、がんをピンポイントに狙って効率のよい照射を可能にする画期的な装置が開発され、患者さんに用いられるようになっています。

●「前向き」臨床試験の意義と重要性

ここまで述べたことからもわかるように、数多くの臨床試験が計画、実施され、その科学的な裏づけなくして、近未来を見据え、さらなる有効性を示す診断法や治療法を確立し、標準治療として普及することはできません。その必要性は徐々に一般の人にも知られてきていますが、自分や家族ががんにかかってはじめて、その意義への理解が深まり、身近な問題として考えられるようになるのかもしれません。

臨床試験とは、患者さんを対象に試験的に新しい診断法や治療法を行い、その効果や安全性を検証するものです。特に新しい薬や医療機器について国の承認を受けるために必要なデータを収集、分析する試験を治験といいます。多くは企業が主体となって行われますが、企業が消極的であっても臨床的に価値があると考えられる研究（希少がんなど）については、医師主導で行われることもあります。

臨床試験と治験

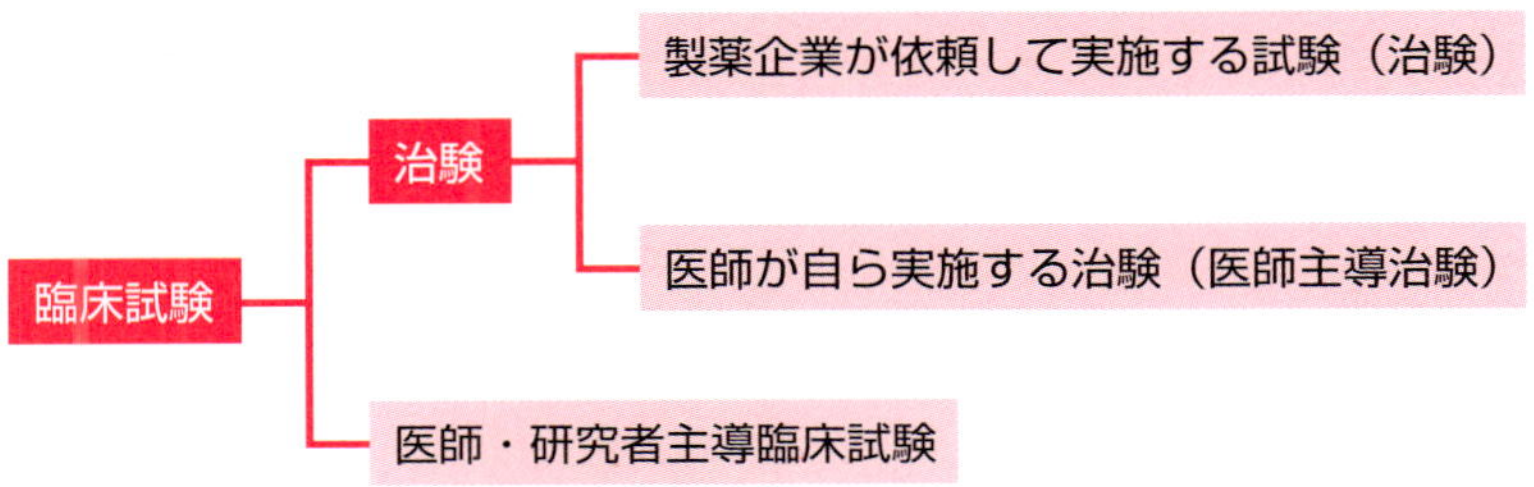

病気の予防、診断、治療方法などに関してヒトを対象とする研究のすべてを「臨床研究」といい、そのうち、患者さんに試験的に新しい診断法や治療法を試み、その有効性、安全性を確認するのが「臨床試験」。臨床試験のなかで、新しい薬や医療機器の承認を得るための試験を「治験」という。「医師・研究者主導臨床試験」は薬物以外に、手術、放射線、またこれらの組み合わせなども対象とする。

「国立がん研究センターがん情報サービス」資料より

臨床試験の開始にあたっては、明確な目的を設定し、綿密な計画が立てられます。このように、あらかじめ設定した計画に基づいて治療を進め、そのデータを集め解析する研究を「前向き」研究といいます。一方、すでに個々に治療を受けた患者さんのデータをまとめ、解析する研究を「後ろ向き」研究といいます。「前向き」研究では、参加する患者さんについて厳格な基準が設けられ、参加者の募集や選定、実施される治療など、すべての過程において統一された手順が決められています。手順に則ることで安全性や有効性に対し、より科学的で質の高い結果を得ることができます。

●国内外において、多施設共同研究が増加

臨床試験は、それぞれの目的のもとに、第Ⅰ相、第Ⅱ相、第Ⅲ相と段階的に進められます。第Ⅰ相試験では、有効かつ安全な投与量、血液中の薬物の濃度の変化や代謝される時間などを調べます。

第Ⅱ相試験では、第Ⅰ相試験で決定した用法用量での効果と副作用を検討します。

第Ⅲ相試験では、新たな薬による治療法が、従来の治療法に比べ本当に優れているかどうかを最終的に評価します。より客観的に効果を比較するため、ランダム化、盲検化といった方法がとられることが多くなっています。ランダム化とは、試験に参加する人（被験者）を新たな薬による治療を受けるグループと、従来の治療を受けるグループに分ける際、無作為に振り分けることです。また、盲検化とは、どちらの治療を受けているかについて、本人も担当する医師もわからないようにすることです。

段階を経るごとに対象の患者さんの数は多くなり、第Ⅲ相試験では、数百名、ときには千名を超える患者さんに参加してもらうことが望ましいとされます。必要な患者さんの数を確保するため、近年は、国内の多くの施設が共同して行う多施設共同試験や、国を越え複数の国が参加する国際共同治験として実施されることが多くなっています。

特に、膵臓がん、胆道がんは、胃がんや大腸がんといったほかの消化器がんよりも患者数が少ないため、一つの施設や国にとらわれない研究体制が重要です。また、胆道がんは、欧米では患者数が少なく、日本が研究主体となって患者数の多い地域との協力のもと研究を推進できる体制づくりも課題の一つとなっています。

●参加にあたっては、十分に検討し納得を

臨床試験の参加を検討するにあたっては、いくつかの注意点があります。患者さんの条件は

新しい治療法開発の流れ

新しい治療法

臨床試験	（目的･人数）	
第Ⅰ相試験	安全性を評価 数十人	がん種を特定せず、少数の患者さんに参加してもらう。段階的に投与量を増やしていき、薬の安全性の確認、有効で安全な投与量や投与方法等を調べる。
第Ⅱ相試験	有効性を評価 ～100人	がん種や病態を特定し、前段階よりも多い数の患者さんに参加してもらう。前段階で有効で安全と判断した投与量や投与方法を用い、薬の有効性と安全性を確認する。
第Ⅲ相試験	標準治療と比較 数百人	より多くの患者さんに参加してもらう。新しい薬や治療法が従来の薬や治療法（標準治療）と比べ、有効性や安全性の面で優れているかどうかを比較試験で確認する。

「国立がん研究センターがん情報サービス」資料より

近未来治療の確立（未来の標準治療）

非常に厳密に定められているので、誰もが参加できるものではありません。第Ⅲ相試験では、従来の治療法との比較が目的となるため、必ずしも新しい治療が受けられないこともあります。頻回に検査を行いながら体調変化には注意し慎重に治療は進められるものの、新しい治療法である以上、より高い効果が期待されると同時に、未知の副作用などが生じる可能性は否定できないことも理解しておく必要があります。得られるメリットや遭遇するかもしれないリスクを十分吟味したうえで、患者さん自身の意思で参加を決定することが勧められます。

　臨床試験は患者さんの理解と協力なしには実施することができず、また、臨床試験なしでは、新たな診断法、治療法の確立は望めません。近未来の医療を担うのは医師だけではなく、患者さんであり、その家族であるといえます。

　難治がんといわれ、また、ほかの部位に比べ患者数が少ない膵臓がん、胆道がんにおいては、より早期の診断や効果的な治療を求め実践する診療部門と、がんの発生や制御のメカニズムを遺伝子レベルで解明することを目指す研究部門、それらが職種を越え、緊密な連携をとりつつ、患者さんとその家族を中心に据えて、取り組むことが今後ますます重要になってくると考えられます。

（奥坂拓志／肝胆膵内科）

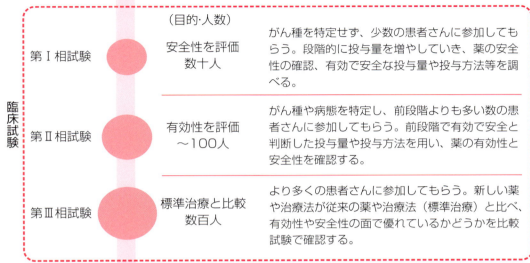

超高精細CTによる検査と診断

画像再構成法、大量のデータの高度な処理技術などにより解像度が飛躍的に上がった超高精細ＣＴは、胆道がん・膵臓がんでも、より小さな段階での発見が期待されています。

超高精細ＣＴは、従来のＣＴの画素数５１２×５１２に比べ、１０２４×１０２４および２０４８×２０４８の画素数を使用でき、高度な解像度を誇るＣＴです。２００１年に、国立がん研究センターと国内企業の共同で開発・研究が開始されました。

初期のうちは、手術で得られた標本など、小さな対象しか撮影できませんでしたが、改良を重ねることにより、大きな対象も撮影できるようになり、２０１７年に、世界で初めて全身の超高精細画像を撮影できる装置が発売されました。

ＣＴは、体のまわりを回転しながらX線を照射し、反対側にある検出器で体を透過したX線のデータを測定し、そのデータをコンピュータが処理することで体の断面の画像を撮影しています。超高精細ＣＴは、見た目は今までのＣＴ装置と変わりないものの、細かい画像を得るために、ＣＴを構成するすべての技術について改良がなされています。最も革新的なのは、X線発生装置と検出器の双方を今までにないほど小型化したことです。さらにブレを防ぐために寝台の振動を最少限に制御する技術や、ＡＩ（人工知能）を用いた画像再構成法、大量のデータをすばやく処理する技術も新たに導入されています。

ＣＴ装置の歴史において、撮影速度は時代とともに速くなり、最近では1回の息止めで全身の画像を撮影することができますが、解像度、すなわち画像の細かさについては、１９８０年代から変化がありませんでした。30年以上を経て超高精細分解能が可能となったことにより、胆道・膵臓腫瘍《しゅよう》の診断においても大きな期待が寄せられています。なぜなら、胆道・膵臓腫瘍では、腫瘍が小さい場合には見えづらく、大きくなっても周囲の正常組織との境目がわかりにくいなど、画像診断が困難な場合が多々あるからです。解像度の向上により、画像のコントラストも改良され、実験上は最小０・５㎜以下でも視認可能とされています。

実際の検査では、患者さんの体格や血管の拍動、腸の動き、周囲の組織との濃度差などによる制限を受けるため、胆道・膵臓腫瘍でどのく

超高精細CTの画像

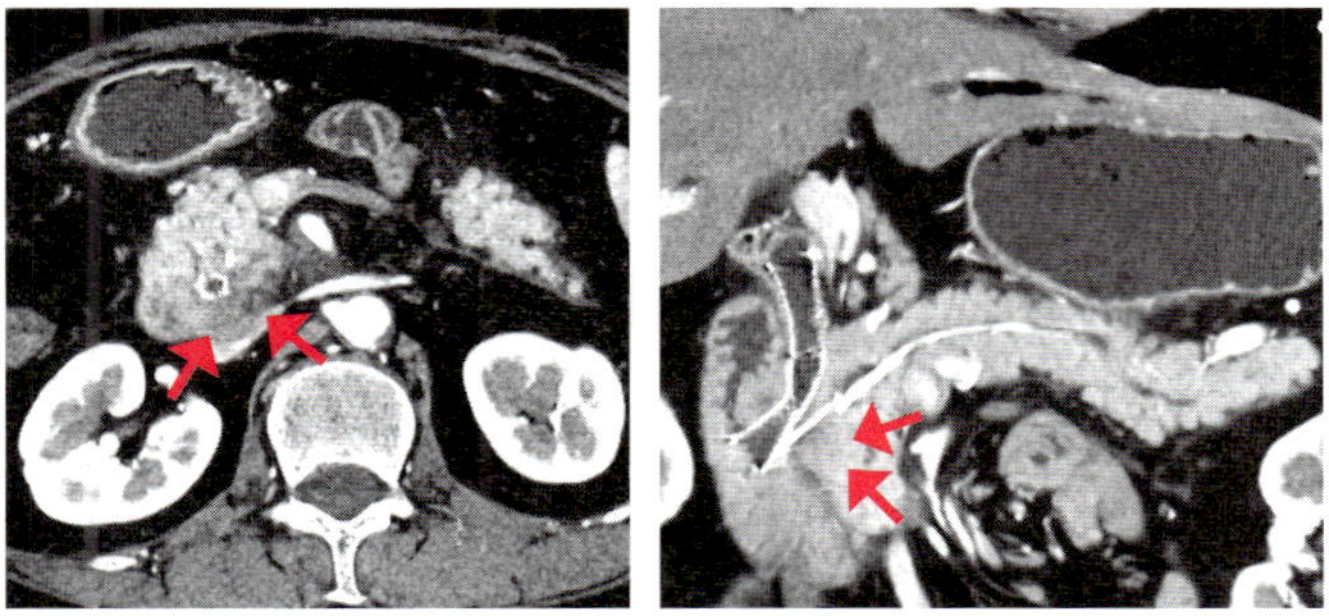

●50歳代女性　膵臓がん（左：横断面　右：縦断面）

通常のCTでは見えづらい膵臓がんが、描出されている（赤矢印）。胆管に金属ステント、膵管にプラスチックステントが留置されているが、周囲の組織や腫瘍を評価することができる

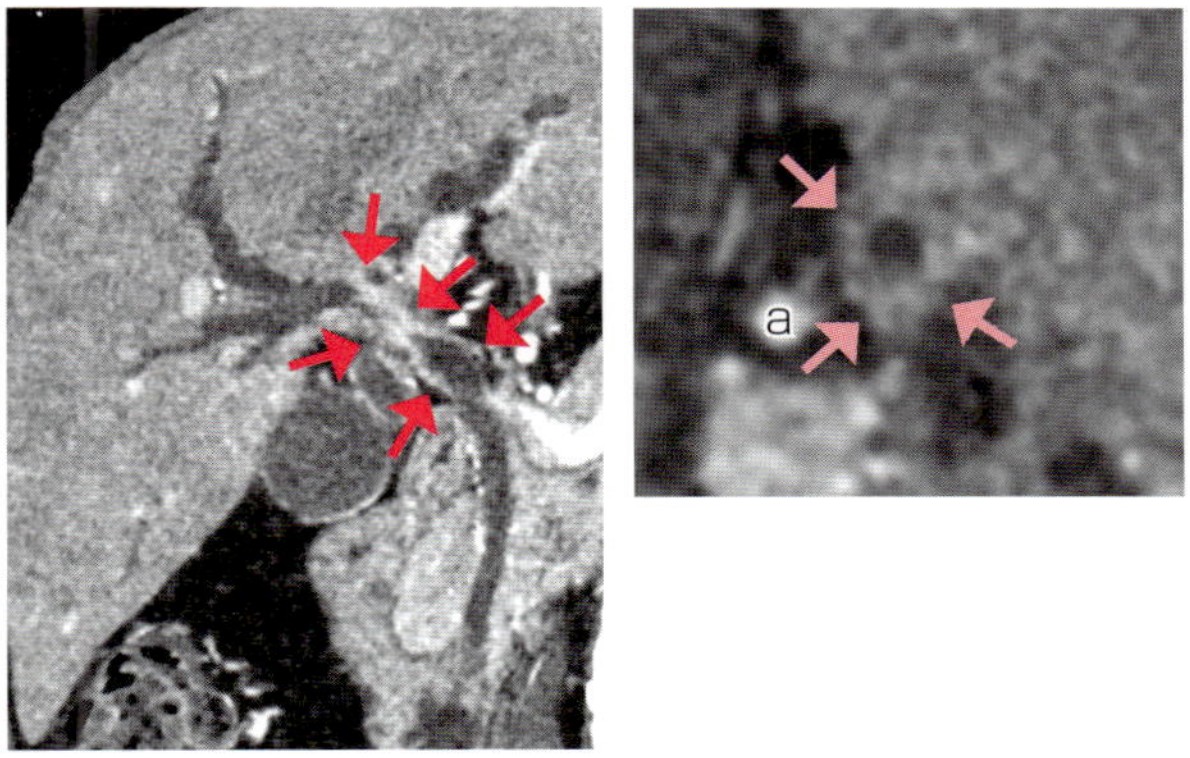

●60歳代男性　肝門部胆管がん（左：縦断面　右：横断面）

胆管の壁に沿った腫瘍の進展範囲が描出されている（赤矢印）。胆管に金属ステント、膵管にプラスチックステントが留置されている。横断面では、胆管の壁は全体が厚くなっていることがわかる（ピンク矢印）。近くにある細い動脈（a）には浸潤はみられない

らいの診断精度が得られるかについては、研究結果を待たなければなりません。しかし、少なくとも、従来のCTよりも画質が大幅に向上し、細かい構造が見やすくなっていることは、すでにわかっています。

超高精細CTが実際に臨床に用いられるようになれば、がんの広がりの精密な評価と手術の適応決定に必要な情報の追加や、今までよりも小さな段階での胆道・膵臓腫瘍を発見できることが期待されています。

さらに、黄疸《おうだん》の治療のために金属ステントやプラスチックステントが胆管内に入っている患者さんでは、それらが障害（アーチファクトと呼ばれるノイズ像）となって従来のCTでは腫瘍の診断が困難でした。しかし、超高精細CTではアーチファクトが少ないため、診断が可能になる可能性があります。

超高精細CTは、通常のCTと同じように患者さんの体に対する負担なく撮影することができ、X線被ばくも従来と同程度です。当院では、現時点では胆道・膵臓腫瘍の患者さんについては、手術前の精密検査などに限定して、超高精細CTによる検査を行っています。

（曽根美雪／放射線診断科）

内視鏡を用いた膵臓の検査

胆膵領域の内視鏡は目覚ましく進歩し、特に超音波内視鏡はがんの発見、診断に有用です。健康診断にこの検査を組み込めれば、膵臓がん早期発見の確率が高まると考えられます。

●直視型ＥＵＳ

胆道、膵臓領域の内視鏡の進歩は目覚ましいものがあります。特に、ＥＵＳ（超音波内視鏡／35ページ参照）の台頭は、胆膵疾患の診断に今や欠かせないものとなっています。すなわち、ＥＵＳは腹部超音波検査やＣＴ検査では検出できないような、小さな胆道、膵臓病変を発見することに威力を発揮します。

さらに、ＥＵＳによる精査でＥＵＳ-ＦＮＡ（超音波内視鏡下穿刺《せんし》吸引細胞診／36ページ参照）での正確な組織診断は腫瘍の治療方針決定に非常に有用で、２０１０年より保険適用された検査法です。膵臓病変に対するＥＵＳ-ＦＮＡの良悪性の正診率（正しく診断できる確率）は熟練した施設では90％以上になり、開腹せず腫瘍の良悪性診断ができる低侵襲《しんしゅう》な検査です。ＥＵＳにより病変が描出できれば、ＥＵＳ-ＦＮＡによる組織採取を行うことも可能となりました。

このように、ＥＵＳは膵臓がんの発見、診断に有用な検査ですが、問題はＥＵＳを行うのは、腹部超音波やＣＴ検査などでなんらかの異常を指摘されてからの精査の位置づけとなっていることです。人間ドックでは胃カメラ（上部消化管内視鏡）や腹部超音波はルーチンの検査として行われることが多いのですが、これではなかなか膵臓がんの早期診断にはつながらないのが現状です。ＥＵＳは、ほかの消化管の内視鏡操作に比べ難易度が高いとされ、術者の習熟度によって診断能力に差が出ることが課題となっています。また、全国の医療施設への普及も十分ではありません。こうした課題が解決され、健康診断や人間ドックのレベルで、無症状の検診者（健診者）にＥＵＳを行うことができれば、胆道がん、膵臓がんがより早期に発見できる機会が増えると考えられます。

ＥＵＳは内視鏡の先端にプローブ（超音波発生装置）が付属した特殊な内視鏡であり、これまで胃カメラの「ついで」にＥＵＳを行う（もしくはその逆）ことはできませんでした。しかし、近年では、胃カメラの検査とＥＵＳが同時にできるような直視型ＥＵＳの開発も進んでい

胃カメラとEUSの同時検査が可能な直視型EUS

●直視ラジアル式EUS

胃カメラもEUSも両方可能なスコープ

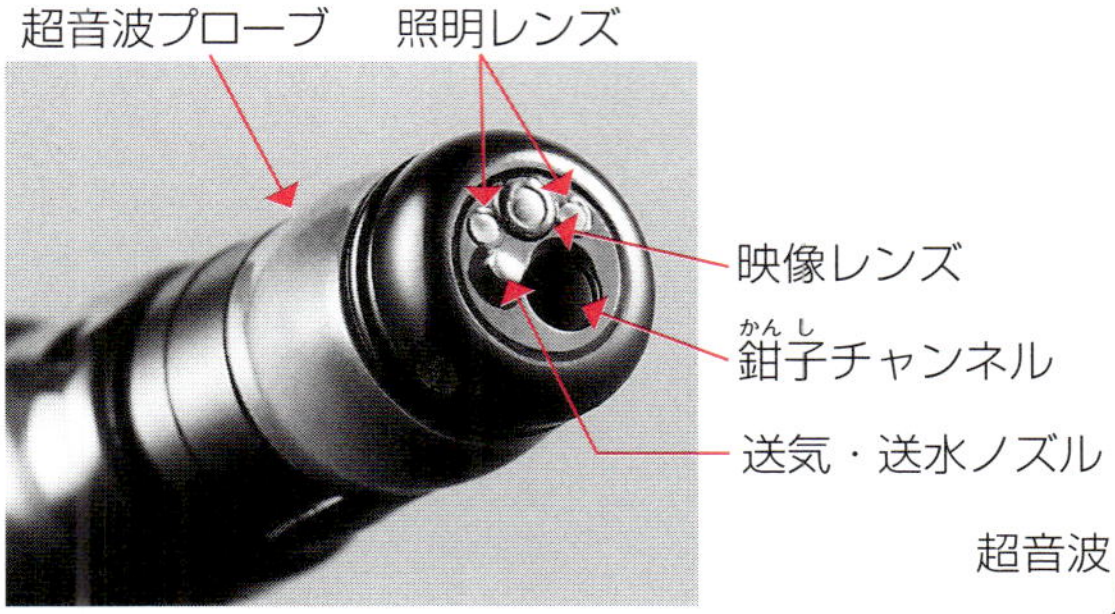
超音波プローブ
照明レンズ
映像レンズ
鉗子《かんし》チャンネル
送気・送水ノズル

直視ラジアル式EUSを使うと内視鏡で胃を、超音波で膵臓を、どちらもきれいに見ることができる

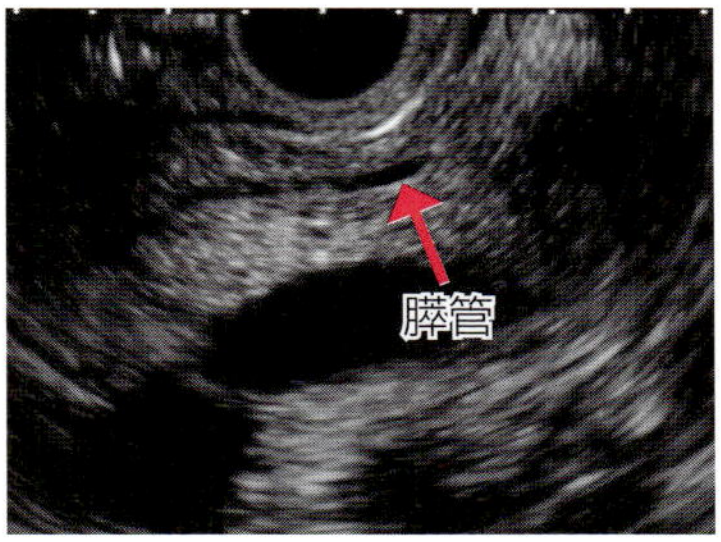

膵臓の超音波画像

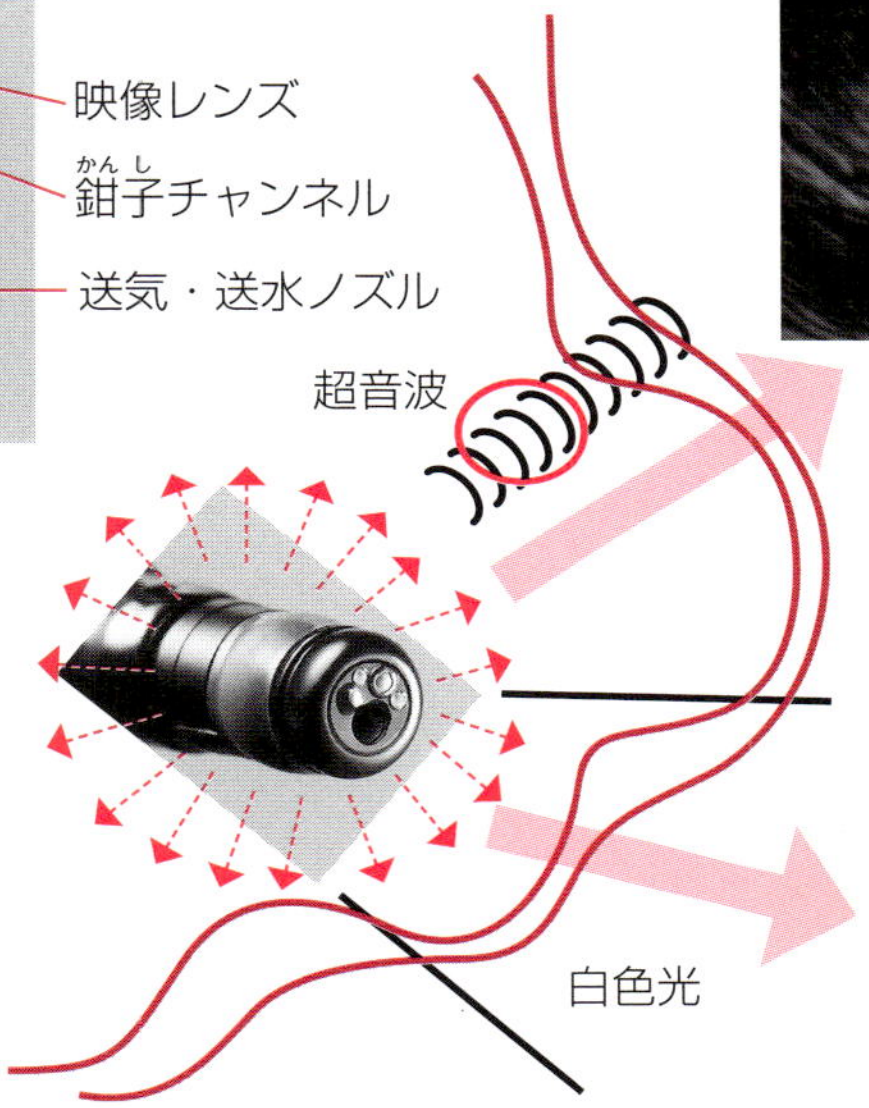

胃の内視鏡画像
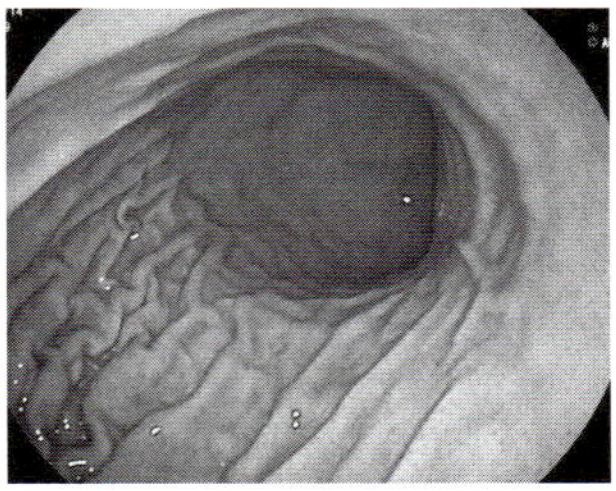

器具写真提供：FUJIFILM

ます（上囲み）。

これにより、将来的には、健康診断や人間ドックで胃カメラを行い、引き続き、EUSで胆管、膵臓を観察するということもできるようになると考えています。

●IPMN（膵管内乳頭粘液性腫瘍）のEUSを用いた経過観察 ―多施設共同前向き試験

袋状になった病巣のことをのう胞といい、膵臓にできるのう胞を膵のう胞といいます。膵のう胞とされるもののうち約70％を占めるものがIPMN（膵管内乳頭粘液性腫瘍／96ページ参照）といわれる腫瘍性膵のう胞です（次ページ画像）。IPMNの多くは良性ですが、一部は悪性化し、がん化します。しかし、ゆっくりとした経過で悪性化していくことが多いため、年1回程度の経過観察で十分と考えられています。

一方、IPMNを有していると、膵臓内にのう胞以外の〝膵臓がん〟が発生しやすいことがわかっています。これは、通常型膵臓がんと呼ばれる悪性度の高いタイプのがんです（141ページ図）。

膵のう胞（IPMN以外ののう胞も含める）をもつ人が、膵臓がんになるリスクは、一般人口の22・5倍高いとされています。IPMN自

IPMNの画像

●膵体部のう胞

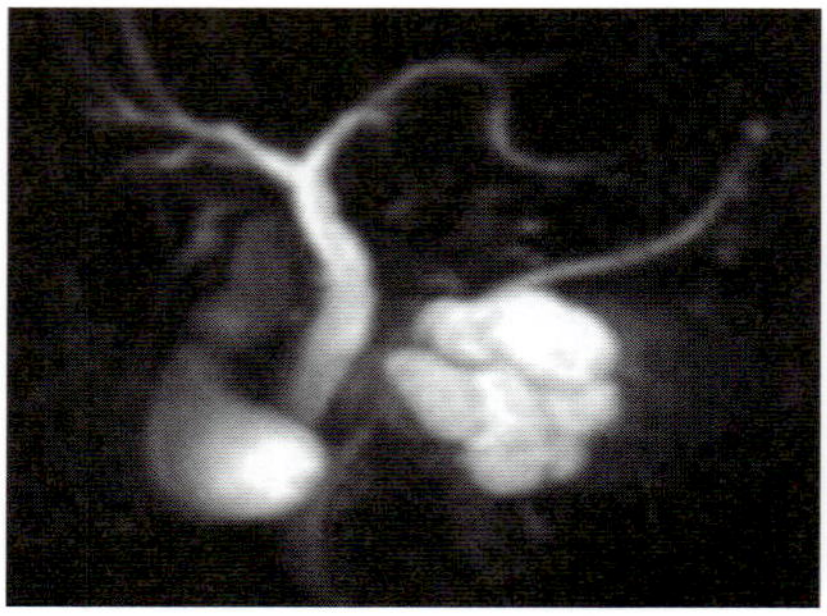

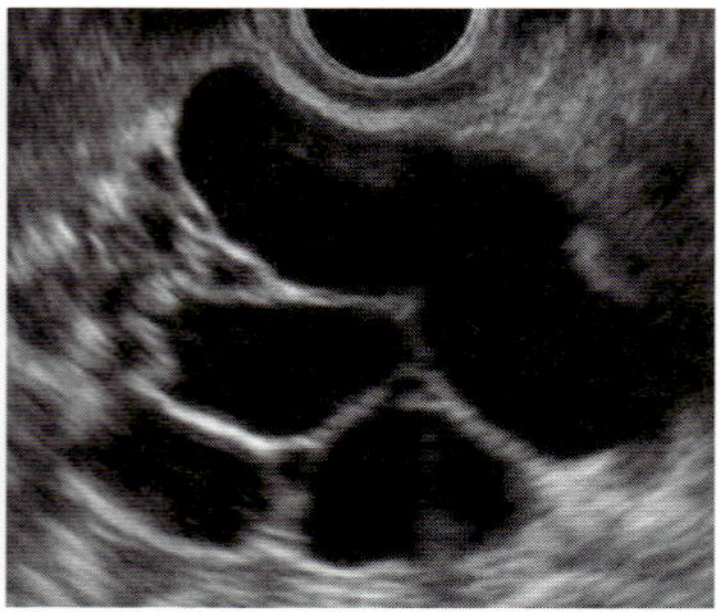

左）MRCP画像：膵体部に4㎝大の多房性のう胞を認める
右）EUS画像：同部ののう胞が詳細に観察できる

●膵臓全体に多発するのう胞

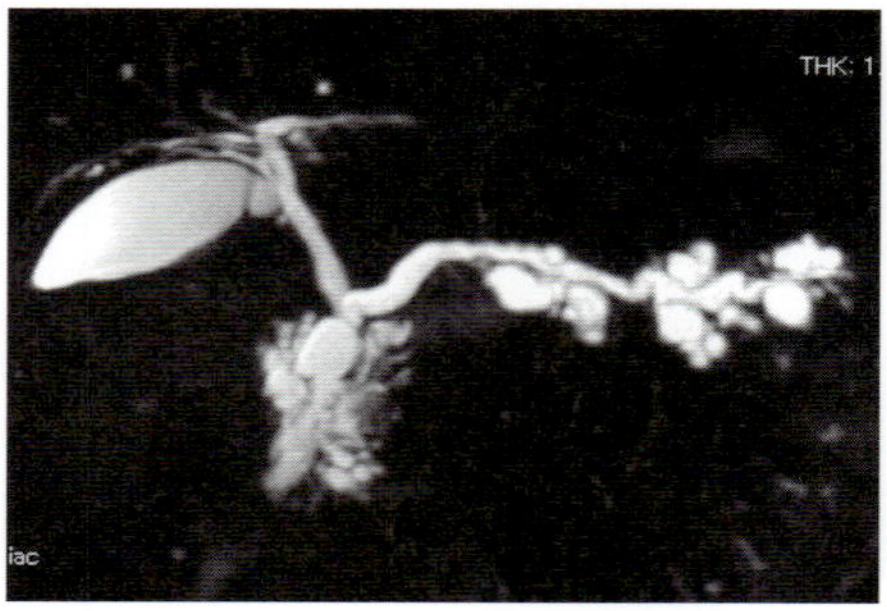

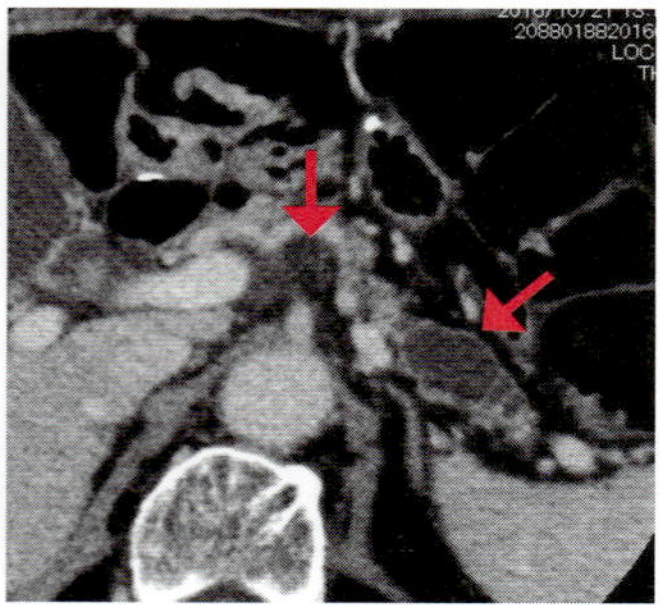

左）MRCP画像：膵臓全体に多発する多房性のう胞を認める
右）CT画像：矢印の位置にのう胞が確認できる

体のがん化は、年率1～3％程度ですが、IPMNを有している人に通常型膵臓がんが発生する割合は、約5％程度と報告されています。

このため、IPMNを有している人は、膵臓がんのハイリスク（膵臓がんになりやすい素質がある）と考えられており、「膵癌《がん》診療ガイドライン2016年版」でも、定期的な膵臓の画像検査が推奨されています。この画像検査でも、EUSの重要性が強調されています。

この経過観察の適切な方法を確立するために、日本膵臓学会では、IPMN前向き追跡調査（多施設共同研究）を全国規模で行っています。この研究は、約2000人のIPMN（IPMNのなかでも通常型膵臓がんを併発しやすい分枝《ぶんし》型IPMNに限定）を有する患者さんが対象で、登録時に造影CT、MRCP（磁気共鳴胆管膵管造影）、EUSを行い、6カ月後に造影CT、その6カ月後にMRCPおよびEUSというスケジュール（次ページ図）で、5年間の経過観察を行うものです。

2018年9月現在、すでに登録は終了し、現在、経過観察を実施しています。この結果は、2021年ごろには判明すると思いますが、一般診療においても、同様の方法で経過観察する施設が増えています。

（肱岡　範／肝胆膵内科）

IPMNの関連する発がん

●分枝《ぶんし》型IPMN

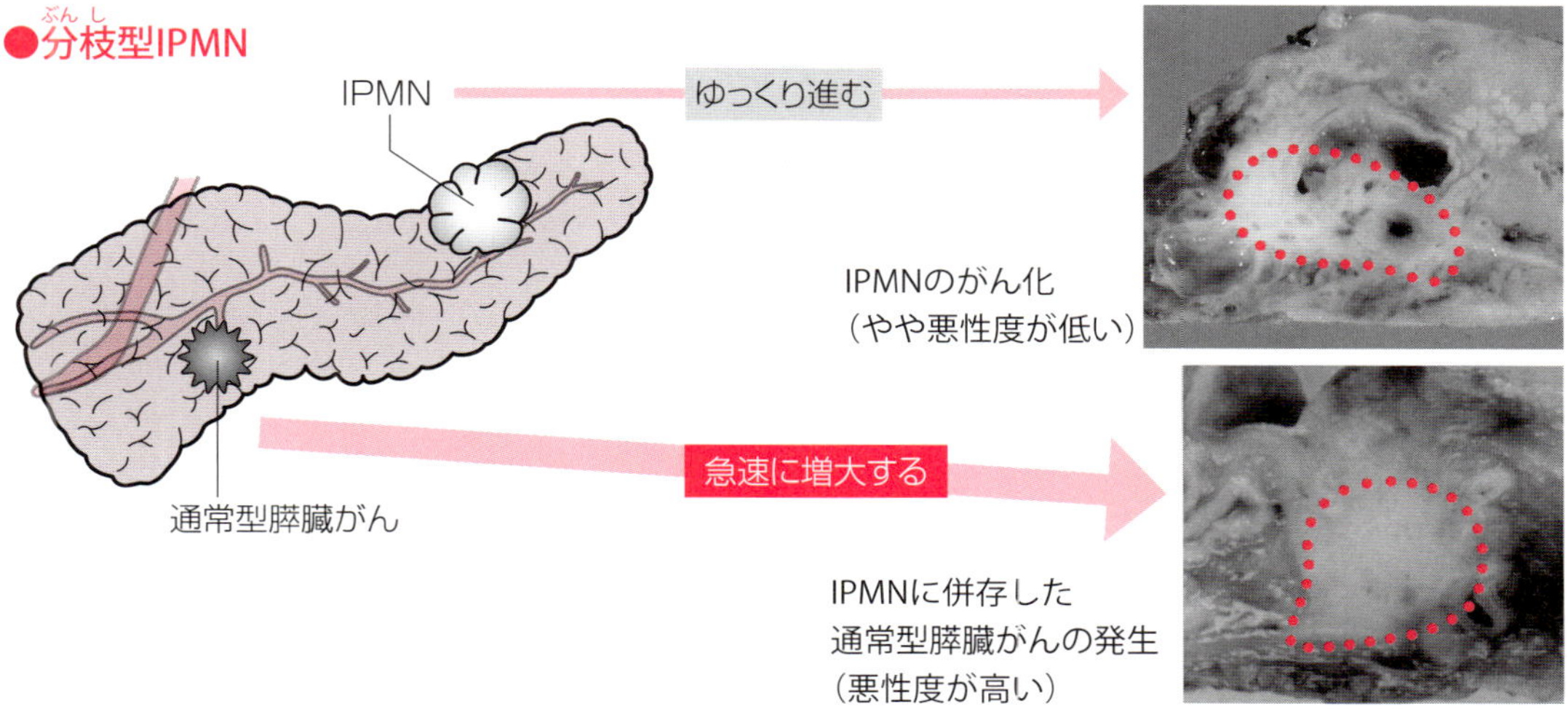

■IPMN前向き追跡調査(多施設共同研究)の検査方法

登録	6	12	18	24	30	36	42	48	54	60(月)
CT	CT		CT		CT		CT		CT	
EUS MRCP		EUS MRCP		EUS MRCP		EUS MRCP		EUS MRCP		EUS MRCP

登録時に造影CT、MRCP、EUSを行い、6カ月後に造影CT、その6カ月後にMRCP/EUSというスケジュールを繰り返し、5年間の経過観察を行う

IPMNの経過観察中に発見され、手術に結びついた小膵がんの症例

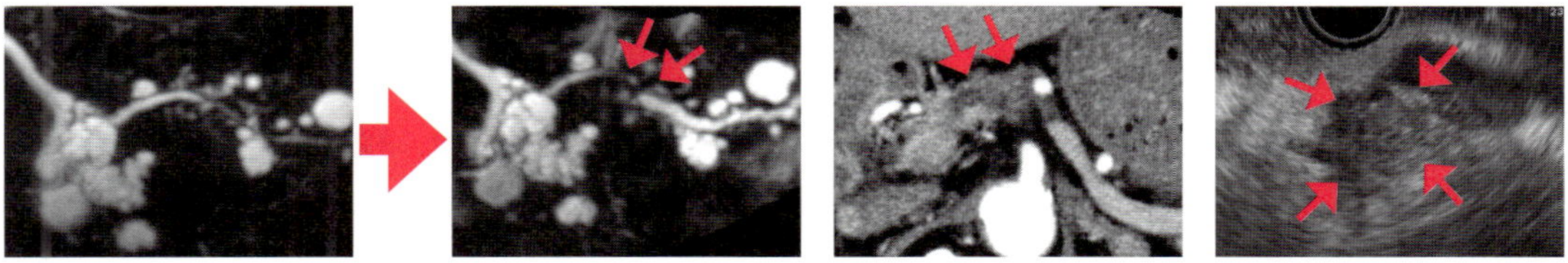

MRCP:膵臓全体に多発する多房性のう胞を認める

MRCP:1年後。矢印部分に膵管の閉塞がある

CTとEUSで径1㎝の小さな膵臓がんが発見され、無事に切除された

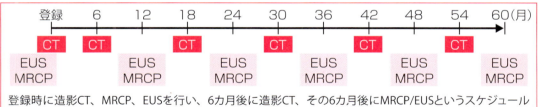

これからの内視鏡的症状緩和治療

がんの進行に伴って起こる消化管、胆管の狭窄《きょうさく》、膿瘍《のうよう》などに対処するため、近年は内視鏡を用いて体内にステントを入れ、排出路を確保する方法がとられるようになっています。

胆道がん、膵臓がんでは、がんの進行に伴い、消化管狭窄、胆管狭窄、膵管狭窄といった症状を引き起こしたり、腹腔《ふくくう》内に膿瘍（膿《うみ》のたまった状態）ができてしまうことがあります。これらの症状に対しては、体内に貯留した消化液、膿、血液や浸出液などを排出するドレナージという治療が行われます。

従来は、主にチューブを使って、体外に排出していました。短期間ならまだしも、長期間にわたり、チューブを入れた状態で日々を過ごすことは、患者さんのＱＯＬ（quality of life／生活の質）を極端に低下させますが、やむをえず、そうした生活を続けるという状況が多々ありました。

しかし、近年の内視鏡技術の進歩により、体外にチューブを出す代わりに体腔内（主に胃や十二指腸）に排出路をつくる方法が可能となりました。これが、ＥＵＳ（超音波内視鏡）を使ってドレナージを行う、ＥＵＳ下ろう孔形成術という技術です。

ＥＵＳを経口的に胃カメラのように挿入し、食道、胃、十二指腸などからドレナージの対象となる部位（胆管、膵管、消化管、膿瘍）を、カメラの先端に装着されている超音波で見ながら、穿刺を行い、対象部位と消化管をステントでつなぐという手技です（次ページ図）。

この手技の普及により、チューブを体外にぶら下げなければならない患者さんの数が非常に減少しました。２０１2年よりＥＵＳ下ろう孔形成術は保険適用されていますが、高難度な手技であり、合併症の発生率も10～20％と高く、いまだ全国的には限定された施設でしかできない技術となっています。

２０１8年9月より、ＡＸＩＯＳステントという、ＥＵＳ下ろう孔形成術に特化した特殊なダンベル形をしたステント（次ページ写真）が、国内でも使用可能となりました（当面は、膵周囲壊死《えし》に対するドレナージのみ保険適用の予定）。この滑車のような部分により、ステントの逸脱《いつだつ》や迷入という合併症を減らすことができるようになり、より安全に、ＥＵＳ下ろう孔形成術の実施が可能になると期待されています。

（肱岡　範／肝胆膵内科）

EUSを用いたろう孔形成術

●胆管に対するろう孔形成術

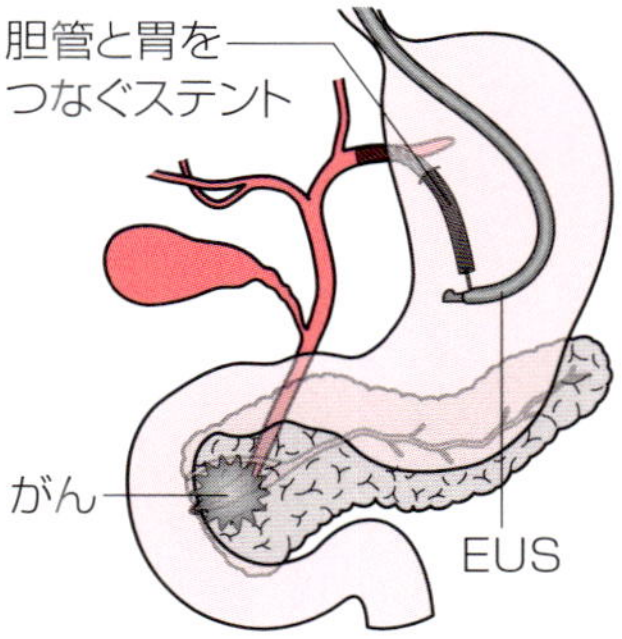

黄疸に対するドレナージで、肝内胆管と胃をステントでつなぐ（EUS-HGS：超音波内視鏡下肝胃ろう孔形成術）

●膵仮性のう胞に対するろう孔形成術

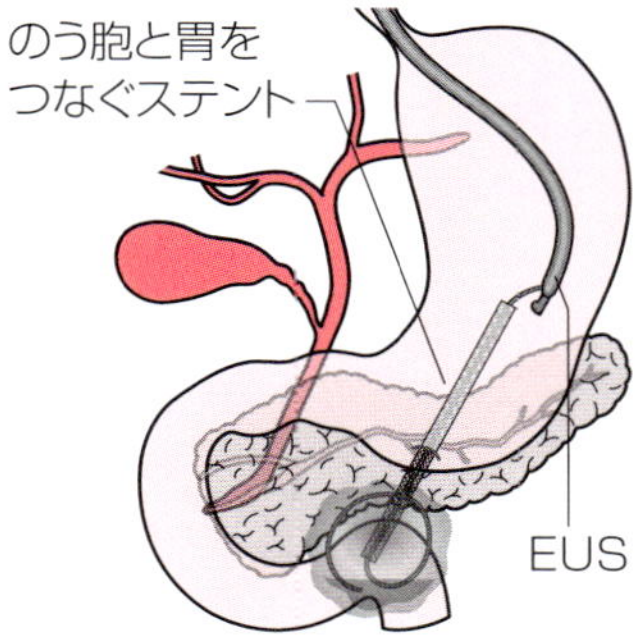

膵炎に伴い貯留した膵周囲の感染物質に対するドレナージで、のう胞と胃をステントでつなぐ（EUS-CD：超音波内視鏡下のう胞ドレナージ）

●AXIOSステント

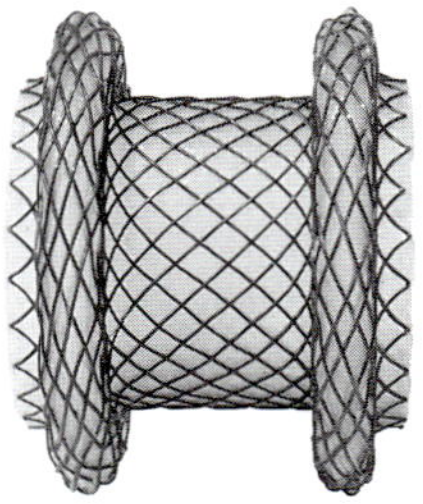

ダンベル形の形状が特徴

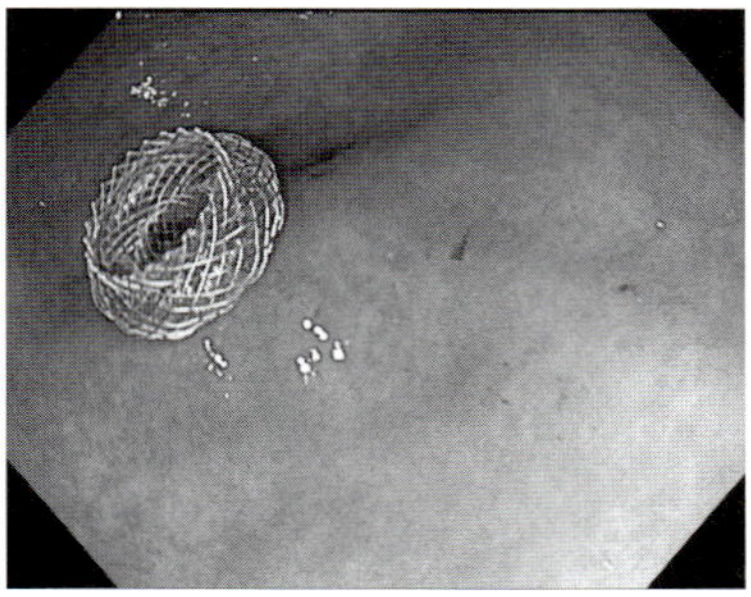

滑車の部分が引っかかってくれるので、ステントが腹腔内に入り込むのを防ぐことができる

器具写真提供：ボストン・サイエンティフィック ジャパン株式会社

●脾《ひ》膿瘍《のうよう》に対する胃と脾臓のろう孔形成術

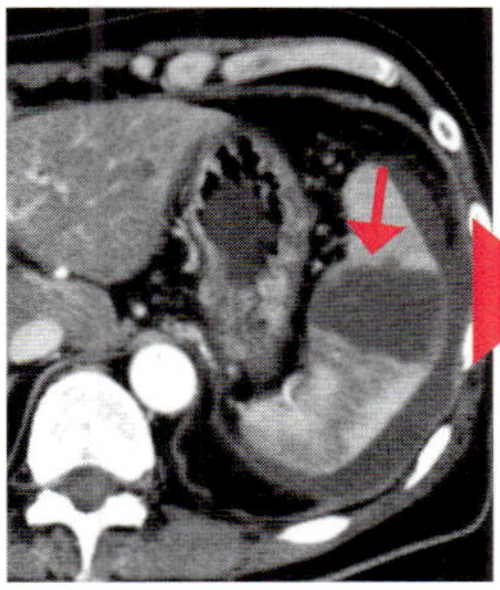

脾臓に膿瘍（赤矢印）を形成している

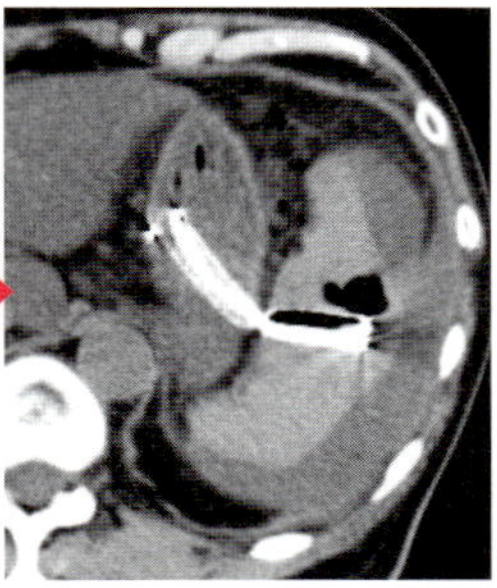

脾膿瘍と胃をステントでつなぐことで、体外にドレナージチューブを置くことなく膿瘍は改善した

●胆のう炎に対する胆のうと十二指腸のろう孔形成術

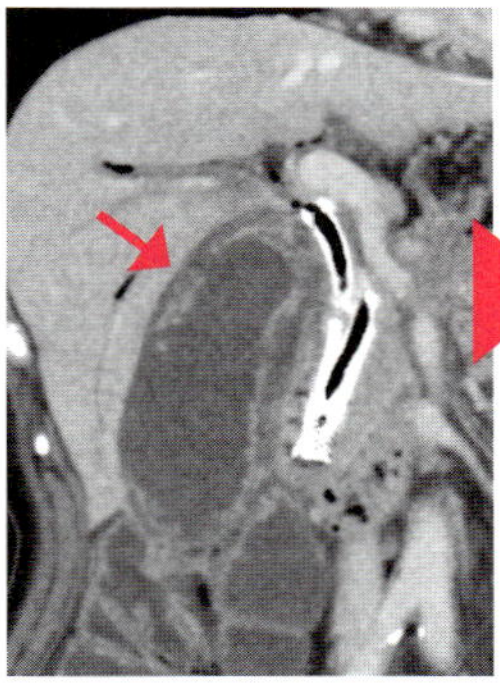

胆のう炎により胆のう(赤矢印）が腫大している

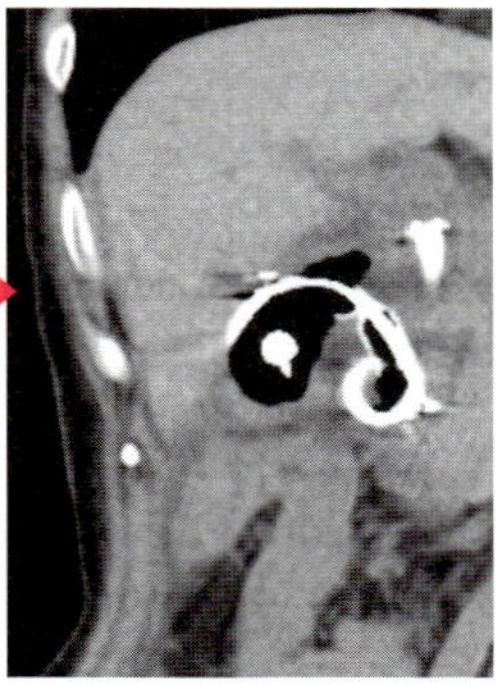

胆のうと十二指腸をステントでつなぐことで、体外にドレナージチューブを置くことなく胆のう炎は改善した

肝内胆管がんに対するIDH1阻害薬

Ⅰ Ⅱ Ⅲ
（臨床試験の進行段階）

肝内胆管がんにみられる遺伝子異常のＩＤＨ1変異に対して、いくつかの分子標的薬の開発が進められています。現在、最も開発が進行している薬剤がＡＧ-１２０です。

肝内胆管がんにおけるＩＤＨ1変異

近年のがんの治療薬の進歩は目覚ましく、多くの薬剤が新たに開発され、実績を上げています。細胞増殖のしくみをピンポイントで抑えにいく分子標的薬の開発や、がん細胞が自己の体の免疫機構からの攻撃からまぬがれているしくみ自体を解除し、免疫機構ががん細胞を駆除する方向にもっていく免疫チェックポイント阻害薬などが特に注目されています。

これらの治療は、胆道がん以外ではすでにしっかりとした実績を上げ、診療の現場ですでに患者さんの役に立っている事例も多々ありますが、残念ながら胆道がんでは、いまだ「期待されているがまだ実証はされていない」段階です。ただ、胆道がん治療に結びつく可能性のある遺伝子異常などがいくつか報告され、実際に臨床開発が進んでいるのも事実で、現在開発中の治療薬の中から、将来的に患者さんを実際に救う有効な治療薬が生まれてくる可能性もあります。ここでは、肝内胆管がんにおけるＩＤＨ1遺伝子の変異について取り上げます。

肝内胆管がん、肝外胆管がん、胆のうがん、十二指腸乳頭部がんのうち、ＩＤＨ1変異は、肝内胆管がんでみられる遺伝子異常です。基礎的な研究では、ＩＤＨ1遺伝子に変異が起こると、肝細胞の原型である肝前駆細胞が肝細胞に成熟するのが阻害され、さらにがん化へ向けての変化がみられたことが示されています。

また、実際に肝内胆管がんの患者さんの腫瘍検体を遺伝子解析すると、ＩＤＨ1遺伝子の変異が10～20％程度の頻度でみられることがわかっています。

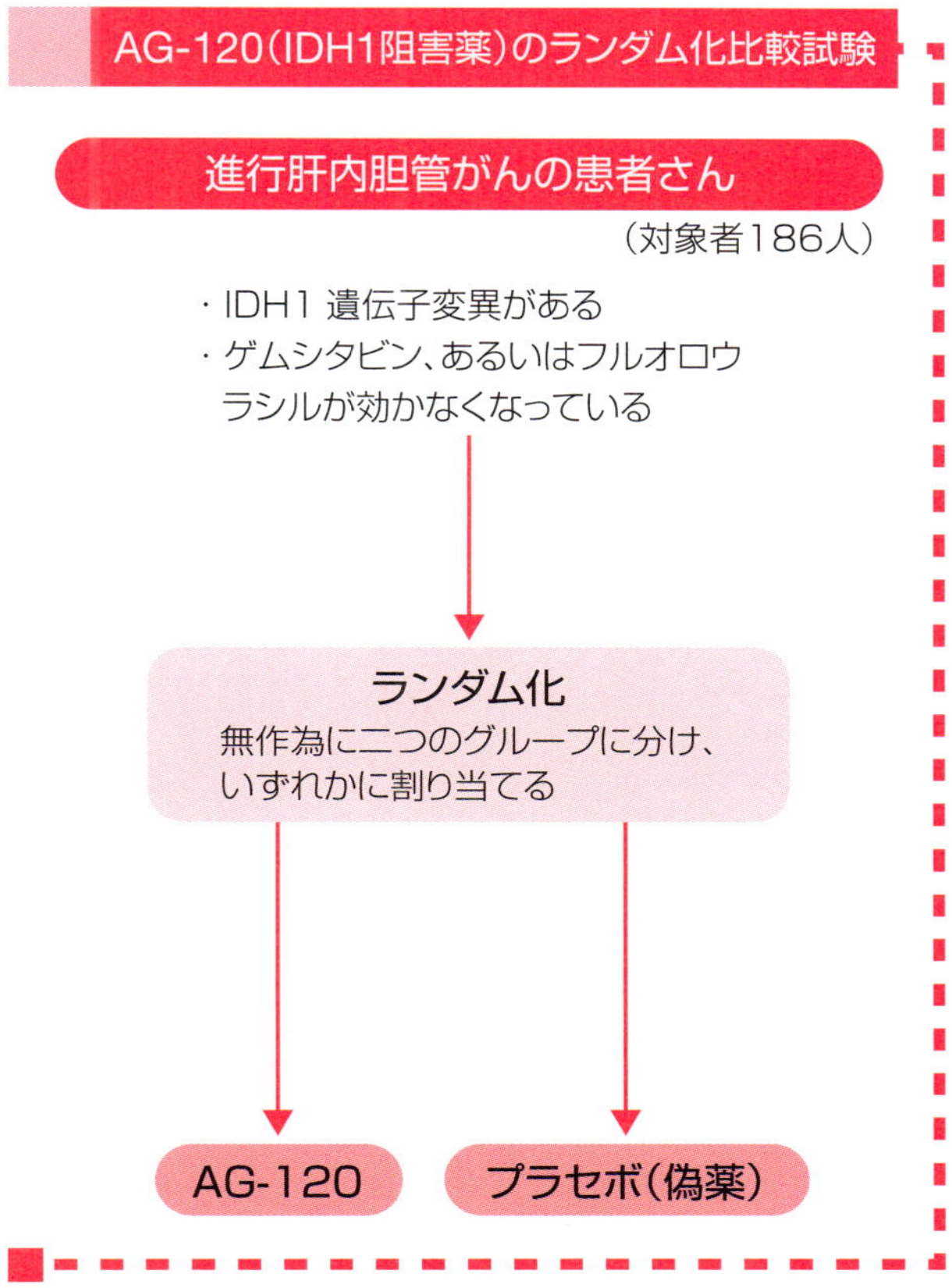

●IDH1変異を有する肝内胆管がんに対する治療薬開発

IDH1阻害薬として、目下複数の薬剤が開発段階にあります。現在、最も開発が進行している薬剤としてはAG-120があり、骨髄異形成症候群、急性骨髄性白血病、低悪性度グリオーマ（神経膠腫《こうしゅ》／悪性の脳腫瘍の一つ）などとともに、肝内胆管がんも開発対象になっています。

肝内胆管がんについては、薬剤の安全性を評価する第I相試験で73人の肝内胆管がん患者さんに投与された成績が報告されています。奏効率（がんが明らかに縮小する患者さんの割合）が5%、無増悪《ぞうあく》生存期間（試験開始からがんが進行しはじめるまでの期間）中央値が3・8カ月と、目覚ましいものではないのですが、もともと抗がん薬が効きやすいとはいえない肝内胆管がんで、すでに前の治療が効かなくなっているという条件を考慮すると、一定の評価はできるものと考えられます。本当にこの薬が肝内胆管がんの患者さんに役立つのか、といった結論を出すためには、より大規模な臨床試験を行う必要があります。

そこで現在、IDH1変異を有する肝内胆管がんの患者さん186人を対象としてランダム化比較試験が進行しています。この研究で薬剤の有効性がしっかりと示されれば、診療の現場で実際に患者さんの役に立つ薬として認められることになるでしょう。胆道がんはこのあとに取り上げているようないくつかの遺伝子異常について実際に治療開発が行われていますが、ランダム化比較試験が進行中、という意味ではこのIDH1変異をターゲットとした治療薬が最も進んでいるといえるかもしれません。

（森実千種／肝胆膵内科）

BRCA膵がんに対するPARP阻害薬

Ⅰ　Ⅱ　Ⅲ
（臨床試験の進行段階）

BRCA1／BRCA2遺伝子変異をもつ一部の膵臓がんに対する新しい分子標的薬、PARP阻害薬が注目され、二つのランダム化試験が進行中です。

難治がんである膵臓がんにおいて、遺伝子解析の成果を新規治療の開発につなげようとする試みが行われています。米国の女優、アンジェリーナ・ジョリー氏によって一躍有名となった遺伝性乳がん卵巣がん症候群は、BRCA1／BRCA2遺伝子の生殖細胞系列変異によって引き起こされます。近年、この遺伝子変異が一部の膵臓がんにおいても検出されることがわかってきました。BRCA1／BRCA2遺伝子変異をもつ膵臓がん（以下BRCA膵がん）に対しては、新規分子標的薬の治療開発が進んでおり、社会的に注目されています。

BRCA膵がんは遺伝性乳がん卵巣がん症候群に関連して発症した膵臓がんのみを指すものではありません。家族性膵がん（162ページ参照）を引き起こす原因遺伝子の一つにBRCA1／BRCA2が挙げられています。また、特徴的な家族歴がない患者さんにおいても、5％程度の頻度でこの遺伝子変異が検出されます。BRCA1／BRCA2はがん抑制遺伝子の一つであり、この遺伝子変異によりBRCAたんぱくの機能が失われるとDNA相同組み換え（＊1）の修復が抑制されます。このメカニズムを応用し、新規薬剤の開発が進行しています。

●BRCA膵がんに対するPARP阻害薬の臨床試験

進行期BRCA膵がんに対する確立した治療は現在のところ存在しませんが、新規の分子標的薬であるPARP（ポリADP‐リボースポリメラーゼ）阻害薬の効果が期待されています。PARP阻害薬はDNAらせん構造の一本鎖が切断された際の修復にかかわる酵素であるPARPを阻害し、最終的にがん細胞を死滅させます（次ページ図）。PARP阻害薬はBRCA1／BRCA2変異のある卵巣がんを中心に開発され、欧米ではオラパリブ、ルカパリブ、ニラパリブが使用されています。日本においてもオラパリブ（商品名リムパーザ）が、2018年1月に再発卵巣がんに、7月に手術不能または再発乳がんに対して認可されています。

膵臓がんに対するPARP阻害薬の有効性についてはオラパリブ、ルカパリブ、ベリパリブ

＊1　DNA相同組み換え：DNAの塩基配列が類似した部位同士で起こるDNAの組み換え
＊2　塩基除去修復：DNAを構成する塩基の損傷した部位の修復

PARP阻害薬のBRCA膵がん細胞への作用メカニズム

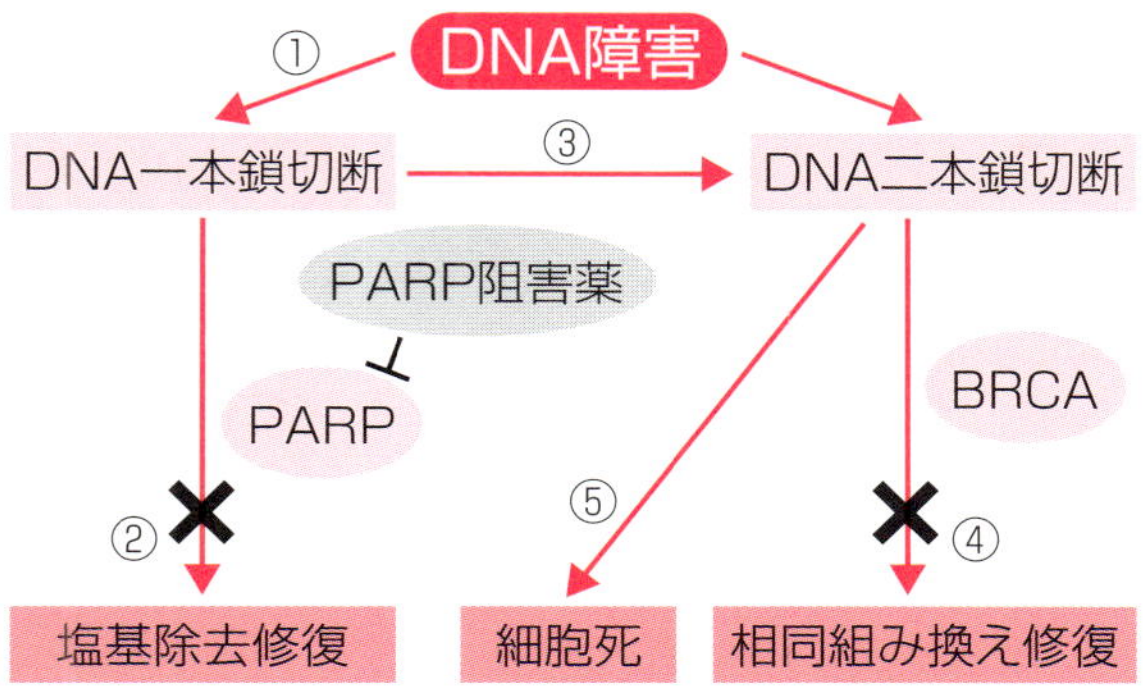

①DNA障害によりDNAらせん構造の一本鎖切断が起こる
②PARPによりDNA一本鎖切断は通常修復されるが、PARP阻害薬が投与されると塩基除去修復機構（＊2）が機能しなくなる
③DNA一本鎖切断が修復されずに放置され、DNA二本鎖切断へとつながる
④DNA二本鎖切断に対して通常は相同組み換え修復が行われるがBRCA1/2の変異があるとBRCAたんぱくが正常に機能せず、修復が起こらない
⑤膵臓がん細胞は不安定となり細胞死を起こす

これまでに行われたPARP阻害薬の臨床試験データ

治療薬	対象患者	患者数	奏効率	有害事象（Grade3以上）
オラパリブ	BRCA1/2変異 進行がん	298人 （膵がん：23人）	26% （膵がん：22%）	貧血（17%）、疲労（13%）
ルカパリブ	BRCA1/2変異 進行膵がん	19人	16%	貧血（32%）、疲労（16%）、 腹水（16%）
ベリパリブ	BRCA1/2変異 進行膵がん	16人	0%	疲労(25%)、高ビリルビン血症 （19%）、血小板減少（13%）

Kaufman B, et al. J Clin Oncol 2015; 33: 244-50.　Shroff RT, et al. JCO Precision Oncology 2018. DOI: 10.1200/PO.17.00316.　Lowery MA, et al. Eur J Cancer 2018; 89: 19-26.

の臨床試験の報告があり（上表）、その奏効率は各22％、16％、0％と報告されています。

現在、次のような二つのランダム化試験が進行中です。一つは、オラパリブとプラセボ（偽薬）を比較する第Ⅲ相試験であるPOLO studyで、世界中の施設が参加し行われています。この試験は進行期のＢＲＣＡ膵がん患者さんを対象に、プラチナ製剤（シスプラチンなど）による治療を４カ月間以上行い、膵臓がんの悪化がない場合に維持療法としてオラパリブの効果を評価するものです。

もう一つは、ＢＲＣＡ１／ＢＲＣＡ２変異、もしくはＤＮＡの修復に関連するＰＡＬＢ２変異をもつ進行期膵臓がん患者さんを対象に、シスプラチン／ゲムシタビンに対するベリパリブ併用の上乗せ効果を評価するランダム化第Ⅱ相試験であり、米国を中心に行われています。

ＰＡＲＰ阻害薬の登場により、今後、ＢＲＣＡ膵がんはほかの膵臓がんと分けて独自の治療戦略がとられる可能性があります。米国の膵臓がんのＮＣＣＮガイドラインでは、ＢＲＣＡ膵がんに対してはプラチナ製剤併用療法が治療選択の一つとして記載されています。現在進行中の臨床試験の結果により、ＰＡＲＰ阻害薬の位置づけが明確になることが期待されます。

（大本晃弘・森実千種／肝胆膵内科）

※文中のオラパリブは2020年12月に承認され、遺伝子検査等により適応を有する方に使用可能になっています。

HER2陽性胆道がんに対するHER2阻害薬

Ⅰ Ⅱ Ⅲ
（臨床試験の進行段階）

がん細胞にHER2が過剰に現れていると、細胞は無制限に増殖し続けます。HER2陽性胆道がんの治療にHER2阻害薬の効果が期待され、開発への取り組みが行われています。

●HER2とHER2陽性がん

HER2とは、細胞膜に存在している受容体と呼ばれるたんぱく質の一種で、正常細胞では一定の条件のもとで初めて活性化され、細胞増殖が起こります。一方で、一部のがん細胞ではHER2が正常細胞より多く存在（過剰発現）していて（HER2陽性）、条件によらず常に活性化し細胞が増殖し続けます。HER2は、ERBB2という遺伝子が設計図となっているので、HER2が過剰発現している場合、ERBB2にも異常がみられることがあります。

乳がんや胃がんでは、HER2陽性が約2割にみられることから、HER2を標的とした治療開発が行われてきました。実際に複数の臨床試験の結果、HER2阻害薬の効果が認められ、乳がんではトラスツズマブ（商品名ハーセプチン）、ペルツズマブ（商品名パージェタ）、ラパチニブ（商品名タイケルブ）、T‐DM1（商品名カドサイラ）の4種類、胃がんではトラスツズマブの1種類のHER2阻害薬が日本でも保険適用となっています。

●胆道がんとHER2

胆道がんでは、現在、保険適用となっているHER2阻害薬はありません。一方で、胆道がんにもHER2陽性が存在していることは、複数の研究結果で報告されてきました。まだ確立されたデータはありませんが、われわれは胆道がんの1～2割程度がHER2陽性ではないかと考えています。また、HER2陽性胆道がんでもHER2阻害薬が有効である可能性は、基礎研究（細胞実験など）や症例報告（1人～数人の患者さんに有効であったという報告）で示されてきています。最近では、臨床試験も行われていて、少人数の患者さんのデータですが、高い奏効率（がんが一定以上縮小した患者さんの割合）も得られており（次ページグラフ）、HER2陽性胆道がんに対するHER2阻害薬は、効果が期待されている治療の一つです。

ただし、HER2陽性胆道がんの治療開発は思ったように進んでいないのが現状です。これにはいくつかの理由が考えられます。一つには患者さんの数が少ないことが挙げられます。世界的に見れば、日本は胆道がんの発生頻度が比較的高い国なのですが、それでも胃がんや乳がんに比べると患者さんが少なく、欧米先進国では非常に頻度の少ないがん種です。抗がん薬の開発は、欧米先進国が中心であることが多く、その地域で頻度が少ないことは開発が進みづらい要因となります。そのほか、胆道がんはもともと抗がん薬の効果が得られにくい難治がんであること、胆管炎などのトラブルが起こりやすく、抗がん薬の効果を調べる臨床試験を計画するうえで安全面での注意点が多いことなども関係しているかもしれません。このような背景から、日本からの、医師が主導する治療開発が必要ではないかと考えています。

　現在、われわれは、HER2陽性胆道がん患者さんに対して、HER2阻害薬の開発を計画しています。ハードルはいくつもありますが、胆道がん患者さんに有効な治療を届けられるように全力で取り組んでいるところです。

（大場彬博・森実千種／肝胆膵内科）

HER2陽性とHER2阻害薬

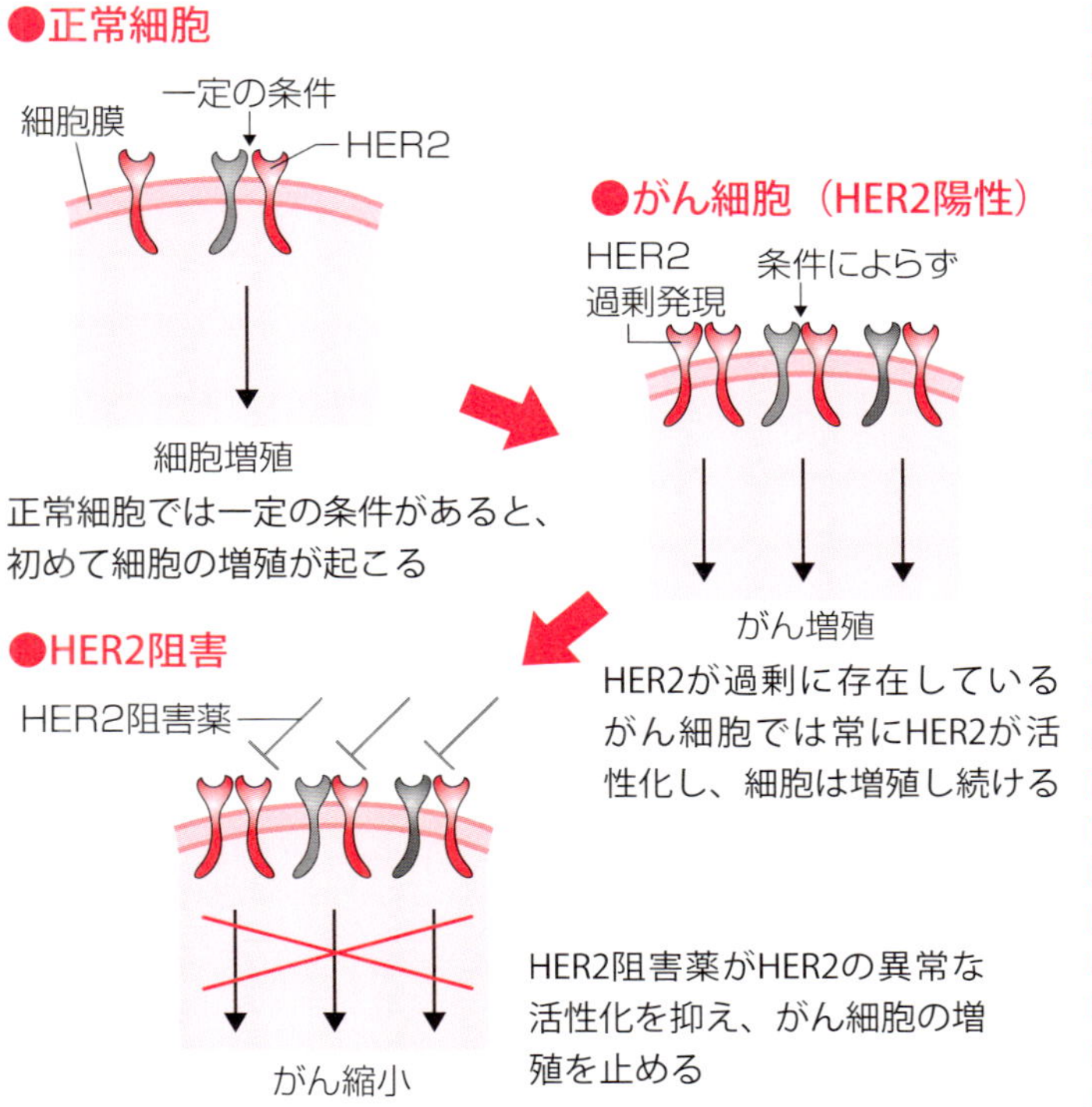

正常細胞では一定の条件があると、初めて細胞の増殖が起こる

HER2が過剰に存在しているがん細胞では常にHER2が活性化し、細胞は増殖し続ける

HER2阻害薬がHER2の異常な活性化を抑え、がん細胞の増殖を止める

HER2陽性胆道がんに対するHER2阻害薬の効果の例

（My Pathway試験：現在、進行中）

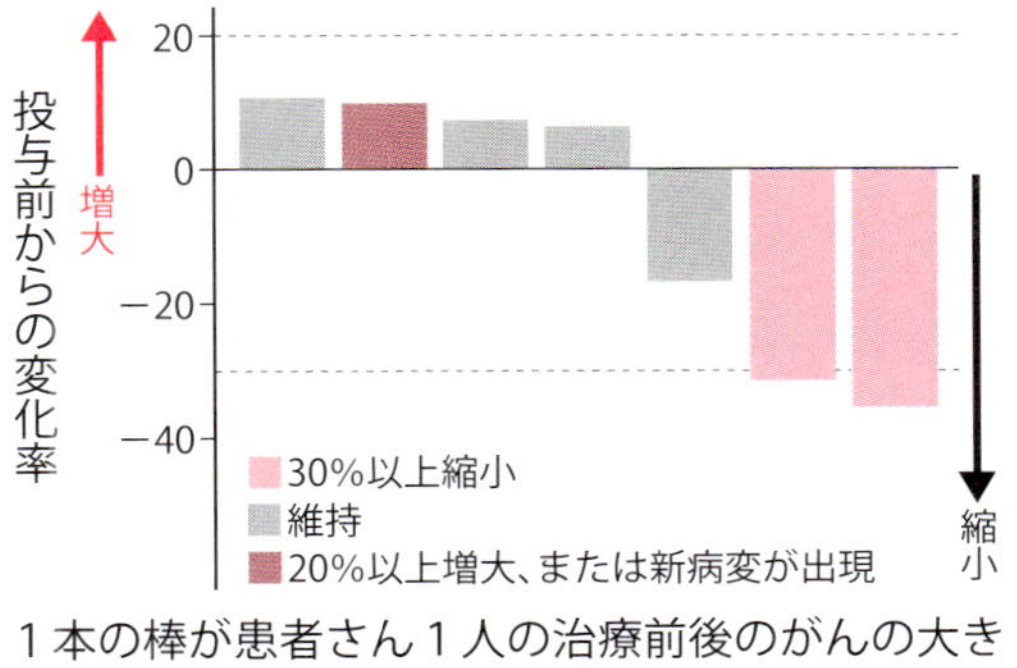

１本の棒が患者さん１人の治療前後のがんの大きさを示す。少人数のデータだが、縮小率の高い患者さんもみられる

Hainsworth JD, et al. MyPathway試験の結果. J Clin Oncol 2018;36(6):536-42. のFig2-C

FGFR2遺伝子異常胆道がんに対するFGFR2阻害薬

Ⅰ Ⅱ Ⅲ
（臨床試験の進行段階）

近年、胆道がんでも遺伝子解析が進んでいます。胆道がんの約10％に認められるＦＧＦＲ２融合遺伝子を標的に治療薬の開発が試みられ、複数の臨床試験が進行中です。

●ＦＧＦＲ２融合遺伝子

胆道がんは、膵臓がんに次いで予後の悪い難治がんとして知られ、近年注目されているプレシジョン・メディシン（Precision Medicine／個別化医療　＊１）の主役となっている分子標的薬については、いまだ有効性が示されたものがありません。近年報告された胆道がんにおける包括的な遺伝子解析では32個のドライバー遺伝子（＊２）が認められ、治療開発に拍車がかかると予想されます。ここでは、胆道がんの個別化医療として実現が期待されるドライバー遺伝子のうち、ＦＧＦＲ２融合遺伝子（次ページ図）について概説します。

ＦＧＦＲ２融合遺伝子は、胆道がんの約10％にみられるドライバー遺伝子異常であり、現在までに多くのＦＧＦＲ２融合遺伝子が認められています。胆道がんを発生する部位別にみると、ＦＧＦＲ２融合遺伝子は主に肝内胆管がんで認められます。年齢が若く（40歳以下）、ステージが低い（ステージⅠまたはⅡ）患者さんにＦＧＦＲ２融合遺伝子は多くみられ、この融合遺伝子をもつ患者さんは、もたない患者さんと比較して、予後はよい傾向であったという特徴が報告されています。

●治療薬として有望なＦＧＦＲ２阻害薬

海外では、デラザンチニブ（ＡＲＱ０８７）、ペミガチニブ（ＩＮＣＢ０５４８２８）やＴＡＳ‐１２０などを用い、ＦＧＦＲ２遺伝子異常をもつ患者さんを対象とした第Ⅰ相や第Ⅱ相の臨床試験が行われ、奏効率14・８～25・０％と有望な結果が報告されています。

現在も複数の臨床試験が進行しており、たとえばＴＡＳ‐１２０では、ＦＧＦＲ２融合遺伝子をもつ肝内胆管がん患者さん（登録予定：１００例）を対象とした第Ⅱ相試験が海外で行われています。さらに、ＦＧＦＲ２融合遺伝子をもつ胆管がん患者さんを対象として、標準治療であるゲムシタビンとシスプラチン併用療法に対して、ペミガチニブ（ＩＮＣＢ０５４８２８）の有効性と安全性を検討する第Ⅲ相試験が海外で行われており、今後の結果が期待されます。

※文中のペミガチニブは2021年3月に承認され、遺伝子検査等により適応を有する方に使用可能になっています。

これまで十分な分子遺伝学的な検討が行われなかった胆道がんでしたが、近年の大規模なゲノム解析によって、ドライバー遺伝子の全体像と複数の有望な治療標的が明らかになりました。そのなかで、FGFR2遺伝子異常を標的としたFGFR2阻害薬は、臨床試験のデータから有望な治療薬として期待が高まっています。特に、デラザンチニブ（ARQ087）、ペミガチニブ（INCB054828）やTAS-120は、FDA（米国食品医薬品局）が「希少疾病用医薬品」に指定しており、日本でもTAS-120の第I相試験が行われていることから、今後の動向に注目したい治療薬です。

（柴　知史・森実千種／肝胆膵内科）

＊1　プレシジョン・メディシン：患者さん個々人の遺伝子情報、生活環境やライフスタイルにおける違いを考慮して〝特定の疾患にかかりやすい集団（sub-population）〟に分類し、その集団ごとの治療法のみならず疾病予防を確立し提供していく医療。

＊2　ドライバー遺伝子：がんの発生・進展において直接的に重要な役割を果たす遺伝子。

FGFR2融合遺伝子形成の例

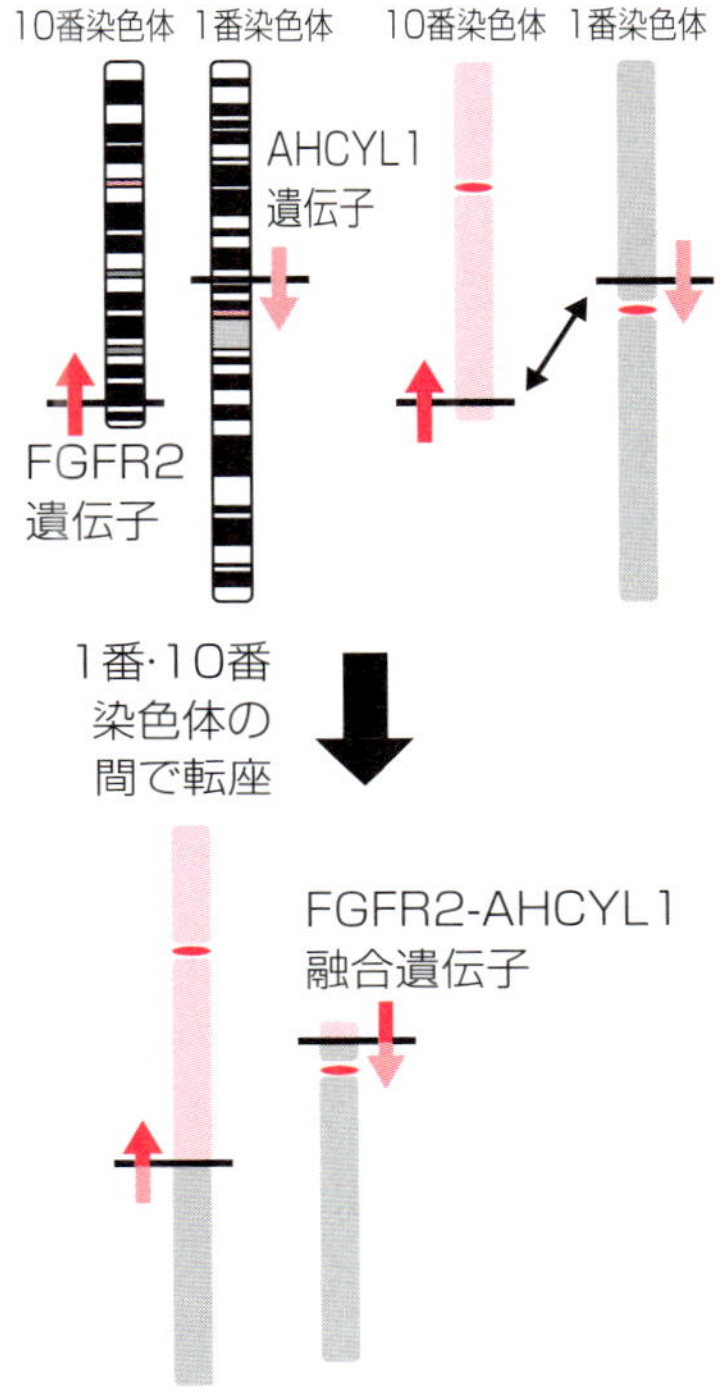

胆道がんに対するFGFR阻害薬の主な臨床試験

対象患者	治療薬	開発相	臨床試験の進捗
FGFR2融合遺伝子	ポナチニブ	Ⅱ	進行中
FGFR2融合遺伝子またはFGFR遺伝子変異	インフィグラチニブ NVP-BGJ398	Ⅱ	進行中
FGFR融合遺伝子またはFGFR遺伝子変異	エラダフィチニブ (JNJ-42756493)	Ⅱ	進行中
FGFR2融合遺伝子またはFGFR遺伝子変異	デラザンチニブ (ARQ 087)	Ⅰ／Ⅱ	進行中
FGFR2融合遺伝子	TAS-120	Ⅱ	進行中
FGFR2融合遺伝子またはFGF/FGFRに関連した遺伝子変異	ペミガチニブ (INCB054828)	Ⅱ	進行中
FGF/FGFRに関連した遺伝子変異	ペミガチニブ (INCB054828)	Ⅰ／Ⅱ	進行中
FGFR2融合遺伝子	ペミガチニブ (INCB054828)	Ⅲ	進行中

免疫チェックポイント阻害薬（胆道がん）

Ⅰ ▶ **Ⅱ** ▶ Ⅲ
（臨床試験の進行段階）

新たながん免疫療法として、免疫チェックポイント阻害薬が注目されています。胆道がんに対するこの薬の有効性について、いくつかの臨床試験が進んでいます。

がんは、正常細胞の遺伝子にさまざまな異常が蓄積し、細胞周期（＊１）の経路が破綻《はたん》した結果、無秩序な細胞増殖を起こす遺伝子の病気といえます。遺伝子の不安定性とともに、遺伝子異常によって引き起こされる免疫システムの異常から、がん細胞が免疫の監視下から逃れるしくみが明らかになりつつあります。近年、ＰＤ－１／ＰＤ－Ｌ１、ＣＴＬＡ－４（次ページ図）を標的とした免疫チェックポイント阻害薬の有効性が取り上げられ、新たながん免疫療法として注目されています。

２０１４年７月に抗ＰＤ－１抗体のニボルマブ（商品名オプジーボ）が初めて悪性黒色腫に承認されてから、わずか４年間で肺がん、腎細胞がん、ホジキンリンパ腫、頭頸部《とうけいぶ》がん、胃がんに有効性が示されました。胆道がんでは、臨床研究が現在進行中のため有効性に関して確定できる情報はまだありませんが、たとえば、抗ＣＴＬＡ－４抗体（イピリムマブ：商品名ヤーボイ）が著効した胆道がんの症例報告もあり、期待されています。

ここでは、免疫チェックポイント阻害薬のしくみ、胆道がんに対する開発状況、ならびに日本での承認の可能性について解説します。

●PD-1、CTLA-4による免疫抑制機構と免疫チェックポイント阻害薬

遺伝子変異が起こると、正常とは異なるたんぱく質が細胞内に蓄積し、体内の免疫システムのなかで「異物」（ネオアンチゲン）として認識されます。このネオアンチゲンをもつがん細胞に対し、免疫細胞が攻撃して排除するしくみがあります。

がん細胞は、免疫細胞の攻撃から逃れるために、ＰＤ－Ｌ１という免疫チェックポイント分子をがん細胞の表面に発現しています。免疫細胞の一つであるＴ細胞は、がん細胞を攻撃する中心的な役割を担うリンパ球で、活性化するとＴ細胞の表面にＰＤ－１やＣＴＬＡ－４という免疫チェックポイント分子を発現します。活性化したＴ細胞のＰＤ－１が、がん細胞のＰＤ－Ｌ１と結合すると、活性化Ｔ細胞はがん細胞を「異物」として認識せず、がん細胞への攻撃を

免疫チェックポイント阻害薬が作用するしくみ

●PD-1/PD-L1

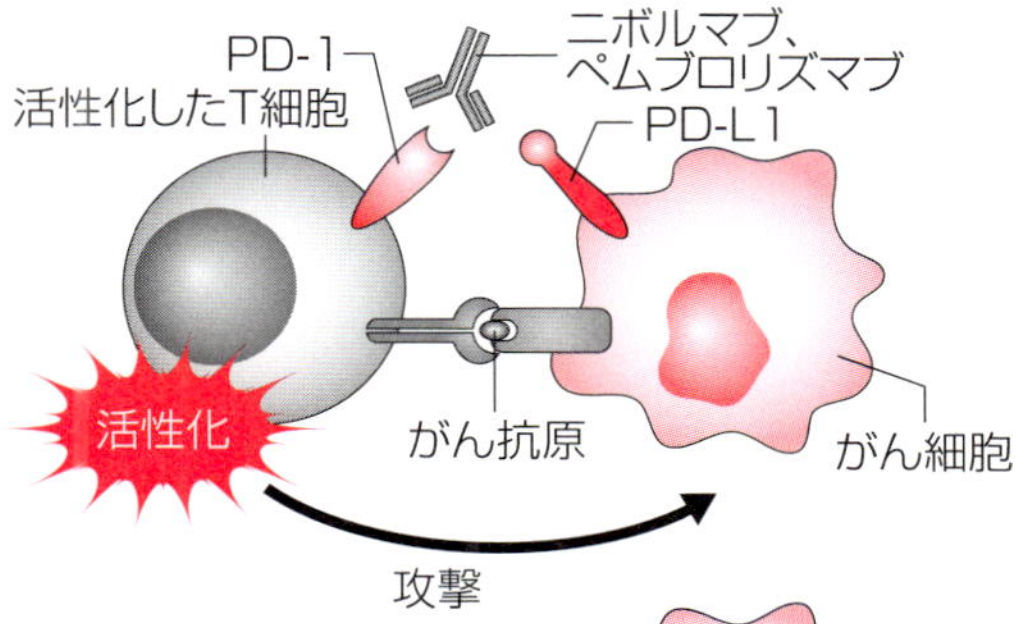

・T細胞の表面にはPD-1という分子がある一方で、がん細胞の表面にはPD-L1という分子がある。PD-L1はPD-1と結合することで、T細胞によるがん細胞への攻撃を止めるように作用する
・抗PD-1抗体であるニボルマブやペムブロリズマブは、PD-1と結合することでPD-L1とPD-1の結合を阻害し、T細胞によるがん細胞への攻撃のブレーキを解除する

●CTLA-4

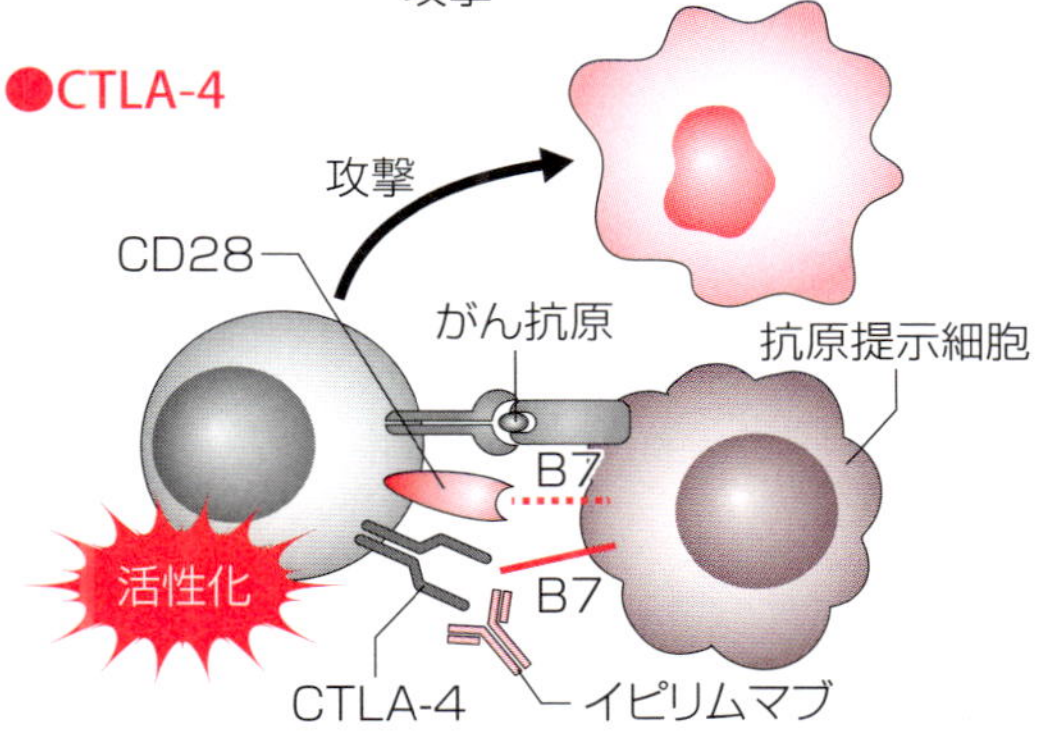

・T細胞は、抗原提示細胞の主要組織適合遺伝子複合体とB7によって刺激され、活性化される
・活性化したT細胞からCTLA-4が発現し、抗原提示細胞のB7は、より親和性の高いCTLA-4に結合する
・CTLA-4とB7が結合すると、T細胞の活性化が抑制され、がん細胞への攻撃を止めてしまう
・抗CTLA-4抗体であるイピリムマブは、CTLA-4に結合することでCTLA-4とB7の結合を阻害し、T細胞によるがん細胞への攻撃のブレーキを解除する

止めてしまいます。同様に、活性化T細胞のCTLA-4は、抗原提示細胞のB7と結合すると、T細胞の活性化が抑えられ、がん細胞への攻撃を止めてしまいます。

このようにがん細胞は、免疫チェックポイント分子を介して体内の免疫システムから逃れるしくみを備えています。抗PD-1抗体/抗PD-L1抗体や抗CTLA-4抗体は、免疫チェックポイント分子に結合することで、がん細胞が免疫の監視下から逃れるしくみを断ち、活性化T細胞が、がん細胞を攻撃するように調整することで治療効果が生まれます。

●遺伝子変異の高度な蓄積を有する胆道がんに治療効果が得られる

ネオアンチゲンの数と遺伝子変異の数は相関することがわかっており、遺伝子変異の高度な蓄積は、免疫チェックポイント阻害薬の効果を予測する指標とされます。ネオアンチゲンの数が多いがん種には悪性黒色腫や肺がんがあり、免疫チェックポイント阻害薬の治療効果が高く、一部の胆道がんでは遺伝子変異が高度に蓄積されていて、ネオアンチゲンの増加が報告されています。

また、マイクロサテライト不安定性が高く（MSI-high／遺伝子の修復が行われないた

■胆道がんに対する免疫チェックポイント阻害薬の主な臨床試験

対象患者	治療薬	開発相	臨床試験の進捗
胆道がん	ニボルマブ	I	終了
胆道がんを含む消化器がん	ニボルマブ＋イピリムマブ	II	進行中
胆道がん	ニボルマブ＋ゲムシタビン＋シスプラチンまたはニボルマブ＋イピリムマブ	II	進行中
胆道がんを含む固形がん	ニボルマブ＋ルカパリブ	I／II	進行中
PD-L1陽性の固形がん（胆道がんを含む）	ペムブロリズマブ＋ラムシルマブ	I	進行中
MSI-highまたはdMMRを有する胆道がんを含む固形がん	ペムブロリズマブ	II	進行中
胆道がんを含む固形がん	ペムブロリズマブ	I	進行中
胆道がんを含む固形がん	ペムブロリズマブ	II	進行中
胆道がん	ペムブロリズマブ＋カペシタビン＋オキサリプラチン	II	進行中
胆道がんを含む固形がん	アベルマブ	I	進行中

ルカパリブ：PARP阻害薬　ラムシルマブ：血管新生阻害薬　アベルマブ：抗PD-L1抗体

め、遺伝子変異が高頻度で起こる）、ミスマッチ修復機構が欠損（ｄＭＭＲ／遺伝子を修復する機能が落ちている）していると、遺伝子変異が高度に蓄積されることが知られており、ＭＳＩ－ｈｉｇｈまたはｄＭＭＲをもつ固形がん（胆道がんを含む）の患者さんに対し、抗ＰＤ－１抗体であるペムブロリズマブ（商品名キイトルーダ）の治療効果が確認されました。

米国に続いて日本でも２０１８年11月に、該当する患者さんに対してペムブロリズマブの承認が得られています。

また、胆道がんに対するニボルマブの第Ⅰ相試験が終了し、先駆け審査指定（＊２）の対象となっていることから、今後も研究の動向が注目される治療薬です。

（柴　知史・森実千種／肝胆膵内科）

＊１　細胞周期：細胞増殖に際して、分裂した細胞が、次に分裂するまでの過程。

＊２　先駆け審査指定：最先端の薬や医療機器をいち早く患者さんに提供することを目的として、国が開発の段階から対象製品を指定し、承認審査を担う医薬品医療機器総合機構（ＰＭＤＡ）の手続きを優先させる。通常１年以上かかる審査期間を、半年程度に短縮できる。

がんゲノム医療のこれから

一度に多数の遺伝子を調べる遺伝子パネル検査の広がりから、遺伝子異常別のがん治療が可能になってきました。胆道がんや膵臓がんでも、その実用化が期待されています。

●注目されるがんゲノム医療

近年、がん細胞における数々の遺伝子異常が発見され、一部のがんでは、そうした遺伝子をターゲットとした分子標的薬が非常に有効であることが、基礎実験や臨床試験で示されてきています。実際、肺がんにおけるＥＧＦＲの変異に対する分子標的薬（ゲフィチニブ、エルロチニブなど）は日本でも保険適用が得られ、標準治療となっています。

このように個々の患者さんのがんの原因遺伝子を調べ、その結果に基づいて効果的な治療を検討し、選択する医療は、ゲノム医療あるいは個別化医療（Precision Medicine）と呼ばれ、がん治療あるいは医療そのものの今後の方向性として注目されています。ゲノムとは、ＤＮＡに含まれたすべての遺伝情報を指し、体をつくるための設計図です。一人ひとりの設計図を分析することで、個々に適切な医療、ひいては、リスクを予測し適切な予防へつなげようというのがゲノム医療の目指すところです。

ゲノム医療の進展には、遺伝子解析技術の進歩が大きく寄与しています。たとえば、今までの肺がんの治療に際して遺伝子異常を調べる検査は、1回で1個の遺伝子異常を調べるものです。一方、今後、普及が期待される遺伝子検査は、遺伝子パネル検査という方法です。これは、遺伝子の塩基配列を高速に読み出せる技術によって可能になったもので、短時間のうちに多数の遺伝子異常を網羅《もうら》的に検出することができる方法です。これにより、採取した検体から収集できるデータが飛躍的に増加し、それらの解析により、異なるがん種でも、同じ遺伝子に異常がある、同じ分子標的薬が効果を示すことがあるといった事実が明らかになってきています。

２０１８年4月、国は11のがんゲノム医療中核拠点病院（次ページ表）、１３２のがんゲノム医療連携病院を指定し、遺伝子パネル検査システムの構築、ゲノム医療の提供体制の基盤の整備を始め、基盤整備の一環として、同じ時期、試薬「ＮＣＣオンコパネル」を用いたがん関連遺伝子パネル検査が、先進医療として承認されました。２０１９年春には対象者を限って、遺伝子パネル検査が保険適用となる見通しです。

ＮＣＣオンコパネルは、がんの診療で重要な複数の遺伝子（１１４個）の異常などを同時に解析できるもので、日本人に特徴的な遺伝子異常を効率よく拾えるように設計されています

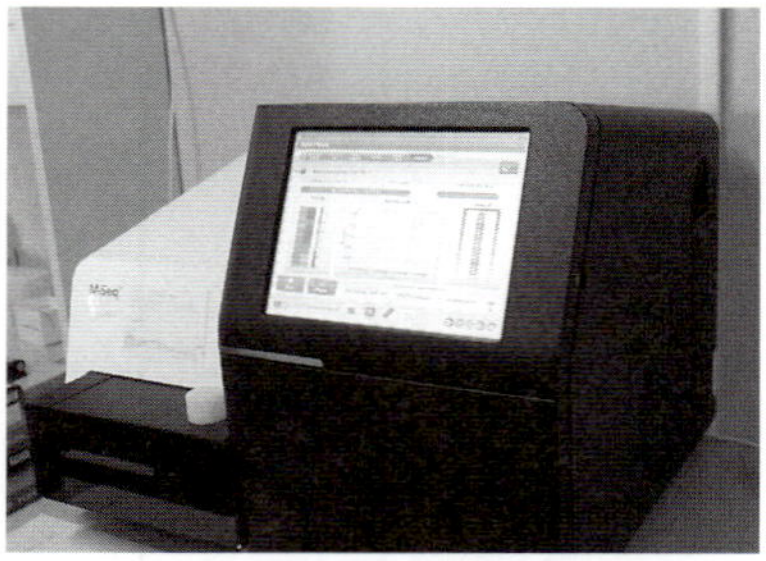

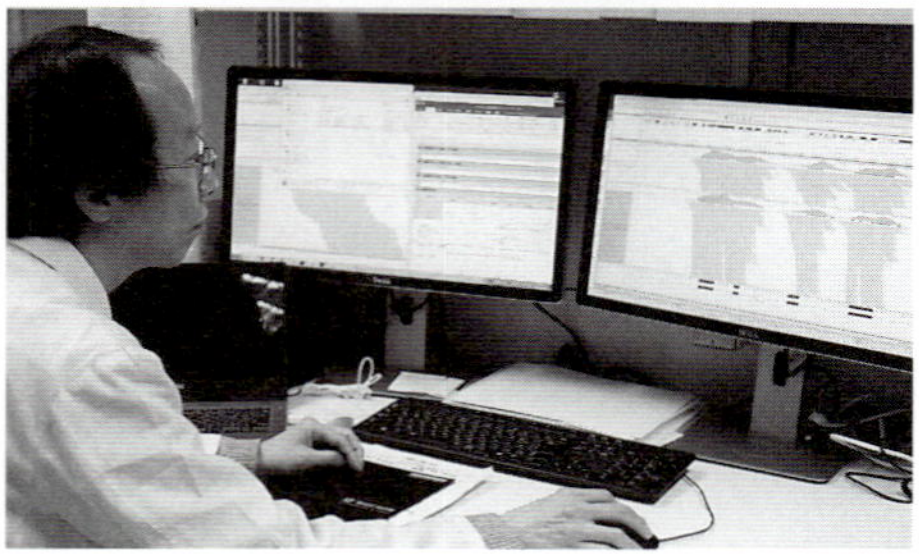

国立がん研究センター中央病院内の遺伝子検査室に導入されている遺伝子解析装置「次世代シークエンサー」。遺伝情報をもつDNAの塩基配列を短時間で大量に読み取ることができる

■がんゲノム医療中核拠点病院
（2018年4月現在）

北海道大学病院
東北大学病院
国立がん研究センター東病院
慶應大学病院
国立がん研究センター中央病院
東京大学医学部附属病院
名古屋大学医学部附属病院
京都大学医学部附属病院
大阪大学医学部附属病院
岡山大学病院
九州大学病院

遺伝子パネル検査においては、検査を行うだけでなく、検査結果を適切に解釈し、最終的に適切な治療につなげるための知識や技術が不可欠であることや、遺伝子という非常にデリケートな情報を扱うために、遺伝カウンセリング体制など、周辺のスタッフの育成を含め、十分な人的整備は大きな課題といえます。

●膵臓がん、胆道がんにおけるゲノム医療の現状

膵臓がんや胆道がんにおいてゲノム医療として承認申請に結びついた事例はないのが現状です。ただし、ＩＤＨ１、ＢＲＣＡ１／２やｄＭＭＲ、ＨＥＲ２、ＦＧＦＲ２（144～151ページ参照）などいくつかのターゲットに対して治療開発が進んでおり、今後の実用化が期待されています。また、遺伝子パネル検査の普及により、これら以外の重要なターゲットに対する治療開発の可能性もあります。

胆道がんや膵臓がんにおけるゲノム医療推進においては、大きく二つの課題が挙げられます。一つは採取できるがんの組織量が少ないという問題です。現在行われている遺伝子パネル検査のほとんどは、がん組織を用いるもので、ある程度のがん組織の量が必要です。胆道がんや膵臓がんでは、ＥＲＣＰやＥＵＳ－ＦＮＡといっ

遺伝子パネル検査（NCCオンコパネル／先進医療）の流れ

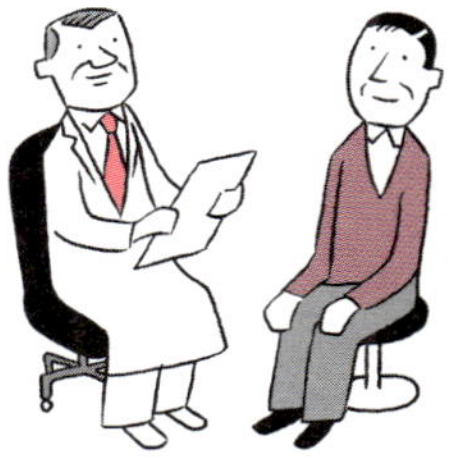

担当医から先進医療（＊）についての説明を受け、同意する

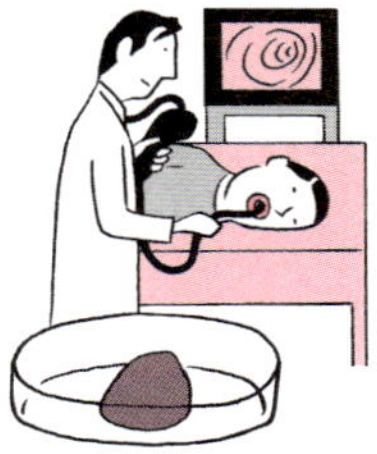

提出する腫瘍組織の準備と採血。保存組織がない場合は新たに採取する（生検）

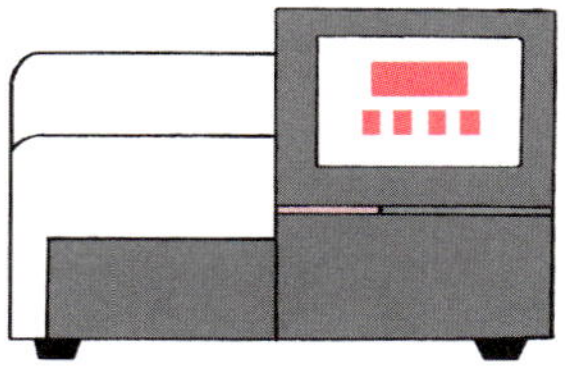

腫瘍組織・血液からDNAを抽出し、NCCオンコパネルにより解析。遺伝子異常を検出する（解析場所：理研ジェネシス）

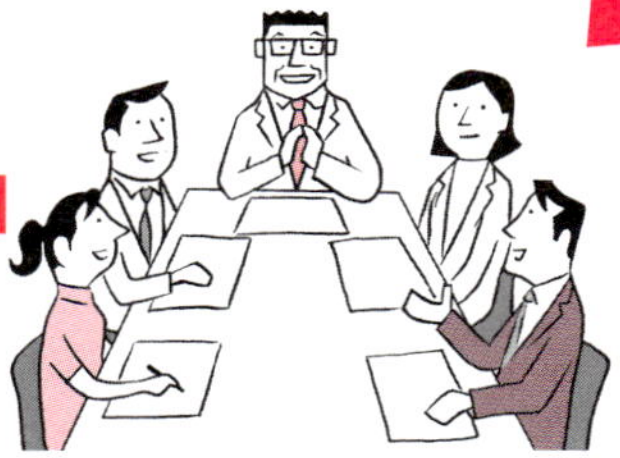

解析の結果は、エキスパートパネル（多職種の専門家会議）で医学的な意義づけを行う

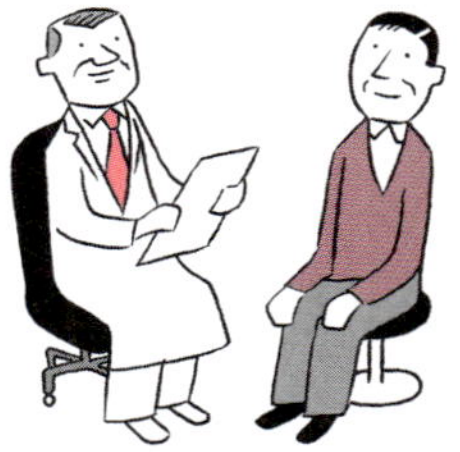

担当医から結果の説明を受け、治療の選択について相談する

＊先進医療B：効果・安全性の評価が定まっていない新しい治療法のうち、保険適用の対象とするか検討中のもの。一定の条件に適合した施設で受ける場合、保険適用となっているほかの治療とあわせた診療（混合診療）が可能。

た内視鏡検査でがん組織の採取（31、36、83、86ページ参照）を行いますが、胃がんや大腸がんなどと比べてがん組織の採取量は少ないのが現状です。

近年、最先端の遺伝子検査として、血液を採取し、血液中に含まれる遺伝子を調べる方法が行われはじめています。がん細胞が壊死した際などに血液中にもれ出てきたがんの遺伝子を調べるもので、本格的に実用化されれば、組織採取が困難な胆道がんや膵臓がんでも、負担のかかる内視鏡検査をくり返すことなく、複数回のがんゲノム検査を行うことが可能となります。

もう一つの課題は、患者数が少ないという問題です。たとえば、すでにがんゲノム医療が実用化している肺がんに比べると、患者さんの数には非常に大きな差があります。全体の患者数が少ないことに加え、特定の遺伝子異常をもつ患者さんを選定して治療対象とするがんゲノム医療では、当てはまる患者さんの数はさらに少なくなります。

希少がん、難治がんなどへのがん医療の充実が求められているものの、現実には企業主導の治療開発が進みづらいことは否定できません。こうした分野こそ、われわれ医師が主導で治療開発を進めることが重要であると考えています。

（大場彬博・森実千種／肝胆膵内科）

MRIガイド下放射線治療システム

ＭＲＩｄｉａｎは、ＭＲＩが組み合わされた放射線治療装置で、照射範囲が、がんに一致したときのみ照射が行われます。膵臓がんでも局所制御を目指す治療が始まっています。

一般に、放射線療法は、手術および抗がん薬による化学療法と並び、がん治療の三本柱とされています。ただし、胆道がんや膵臓がんにおいて、放射線療法が有効であるかどうかは必ずしも明らかではありません。その大きな理由の一つとして、胆道がん、膵臓がんでは、遠隔転移や腹腔内播種《はしゅ》などが発生しやすく、局所治療である放射線によって原発巣を攻撃し、増殖を抑える（局所制御）だけでは、必ずしも再発予防や生存期間の延長など、予後の向上に寄与できないことが挙げられます。

しかし、膵臓がんの3割程度は播種や転移を伴わない限局性の腫瘍であり、そうした患者さんに対して局所制御率を向上させることは大きな意義があると考えられます。

もう一つ、胆道がん、膵臓がんに対する放射線療法の有効性に疑問符が付く原因は、放射線に対して非常に脆弱《ぜいじゃく》である十二指腸や胃などの組織が近接して存在している点です。胆道がんや膵臓がんは呼吸により大きく動き、治療をする際には、その動きを考慮に入れた大きな範囲に照射を行うため、がんに集中的に十分量の放射線が投与できないことに加え、さらに消化管の被ばくが大きくなってしまうことも問題となります。

従来の放射線治療装置では放射線照射中は、がんや消化管の動きを見ることができなかったため、がんに限局した治療を行うことができませんでした。

国内で初めて国立がん研究センター中央病院に導入されたＭＲＩｄｉａｎ（メリディアン）は、放射線治療装置とＭＲＩを組み合わせた装置であり、放射線照射中に継続的にＭＲＩを撮影し、胆道がんや膵臓がんの呼吸による動きや、消化管の動きを連続して観察することができます。したがって、がんが放射線治療計画に合致した位置にきたときのみ放射線照射を施行し、がんがそこから外れてしまったときには照射を行わないということが可能です。さらに、十二指腸などが照射範囲内に動いてきたときにも直ちに照射を止めることが可能です。また、撮影したＭＲＩを用いてその場で放射線治療計画をつくり直すこともできます。

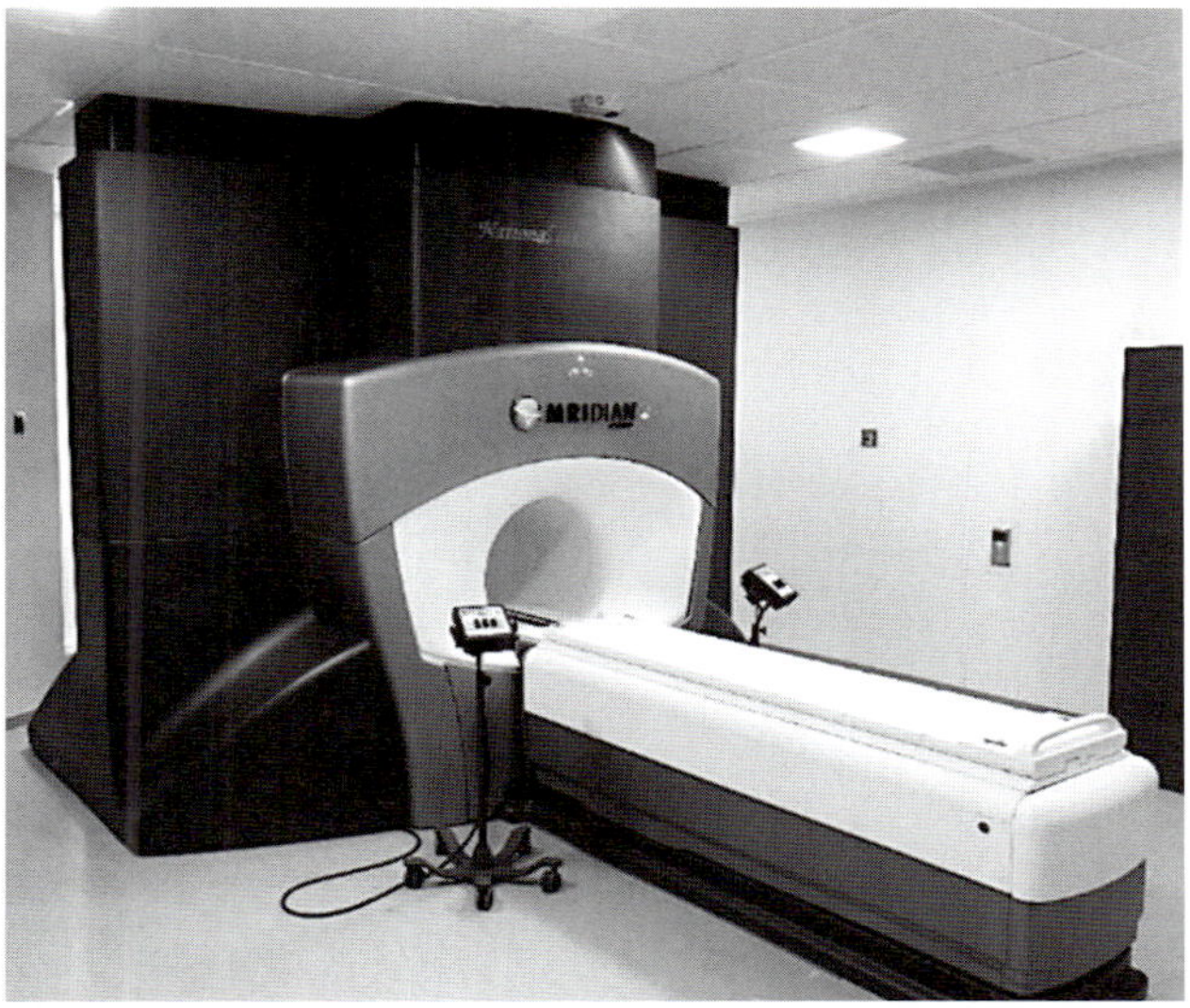

MRIdianの全体像

コバルト放射線治療装置とMRIが融合された装置

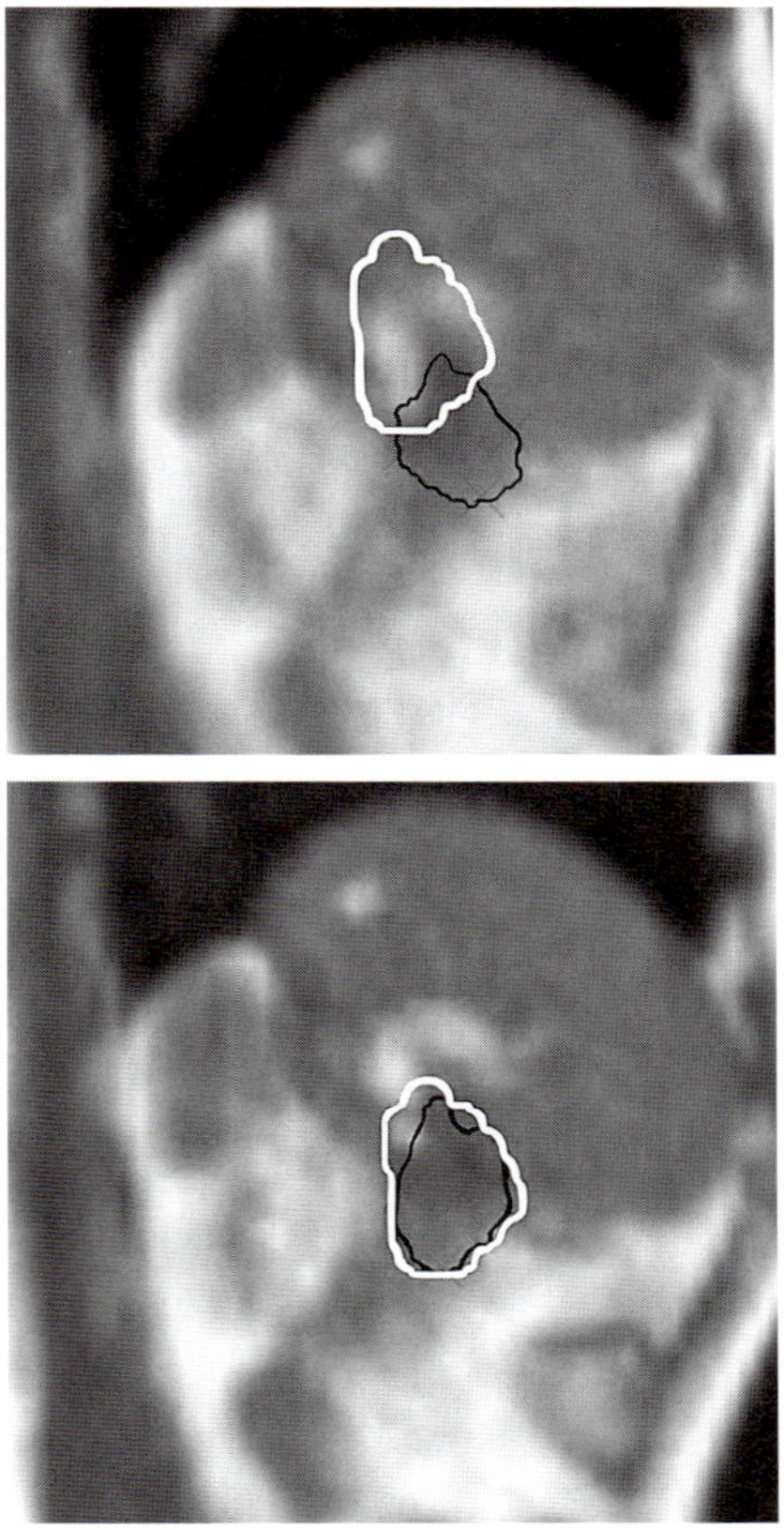

膵臓がんのMRIdianによる放射線治療画像

放射線照射中連続的に体の断面のMRIが描出され、黒い膵臓がんを示すラインと、放射線照射範囲を示す白いラインが重なったときのみ放射線照射が施行される。このようなしくみにより呼吸性移動を無視してがんにのみ限局して放射線を投与することが可能となった

この治療装置により、今までの放射線療法では不可能であるほどの高い線量を短い期間に投与することが可能となりました。たとえば1回10グレイ（グレイは放射線の単位）で全5回といった投与です。このような高い線量の投与により胆道がんや膵臓がんでも局所制御が可能となることが徐々に報告されつつあります。

化学療法施行後にも、遠隔転移や腹膜播種がなく原発巣および近接したリンパ節転移に限局した膵臓がんで、ＭＲＩｄｉａｎを利用して10グレイ5回の照射を施行すると、重篤な副作用なく、1年生存率80％以上が得られると報告されています。今後もさらに臨床試験を施行し、その有効性および長期成績を検討する必要がありますが、今までの放射線療法の非力さを覆す可能性が期待されています。

ＭＲＩｄｉａｎによる1回6グレイ以上を照射する方法は保険承認が得られておらず、国立がん研究センターでは自由診療で行われています。1回6グレイ未満の線量では、画像誘導強度変調放射線治療の技術を用いるならばＭＲＩｄｉａｎでも保険診療として認められ、患者さんの状態に応じてＭＲＩｄｉａｎの使用法を使い分けているところです。

（伊丹　純／放射線治療科）

重粒子線治療（膵臓がん）

Ⅰ　Ⅱ　Ⅲ
（臨床試験の進行段階）

線量集中性に優れ、がん細胞の破壊力が大きい重粒子線治療は、膵臓がんの治療に対してもその効果が期待され、切除不能局所進行膵臓がんに対する臨床試験が進んでいます。

通常の放射線治療ではX線（エネルギーの高い光子線）が用いられますが、重粒子線治療では炭素の原子を光に近い速度まで加速して、それをがんにめがけて照射します。重粒子線治療の最も大きな特徴はブラッグピークという線量分布を示すことです。ブラッグピークでは、ある一定の深さにのみ放射線が照射され、それより浅いところの放射線量は少なく、それより深いところに放射線は進みません。したがって、その深さをがんの位置に設定すれば、がんに集中して効率よく十分量の放射線を照射することが可能です。

重粒子線治療は、通常のX線治療より3倍程度がんを破壊する力が大きく、通常のX線には抵抗性を示す腺がんに対しても効果を発揮することが明らかになっています。そこで、腺がんが多いとされる膵臓がんへの適応が注目されています。また、膵臓の周囲には胃や十二指腸、肝臓といった放射線の影響を受けやすい臓器が集まっており、これらを避けて病変のみに高い線量を照射する必要があり、線量集中性の高い重粒子線は、この点からも膵臓がんへの効果が期待されます。

日本には現在、重粒子線治療が可能な施設が、6施設あり、さまざまな部位に対する臨床試験が行われています。膵臓がんに対しては、２００３～２０１１年に切除可能な膵臓がんの患者

重粒子線とX線の体内線量分布

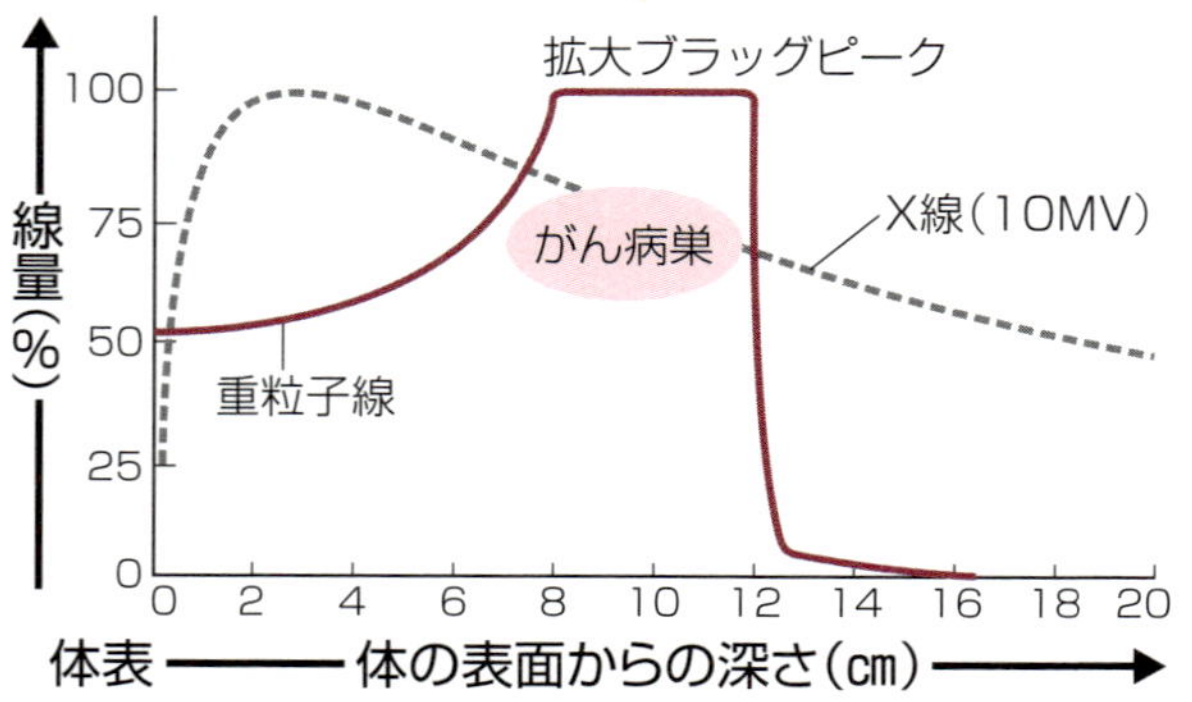

重粒子線は決まった深さ（拡大ブラッグピーク）で集中的に放射線を照射し、それより深いところの放射線被ばくは皆無である。またその決まった深さにおける生物学的効果はX線の約3倍ある

※重粒子線治療では、膵がんと肝内胆管がん（どちらも、手術による根治的な治療法が困難、かつ転移病巣がないもの）は、2022年4月から保険適用になりました。

局所進行膵臓がんに対する化学放射線療法の報告

	報告年	症例数	治療法	1年生存率	2年生存率
ECOG (E4201)	2008	34	GEM+RT	50%	12%
		37	GEM	32%	4%
Sudo	2011	34	S-1+RT	71%	25%
Small	2011	28	GEM+BZ+RT	45%	17%
Schellenberg	2011	20	GEM+SBRT	50%	20%
Ikeda	2013	60	S-1+RT	72	26
Suker	2018	22	FOLFIRINOX+RT	68%	14%
放医研	2016	47	GEM+CIRT	79%	48%
重粒子多施設	2018	72	CIRT±CTx	73%	46%
サガハイマット	2018	64	CIRT±CTx	−	53%

放医研：放射線医学総合研究所病院　重粒子多施設：重粒子線多施設共同臨床研究（J-CROS Trial）　サガハイマット：九州国際重粒子線がん治療センター
GEM：ゲムシタビン　BZ：ベバシズマブ(血管新生阻害薬)　CTｘ：化学療法
RT：X線　SBRT：定位放射線治療　CIRT：重粒子線

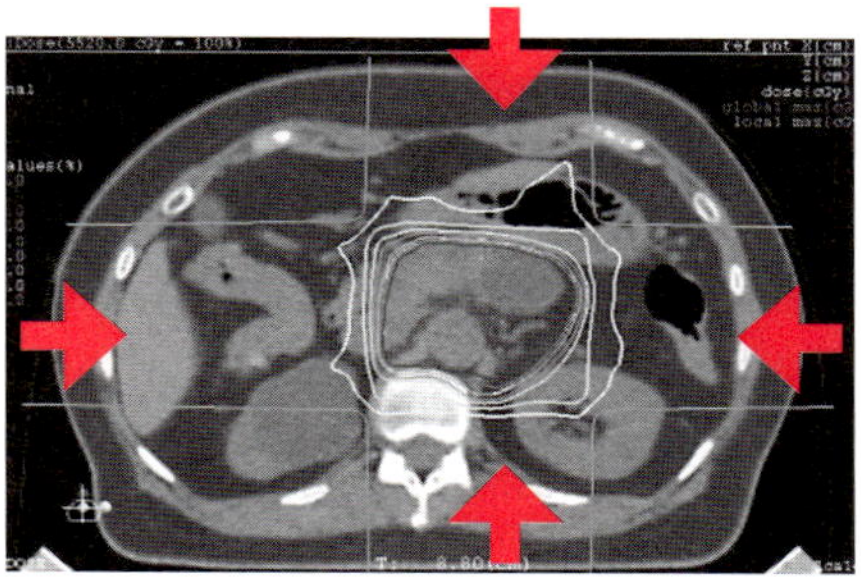

膵臓がん重粒子線治療後のCT画像

膵体部がん切除不能症例、12回の照射で2年半再発を認めない。

（資料・写真提供：九州国際重粒子線がん治療センター 寺嶋広太郎医師）

さんに対する術前短期重粒子線治療の臨床試験が行われ、手術後の合併症を増加させることなく、局所再発のリスクを低減し、生存期間を延長する可能性が示されました。

現在は、4施設共同（放射線医学総合研究所病院、群馬大学重粒子線医学研究センター、九州国際重粒子線がん治療センター、神奈川県立がんセンター）で局所進行膵臓がんの患者さんを対象にした臨床試験が進んでいます。切除ができないと判断された患者さんに対して、標準治療であるゲムシタビン単独療法を行った場合と、それに重粒子線を併用した場合の治療効果を比較するものです。この臨床試験に先立ち、照射する総線量を決定するために行われた試験では、局所再発を抑え、生存期間についても良好な結果が得られています。今後、どの程度の効果が示されるのか報告が待たれるところです。

日本では、今後も新たな重粒子線治療施設の建設が計画されています。世界最多の施設数を誇るわが国においては、多くの患者さんへの治療実績を蓄積し、有効性が高く、より安全な新しい治療法の確立のため、有益な情報を世界に向けて発信する役割を担っているといえます。重粒子線の優れた特徴を生かし、膵臓がんなどの難治がんに対する応用がさらに広まることが期待されます。

（伊丹　純／放射線治療科）

家族性膵がんの概念と今後のあり方

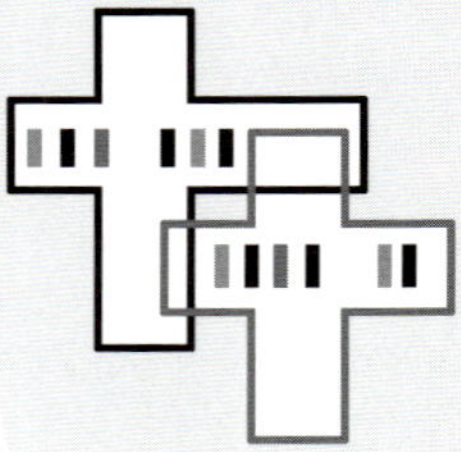

家族性膵がんとは

難治がんとして知られる膵臓がんですが、その原因については、十分には解明されていません。ただし、一部の膵臓がんは「親から子に遺伝する〝がんになりやすい体質〟」を原因として発症していると考えられています。この場合、血縁者のなかに膵臓がんが多く発症し、こうした家系を「家族性膵がん家系」と呼びます。

家族性膵がん家系の定義は「膵臓がんに罹患《りかん》した一対以上の第一度近親者がいる家系（親子または兄弟姉妹に2人以上の膵臓がん患者さんのいる家系）」とされています。この定義を満たすのは膵臓がん患者さんの4～10％で、この割合は欧米と日本で大きな違いはなさそうです。

統計的には家族性膵がん家系では膵臓がんの発症のリスクがそれ以外の家系よりも高く、日本の研究では2・5倍程度と報告されています。ただ、これはあくまでも統計的な数値であり、この定義に当てはまったからといって、必ず親から遺伝子異常を引き継いでいるとは限りません。現在わかっている「がんになりやすい遺伝子」がみつかるのは、家族性膵がん家系の10～20％程度といわれています。つまり、残りの80～90％の家系は、人類がまだ解明できていない〝がんになりやすい遺伝子〟を引き継いでいるか、別の原因で家族ががんにかかりやすくなっているか、もしくはたまたま家系に膵臓がんが多めに発症しただけ、ということかもしれません。

海外では以前から家族性膵がんに関する研究は盛んで、数々の研究実績が報告されています。それらの成果が、膵臓がんのリスクが高い家系の同定、早期発見技術の開発、がんの原因遺伝子の解明、治療法開発などにつながっています。

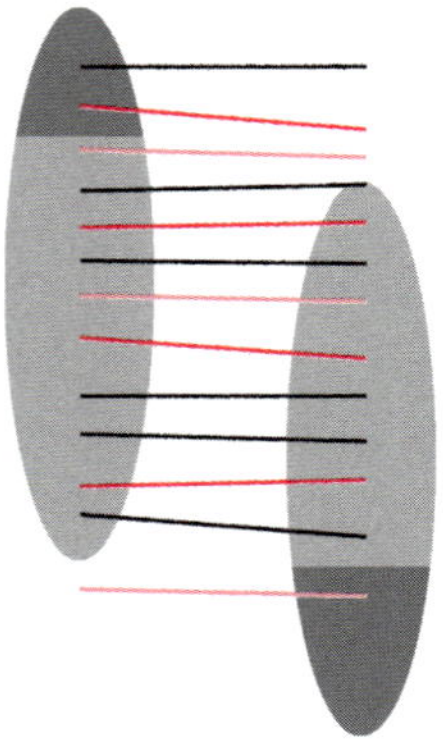

■家族性膵がんで知られている関連遺伝子

遺伝子名	遺伝形式	リスク	関連する遺伝性腫瘍・遺伝性疾患
BRCA2	常染色体優性	3.5～6	遺伝性乳がん卵巣がん症候群（HBOC）＊
PALB2	常染色体優性	不明	家族性乳がん
CDKN2A/p16	常染色体優性	7.4～47.8	家族性異型多発母斑黒色腫症候群
STK11	常染色体優性	132	ポイツ・ジェガース（Peutz-Jeghers）症候群
PRSS1	常染色体優性	53	遺伝性膵炎
ATM	常染色体優性	不明	毛細血管拡張性小脳失調症
ミスマッチ修復遺伝子 hMSH2, hMLH1 など	常染色体劣性	～8.6	リンチ（Lynch）症候群など

＊Hereditary Breast and/or Ovarian Cancer Syndrome

解明されている原因遺伝子

膵臓がん発症のリスクを高める原因遺伝子としてＢＲＣＡ２、ＢＲＣＡ１、ＰＡＬＢ２、ＣＤＫＮ２Ａ／ｐ16、ＳＴＫ11、ＰＲＳＳ１、ＡＴＭ、ミスマッチ修復遺伝子などの生殖細胞に関連する変異が知られています（左表）。家族性膵がんでみつかる遺伝子異常で最も頻度の高いのはＢＲＣＡ２遺伝子変異（10％）で、ＰＡＬＢ２、ＡＴＭがそれに続きます。ＢＲＣＡ２は遺伝性乳がん卵巣がん症候群（Hereditary Breast and/or Ovarian Cancer Syndrome:：ＨＢＯＣ）の原因遺伝子として有名で、この遺伝子変異がある場合は乳がん、卵巣がんのことも念頭において対応する必要があります。また、ミスマッチ修復遺伝子（ＭＬＨ１、ＭＳＨ２、ＭＳＨ６、ＰＭＳ２、ＭＬＨ３、ＭＳＨ３の６種類の遺伝子をまとめてこのように呼んでいます）は大腸がんや子宮体がんなどが家系に多発することで知られているリンチ症候群の原因遺伝子です。ＨＢＯＣやリンチ症候群は、遺伝性腫瘍全体でみた場合に頻度が高いため、もともと社会的にも認知度が高い症候群でしたが、最近では、特定の治療の効果が期待できる、という点でも注目されています（166ページ参照）。

一方で、あまり認知度は高くありませんが、「膵臓がん発症のリスクが特に高い」遺伝子（遺伝性疾患／症候群）は、ＳＴＫ11（ポイツ・ジェガース症候群／Peutz-Jeghers）、ＰＲＳＳ１（遺伝性膵炎）、ＣＤＫＮ２Ａ／ｐ16（家族性異型多発母斑《ぼはん》黒色腫症候群）が挙げられます。国内でこれらの遺伝子異常をもった家系に遭遇する機会は非常にまれではありますが、もしこの遺伝子異常がみられた場合は膵臓がん発症については相当な注意が必要です。

日本でも始まった家族性膵がん登録制度

米国ではジョンズ・ホプキンス大学のRalph H.Hruban教授らが中心となって１９９４年にThe National Familial Pancreas Tumor Registry（ＮＦＰＴＲ）を設立し、20年以上にわたって家族性膵がんに関する研究をリードし続けてきました。実際に彼らはこの登録制度を母体に、多くの膵臓がんの患者さんや家族の情報、血液、がん組織などを系統的に収集し、診療・研究の分野でさまざまな実績を残してきました（上図）。

日本では２０１４年に京都大学で日本膵臓学会家族性膵癌登録制度（略称ＪＦＰＣＲ：愛称Family PaC Study）の運用が開始され、２０１５年に多施設共同研究へと拡大しました（次ページ図）。

こうした登録制度が社会的に周知され、登録の意義の理解が深まり、登録者が増えていくことによって、「膵臓がんが家系内に多発していると、家族が膵臓がんにかかるリスクが高まるのか」といった、日本における家族性膵がんの発生状況および発がんリスクなどが明らかになっていくと考えられます。さらに、収集された情報の分析を進めることにより、膵臓がんの発がんメカニズムの解明、原因となる遺伝子の特定などにつなげ、効率のよいスクリーニング検診の構築など、リスクが高いと予測される家系を対象に、早期診断や治療に関する研究を立ち上げることも期待されています。

米国の「家族性膵癌登録制度」と実績

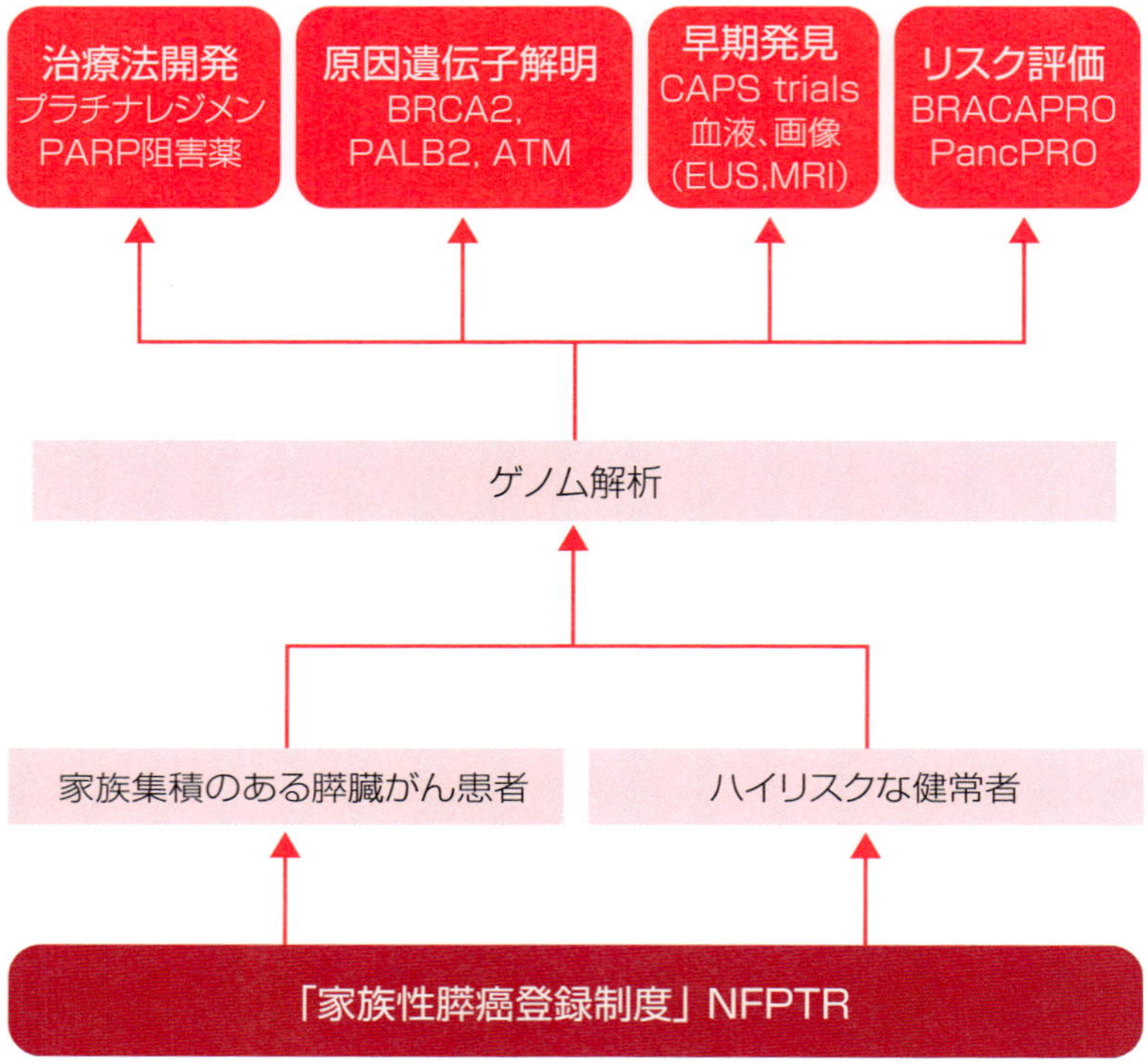

日本の「家族性膵癌」登録制度

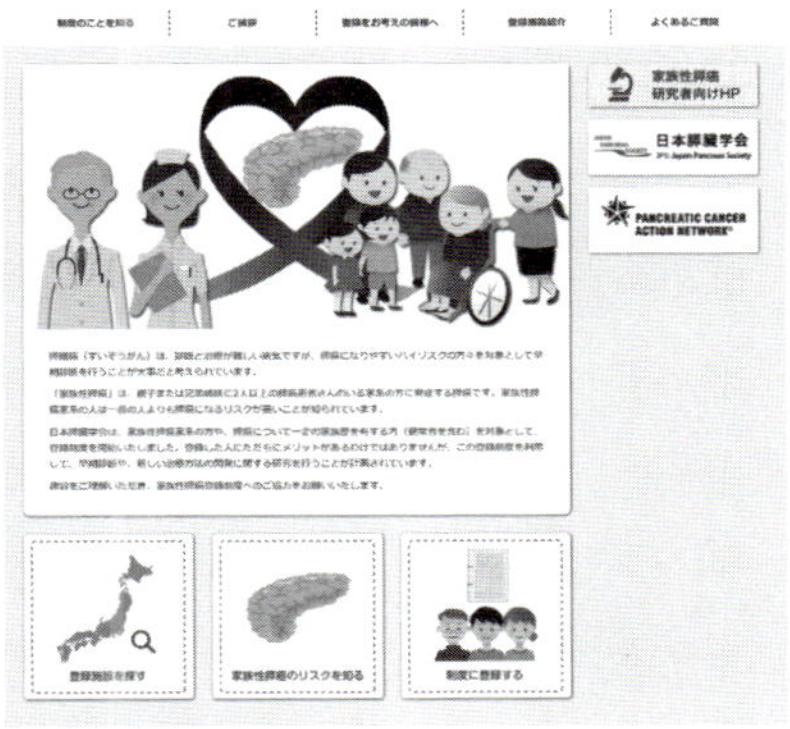

「家族性膵癌登録制度」
ホームページhttp://jfpcr.com/

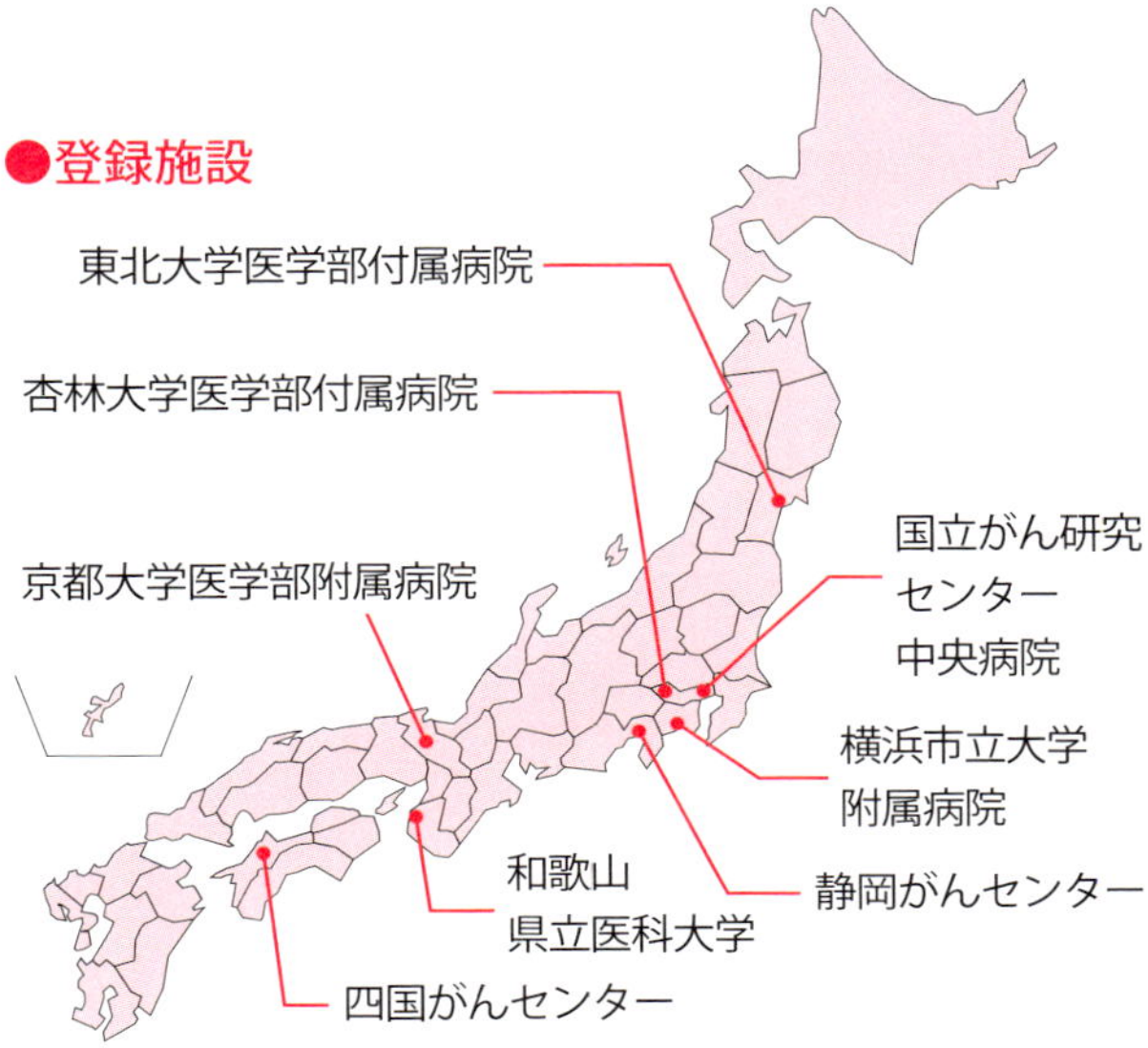

家族性膵癌登録制度ホームページより

■登録にあたっては

Family PaC Studyでは、研究に関する説明・同意ののち、登録者本人・家族の病歴や嗜好《しこう》などの情報を質問票で収集し、匿名化したうえでそれらの情報を日本膵臓学会家族性膵癌レジストリ委員会事務局のサーバーに入力する。また、登録時点で、その家系の「連絡担当者」を決めてもらい、年１回、連絡担当者に手紙で追跡調査用紙を送付。近況報告（家族内にがんの発症者がいないかなどの情報）の返信により、さまざまな情報を収集・蓄積していくシステムになっている。

早期診断を可能にする検診システムの確立に期待

残念ながら膵臓がんの早期診断法は、確立していませんが、家族性膵がん家系や、膵臓がんのリスクが高い遺伝子変異をもっていることがわかっている家系では、早期診断は喫緊の課題です。そのため、海外でCAPSコンソーシアムという会議が開催され、この領域に造詣《ぞうけい》の深い臨床医、研究者49人が集まり、今ある情報で、最善の方針は何かについて話し合われました。この会議で得られたコンセンサスによると、ポイツ・ジェガース症候群やCDKN2A変異保持者はその条件のみで、BRCA2変異・PALB2変異・ミスマッチ修復遺伝子変異をもっている場合は、その条件に加えて「膵臓がんの家族歴を有する」という条件を満たした場合にスクリーニングを推奨するとされています。

また、初回の検査は超音波内視鏡（EUS）and／or MRI／MRCP（磁気共鳴胆管膵管造影）が推奨というコンセンサスは得られましたが、その後のスクリーニングに用いられるモダリティ（検査装置）や最適な検査間隔などについては十分なコンセンサスが得られませんでした。ただ、EUS、MRI／MRCPを推す意見が比較的多く、間隔も6〜12カ月という意見が多かったと報告されています。

日本のFamily PaC Studyの研究グループでも国内のエキスパートが集まりコンセンサスミーティングが行われ、おおむねこのCAPSコンソーシアムの方針に沿った方針が話し合われ、現在その意見の取りまとめを行っているところです。

家族性膵がんに効果を示す分子標的薬

家族性膵がんに関連する遺伝子変異の特定が進んでいるなか、近年抗がん薬治療の領域で話題となっているのが、PARP（ポリADP‐リボースポリメラーゼ）阻害薬という分子標的薬です。これは、BRCA1／2、PALB2といったDNAの修復機能に異常がある腫瘍に対して効果を発揮するとされています。

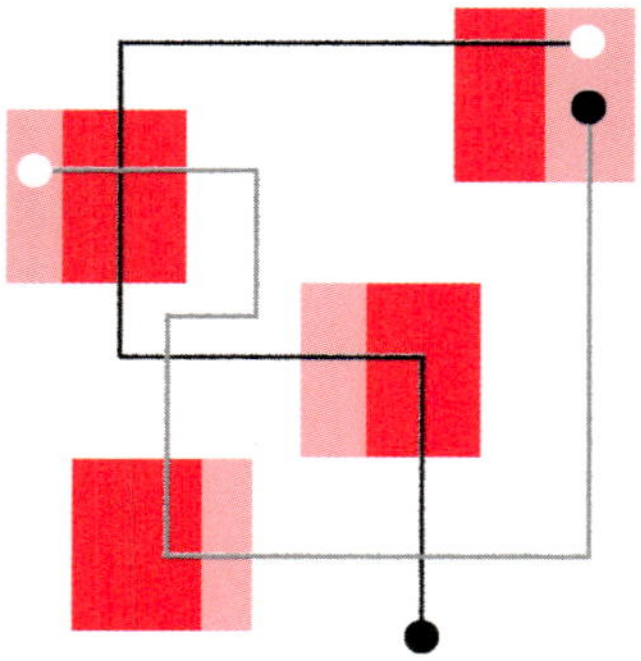

実際にBRCA1／2の変異陽性の進行卵巣がんではPARP阻害薬であるオラパリブの有効性が示され、米国ではFDA（米国食品医薬品局）より承認されています。膵臓がんにおいてもPARP阻害薬の開発が行われています（146ページ参照）。プラチナ製剤でがんの進行がコントロールされているBRCA1／2変異陽性の膵臓がんの患者さんに対し、維持療法としてのPARP阻害薬の有効性を検証する第Ⅲ相試験が国際共同治験（日本は未参加）として進行中です。

また、リンチ症候群の原因遺伝子として有名なミスマッチ修復遺伝子異常がある腫瘍の場合、免疫チェックポイント阻害薬である抗PD‐1抗体（152ページ参照）の効果が高いことがわかってきています。

家族性膵がんについての知見を深めることは、がんの原因遺伝子解明、早期診断、治療とさまざまなジャンルでの進歩が期待されます。日本では登録制度が開始されたばかりであり、基盤となる情報を収集し、しっかりとした成果を得るには長い期間が必要です。登録制度の啓発および充実や整備を含め、粘り強く研究を続けていく必要があります。

（森実千種／肝胆膵内科）

第4部
胆道がん・膵臓がんの治療を受ける患者さんへ

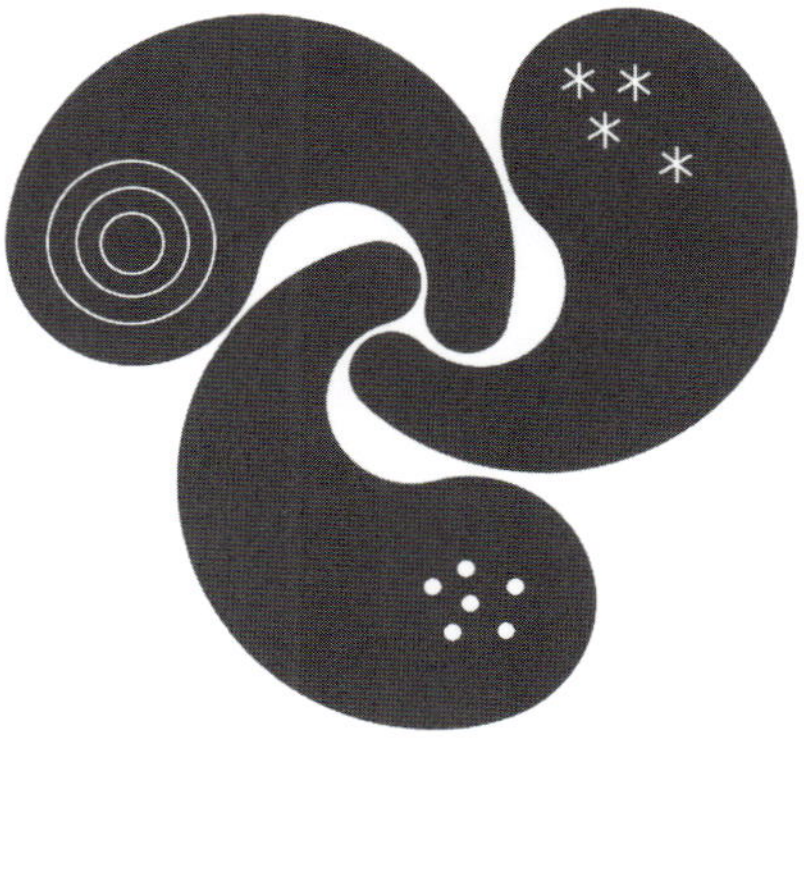

国立がん研究センター中央病院のかかり方

国立がん研究センター中央病院（以下中央病院）は、がんの診療、研究、臨床試験など、種々のがんの征圧を目指す中核拠点となるがん専門病院で、よりよいがん治療を求めて、日々多くの患者さんが受診します。

とはいえ、がん専門病院は普段は縁遠い存在であり、敷居が高いと感じていたり、受診に際していろいろと不安を抱えていたりする患者さんも少なくありません。

そこで、ここでは、中央病院はどのように受診したらよいのか、治療はどのように進められるかなど、胆道がん、膵臓がんの患者さんを中心に、具体的な手順を追って紹介していきます。

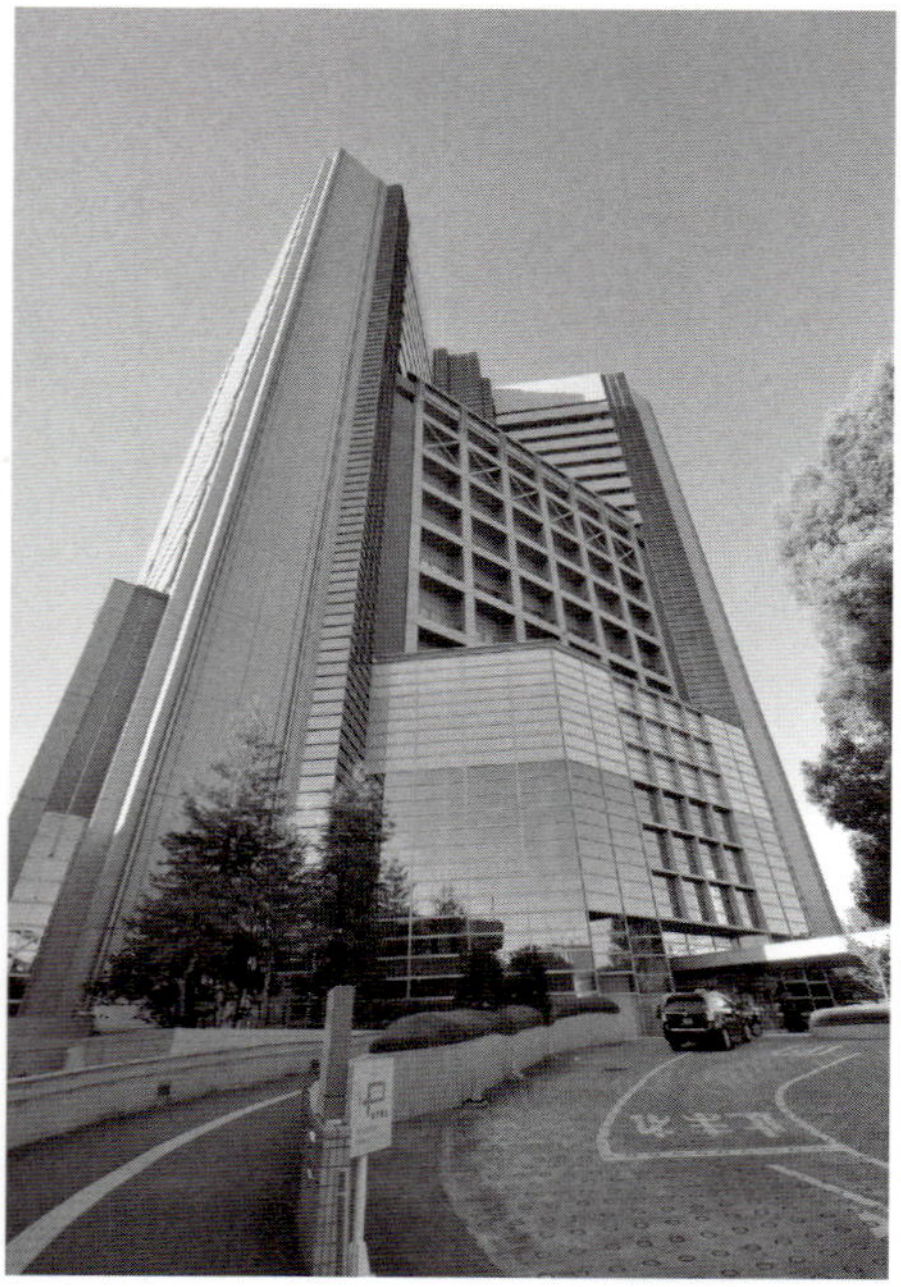

国立がん研究センター中央病院の正面からのアプローチ

■胆道がん、膵臓がんの患者さん

胆道がん、膵臓がんの治療を求めて、幅広い患者さんが受診します。たとえば、

- 検診などで胆道がん、膵臓がんと診断され、治療を目的として受診
- 胆道がん、膵臓がんが疑われ、これから診断や治療方針を検討
- すでに治療中で新しい治療、臨床試験の情報などを求めて受診　などです。

それぞれの患者さんに合わせた、適切な治療方法を選択するために、肝胆膵内科、肝胆膵外科をはじめとする、多部門の専門医が情報を共有し、協力し合って考えていきます。

受付から治療にいたる流れ

初診

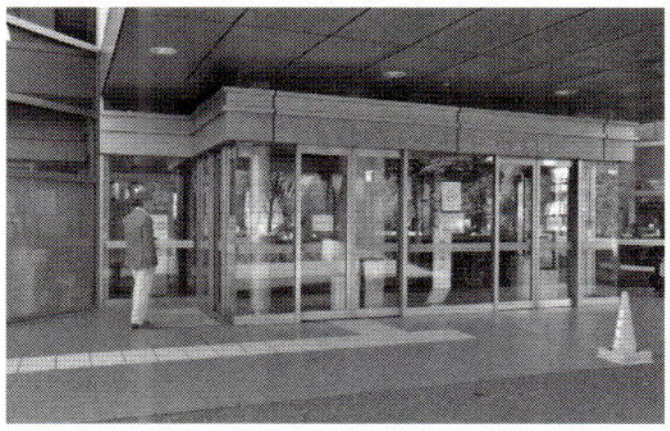

病院入り口を入ると、左側に受付のカウンターがある

❶受付（初診までの手続き）

国立がん研究センター中央病院を、胆道がん、膵臓がんの疑いや診断に基づいて受診する場合、予約センターに電話で申し込めば、最短で翌日の初診予約をとることが可能です。診断、治療にはさまざまな情報が必要なため、かかりつけ医、または現在の病状を診断した医療機関からの紹介状（診療情報提供書）を準備し、予約当日に持参する必要があります。

当日は初診受付で、診療券（IDカード）を作成するための事務手続きを行い、病歴や内服薬、体質などに関する問診票の記入、バイオバンク事業に関する説明、持参した診療情報（画像データなど）の電子カルテへの取り込み作業などが進められます。

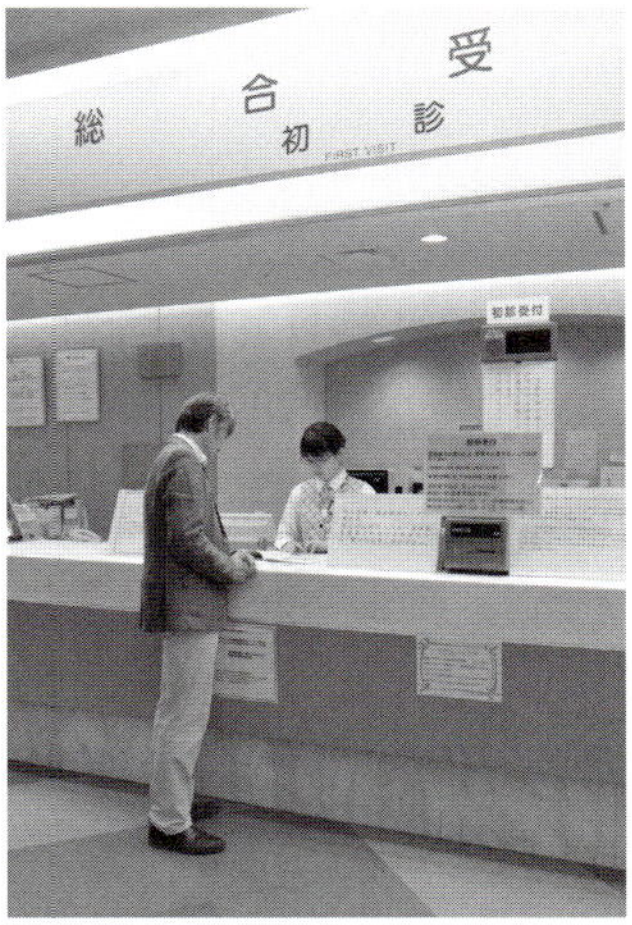

予約当日は最初に初診受付のカウンターで事務手続きなどを行って受診の準備をする

❷バイオバンク事業

がんのなりやすさ、予後、治療効果、副作用に関する研究が進歩することで、患者さんによりよい治療が提供できます。その研究の取り組みの一つとして、バイオバンク事業があります。同意に基づいて、患者さんの血液やがんの組織、それに付随する情報などを保管し、研究のために活用するシステムです。

国立がん研究センターでは初診受付時、すべての患者さんに専門のスタッフがわかりやすく説明して、事業への協力を呼びかけています。

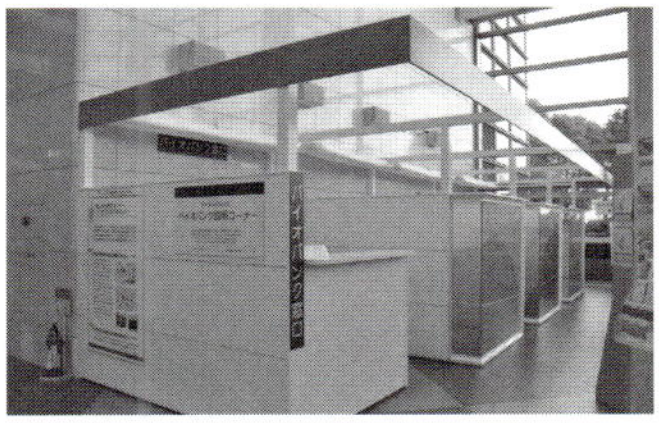

バイオバンク事業の説明ブース

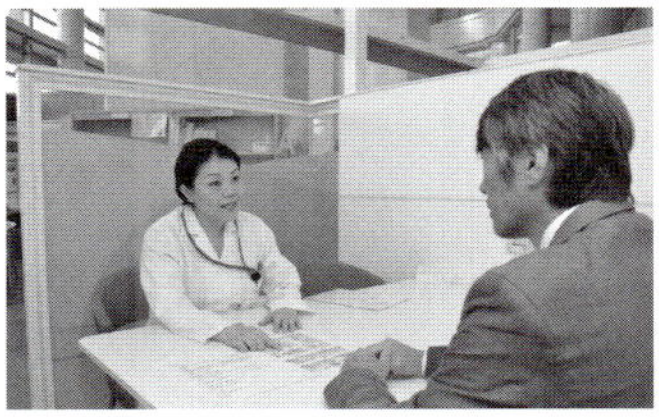

専門スタッフが丁寧に説明する

③診察（初診ですること）

受付が終了したら専門医の待つ外来に移動し、当日の診療予約の順番に診察が行われます。その日の外来担当の肝胆膵内科、肝胆膵外科の医師が初診にあたります。

初診日には、問診、診察、紹介元から提供された検査データの確認、必要に応じて実施した追加検査結果をチェックし、そのうえで、病状の説明、治療開始までの予定や治療内容などの提案が行われます。治療方針検討のために、内視鏡検査をはじめ、必要な検査のスケジュールが組まれます。

初診の際には看護師が同席し、わかりにくい部分の説明を補うことで、患者さんや付き添いの家族が安心できるように配慮しています。

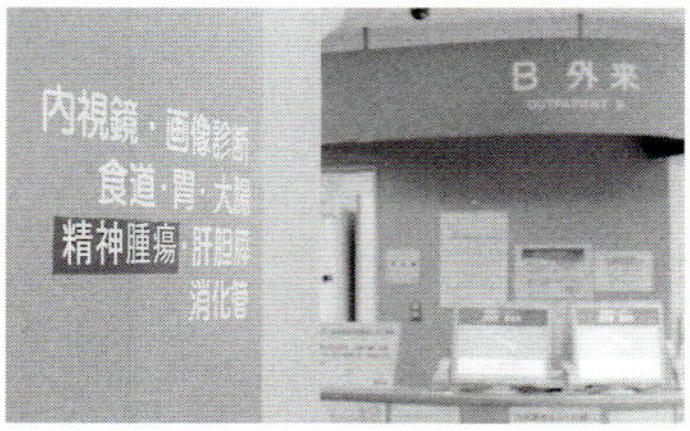

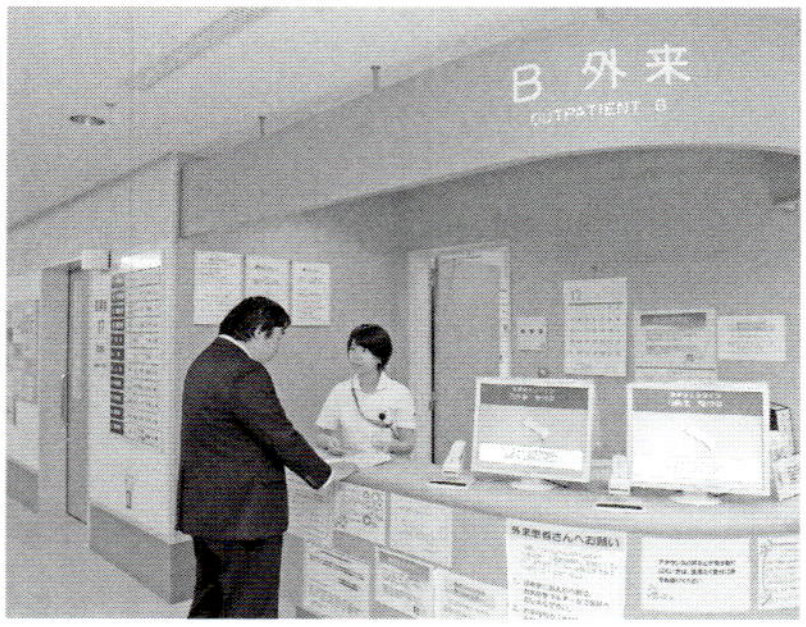

胆道がん、膵臓がんの外来受付

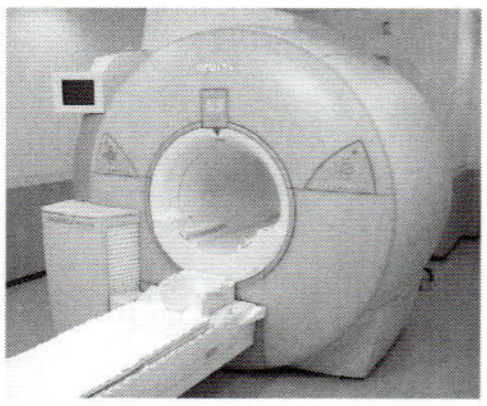

MRI装置

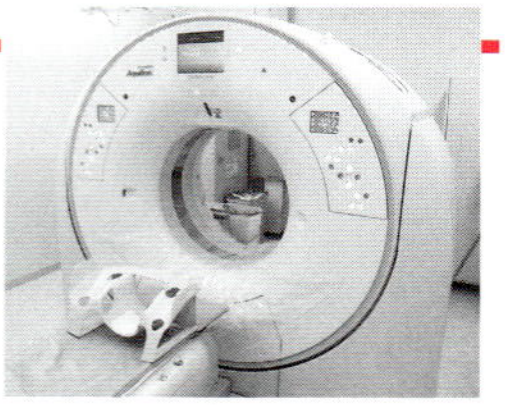

CT装置

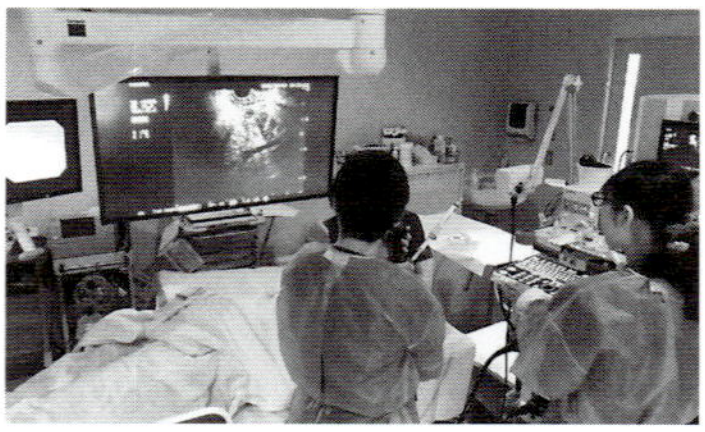

内視鏡を用いた細胞採取

■胆道がん、膵臓がんの検査について

胆道がん、膵臓がんの診断は、超音波、CT、MRIといった画像検査を中心に行われます。しかし胆道、膵臓とも位置的に病巣についての詳しい情報がとらえにくい臓器です。

近年、内視鏡の機器、技術の著しい進歩により、口から消化管を経て挿入する内視鏡を用いての詳細な検査が可能となってきています。内視鏡を十二指腸乳頭《にゅうとう》部まで送り、細いチューブを胆管や膵管に伸ばして造影剤を注入する、あるいは超音波発生装置を備えた内視鏡で胆道、膵臓を体内から観察する、加えて病理検査のための組織や細胞の採取も可能となっています。

必要に応じて、初診段階で検査の予定を入れ、スムーズな治療選択につながるようにしています。

治療方針の説明

初診時、または初診後に検査を実施したあとの受診時に、具体的な治療方針を相談します。医師はまず、「標準治療」について説明します。標準治療は、これまでに患者さんの協力により実施された臨床試験によって効果や副作用が明らかになっている確立された治療法です。

胆道がん、膵臓がんの場合も、可能であればがんを切除する手術が第一の選択肢です。がんの位置や広がり、患者さんの全身状態などから、手術が可能かどうか厳密に判断されます。

手術可能と判断されれば、肝胆膵外科の医師から最適な手術法等の説明を受け、医師とともに治療法を選択していきます。次いで、8階の周術期センターにて手術に対するリスクのチェック、口腔内ケア、リハビリを含めた周術期の説明を看護師がていねいに行います。

手術が選択できない場合は、肝胆膵内科の医師から化学療法の治療方針について説明を受け、納得のいく治療を選択することになります。

標準治療と同時に、がんの症状や治療の副作用を予防、軽減する支持療法、緩和ケア治療を患者さんに提供し、有効な治療ができるだけ安全に、安心して受けられるよう配慮します。

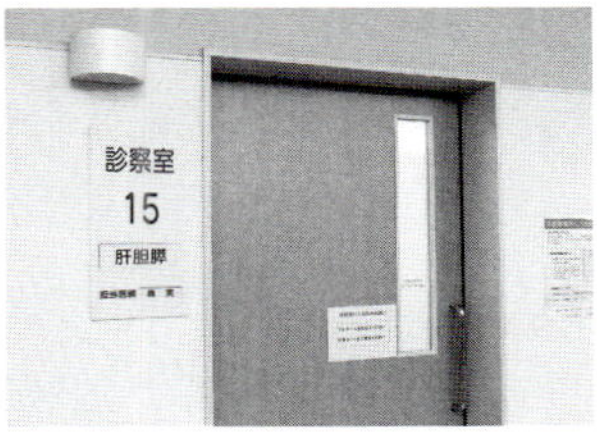

●臨床試験・治験の提案

中央病院は、国内でも有数の幅広い臨床試験・治験を実施している施設で、これらを、治療の選択肢の一つとして提示できるよう努力しています。患者さんが参加可能な臨床試験・治験があれば、治療方針の相談のなかで提案します。試験の目的、その効果や副作用、研究的な検査や処置などについての十分な説明がなされ、参加への同意には、本人や家族の自発的な意思が尊重されます。

■臨床研究コーディネーターとは

臨床研究コーディネーター（CRC：Clinical Research Coordinator）は、臨床試験、治験などが円滑に行われるように、研究全体を調整する役割を担う職種です。研究に関する事務的な業務や、患者さんと医師・製薬会社間の調整、患者さんの心と体のケアなどを行います。医療従事者としての経験が必要とされるため、看護師や薬剤師などを経験した人がその役割を果たすことが一般的です。中央病院には多数のCRCが在籍しており、患者さんの臨床試験への参加を支援しています。

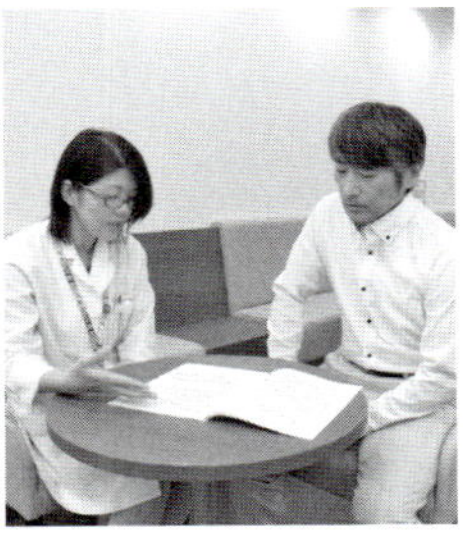

臨床試験・治験に関心がある場合や、参加を勧められた場合には、臨床研究コーディネーターから、納得のいくまで疑問点を説明してもらう

治療法の選択と治療開始

●手術療法

治療法の選択にあたっては、担当医から手術の目的、選択可能な手術法、術後の合併症などの説明が行われます。周術期センターで術前検査計画を立て、入院の説明、麻酔科受診を行い、入院と手術のスケジュールなどを決めます。

原則として手術の2日前に入院します。入院時には、担当医の説明が行われ、看護師からは入院中の過ごし方についての説明があります。手術方法により差がありますが、入院期間は2週間から1カ月程度です。

手術で摘出したがんは病理科で検査され、その患者さんのがんのステージ、性質が最終的に決定されます。検査結果に問題がなければ治療は終了します。手術後は3カ月くらいかけて体力や日常生活の回復を図ります。

検査の結果、再発のリスクが高いと判断される場合は、術後補助化学療法が追加されることがあります。その場合には、肝胆膵内科の医師により、個々の患者さんに適した治療の進め方の説明が行われます。

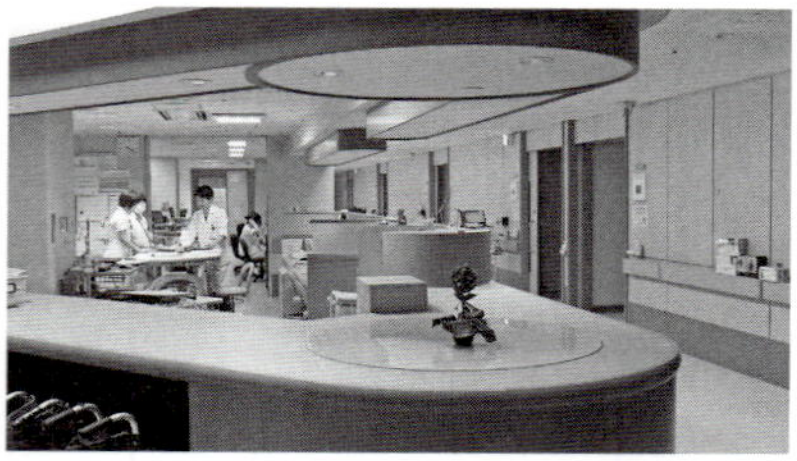

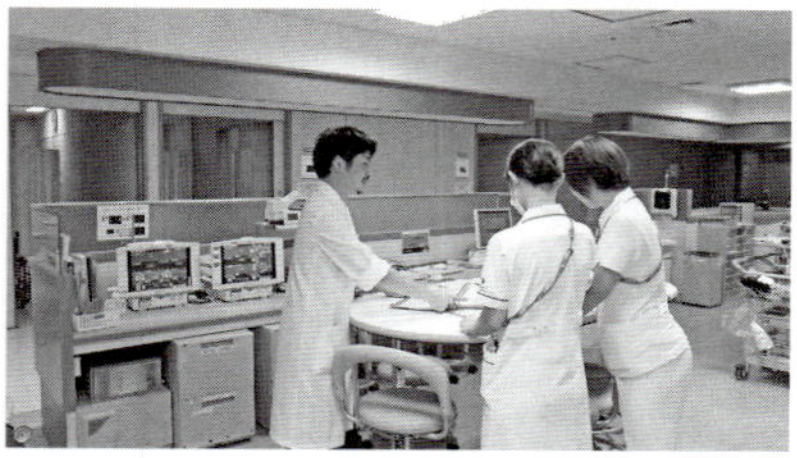

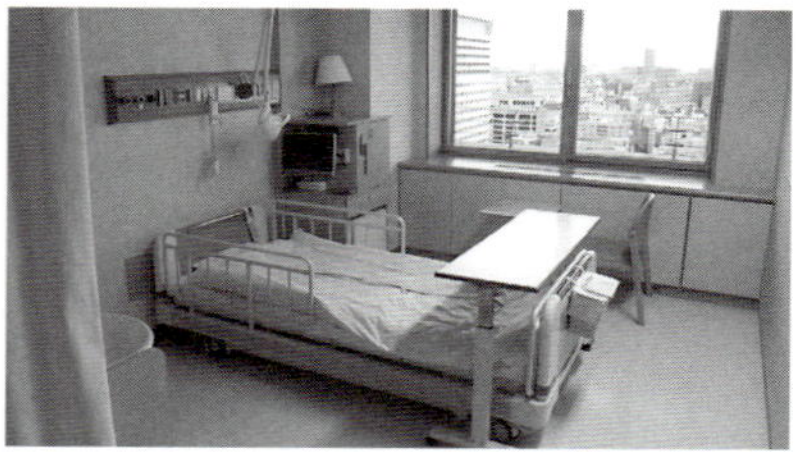

〈上〉〈中〉16階が外科、17階が内科の病棟。病棟のナースステーションのようす〈下〉入院の際の病室の一例

■治療時のあらゆる苦痛に対処

日本だけでなく、世界的に「がんと診断されたときからの緩和ケア」の重要性が提唱されています。患者さんやその家族と接する最初の段階から、がんを制御する治療と、治療に伴う副作用やがんに伴う症状をやわらげる支持療法や緩和ケアを、同時に実施していくことを説明しています。身体的な症状の緩和に加え、心のつらさをやわらげるカウンセリングや薬の処方などの提供も重要です。

一般の方にはまだまだ終末期を連想されがちな緩和ケアですが、実際は専門医の増加、ケアに利用できる薬剤など手段の充実に伴い、診断期から、治療早期、そして終末期まで、患者さんのニーズに合わせて常に利用できる態勢づくりが進められています。

国立がん研究センター中央病院には緩和医療科、精神腫瘍科が設けられ、担当医との連携のもと、患者さんと家族の心身のケアに対応しています。

●化学療法

手術が適応とならない患者さんには、化学療法が選択となります。

化学療法では肝胆膵内科の専門医が担当となり、患者さんごとに適切な薬の組み合わせを選択します。治療を始めるにあたっては、治療の目標、治療の特徴、効果、副作用、スケジュールなどについて説明が行われます。必要に応じて、薬剤師からは治療薬についての補足の説明が、看護師からは治療中のケアや、生活上の過ごし方についての説明があります。

治療は基本的に外来通院で進められます。胆道がん、膵臓がんの化学療法は細胞障害性抗がん薬を中心に、その組み合わせ、あるいは単剤で行われます。投与方法は使用する薬により点滴と内服があります。治療開始当初に最も重要なことは、副作用の出現状況の確認と対処方法、そして治療薬のスケジュールへの理解です。

自宅療養と外来通院での治療が始まりますが、通院の間隔やタイミングは治療薬によって決まり、間隔が短い場合は毎週通院が、長い場合でも毎月1回の定期的な受診（検査、診察）が必要です。

点滴の治療薬の場合には、通院日にまず検査と医師の診察があり、体調や検査データに問題がなければ通院治療センターで点滴を受け、終了後帰宅します。内服の治療薬の場合も、通院日の検査、診察で治療継続に問題がなければ、

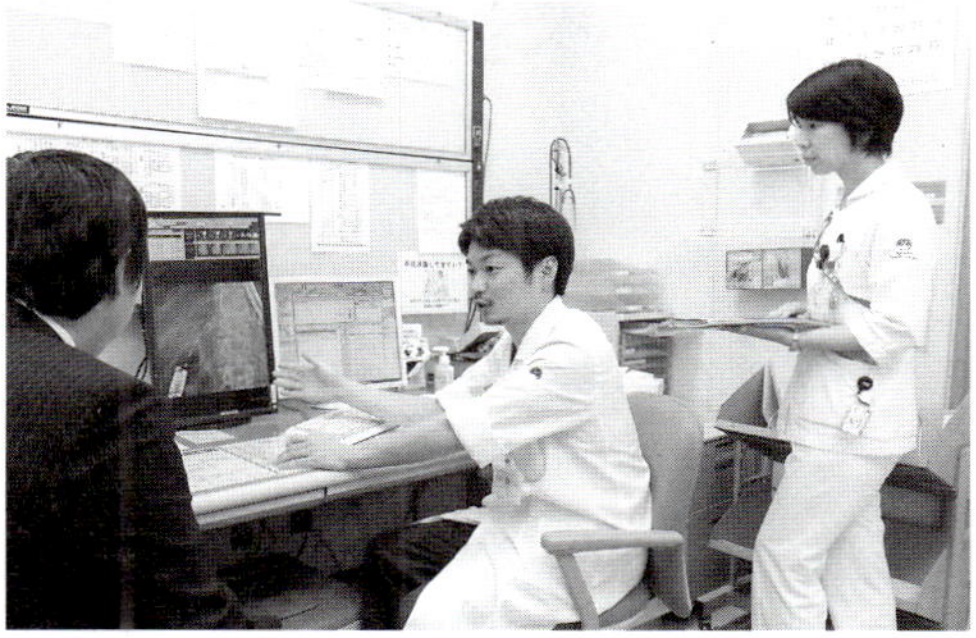

肝胆膵内科の医師から化学療法についての説明を受ける

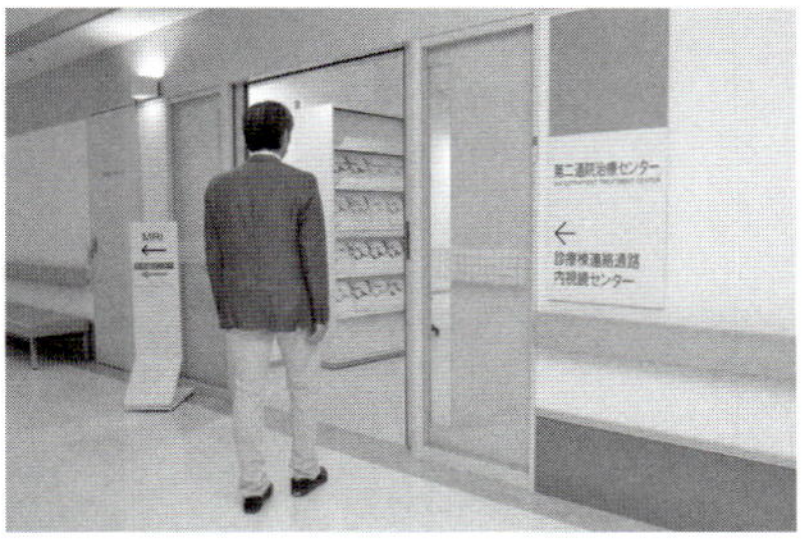

点滴治療のための通院治療センター。センター内にはリクライニング式のいす（上）とベッド（下）が設置されている

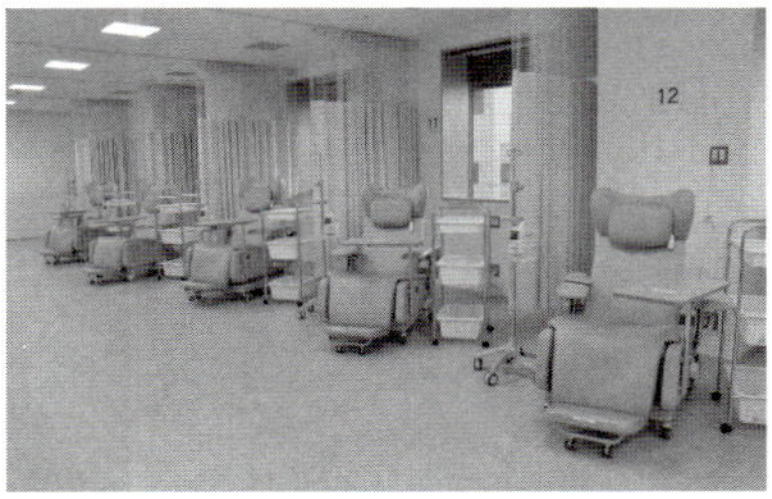

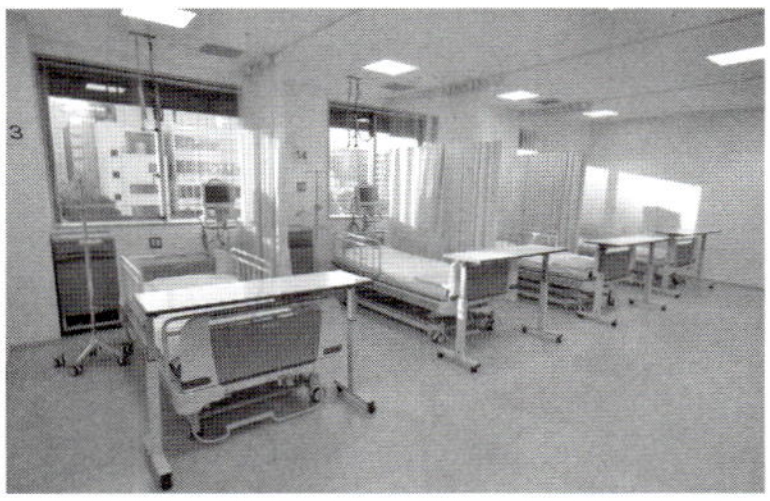

薬の処方を受けて自宅で内服を続けます。

　自宅や職場での日常生活には基本的に制限はありません。使用する薬剤に、ほかの薬、食べ物との相互作用がある場合はその説明、また、体調悪化時の連絡先など、必要事項をあらかじめメディカルスタッフが説明します。

●経過観察

　手術の終了後も再発・転移の可能性に備えて、定期的な経過観察が必要です。検査の項目としては、血液検査、腫瘍マーカーの検査、さらに、必要に応じてX線検査、腹部超音波検査、CT検査、MRI検査などの画像診断が行われます。

　少なくとも手術後2年間は密に、その後間隔を延ばしながら、原則として5年間まで、継続して行います。

　化学療法の場合も、超音波、CTなどの画像検査や腫瘍マーカーの検査を定期的に受けるようにします。

　再発転移の場合は、化学療法が有効な限りは治療を継続します。患者さんの状態が安定していれば、患者さんの通いやすい地域の連携クリニックに治療を移していくこともあります。中央病院への通院が難しくなり、他施設での治療継続を希望する場合には、地元の専門病院など、連携医療機関の紹介も行っています。

■胆道ドレナージとステント留置

　がんによる胆道閉塞《へいそく》から起こる黄疸《おうだん》を改善する胆道ドレナージ、十二指腸閉塞による食物通過障害に対する胃から小腸へのステント留置は、患者さんのQOL（生活の質）を保つ重要な緩和的治療となります。

　かつては外科的に行われていたこれらの処置は、体内を映し出すX線やCTなどの機器の発達により、画像を見ながら細いチューブを用いての治療が可能となり患者さんの体への負担は格段に軽くなりました。経皮的治療と並び、近年では、内視鏡と各種画像を組み合わせた治療が、積極的に進められています。

　画像検査装置下で行う治療をIVR（インターベンショナルラジオロジー）と呼び、上記のような治療が院内のIVRセンターで行われています。

■IVRセンター

　IVR治療では、右記の緩和的治療以外に、がんの局所療法としてラジオ波焼灼《しょうしゃく》療法、がんに栄養を送る血管を塞《ふさ》ぐ塞栓《そくせん》術や、がんのみに抗がん薬を流す動脈化学塞栓療法なども行われています。

　中央病院では2014年12月にIVR治療を専門に行うセンターを開設。最新の画像検査装置を備え、他院のがん患者さんにも門戸を開いています。

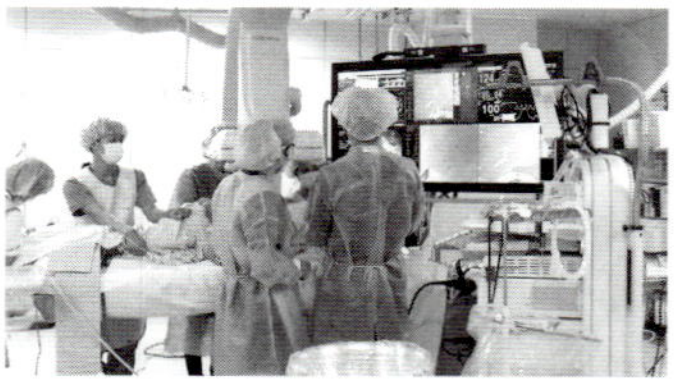

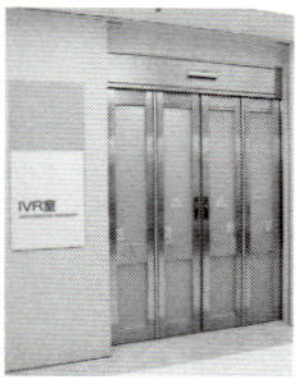

●患者さんのための相談窓口

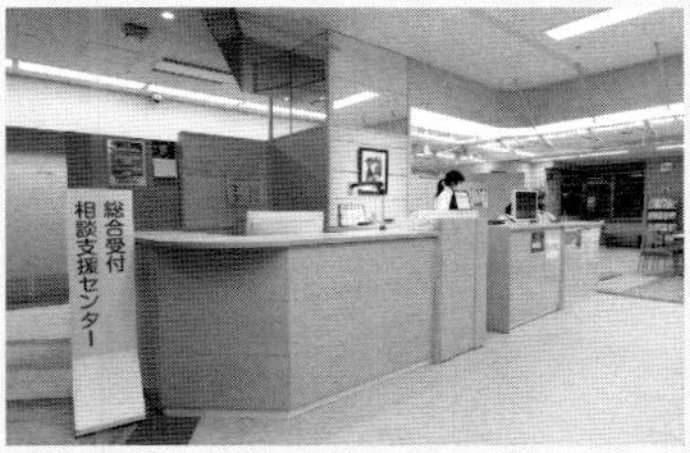

■相談支援センター

患者サポート研究開発センターの一角にある相談支援センターでは、がんの治療に伴う不安、治療にかかる費用の問題、退院後の生活、仕事のこと、子どものことなど、医療ソーシャルワーカーが患者さんや家族のさまざまな悩みの相談にのり、ともに考えます。

在宅生活を支援する制度や施設の紹介も行い、退院後の患者さんの暮らしを支援します。

■患者サポート研究開発センター

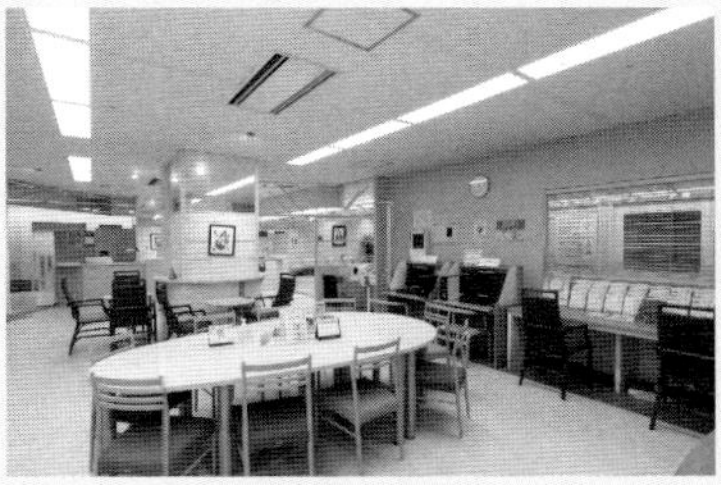

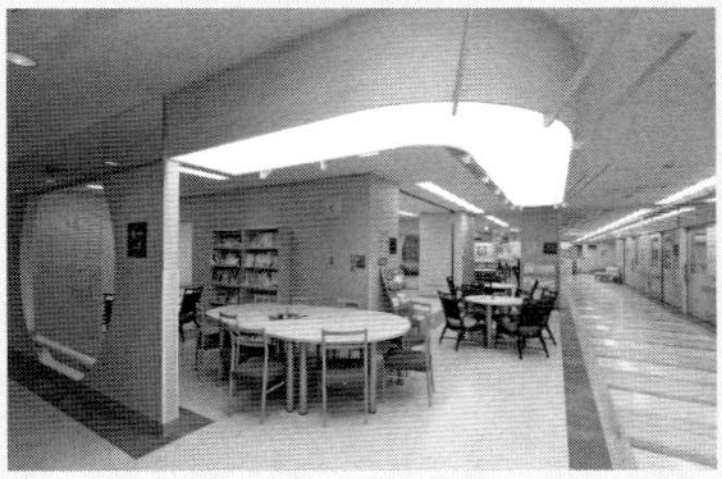

通院中・入院中のがん患者さんや家族のさまざまな相談を受ける場として、2016年9月に病院8階に開設されました。看護、術前準備のサポート、リハビリ、薬、栄養、緩和ケア、ストレス対処、口腔《こうくう》内の問題など、患者さんの悩みに、各領域の専門家が対応する常設プログラムが行われています。また、出張ハローワーク相談会、親と子サポート教室、リラクセーション教室など、多くの患者教室も開かれています。

がん治療にかかわる備え付けのパンフレットや書籍を、ゆったりとした空間に配置されたテーブルで読んだり、無料インターネットの利用もできます。

■遺伝相談外来（遺伝子診療部門）

近年、遺伝性のがんの原因遺伝子が続々と発見され、その研究成果の活用のために1998年に開設されました。遺伝性のがんを心配している人の相談にのり、必要な情報を提供することと、家族歴や遺伝子検査の結果により、遺伝性のがんの早期発見、早期治療を行うことを目指しています。家族性膵がんについても、今後、対応が進んでいくと考えられます。遺伝相談外来では、専門医、専門のカウンセラーが、不安を抱えた人の理解や対応の手助けをしています。

■アピアランス支援センター

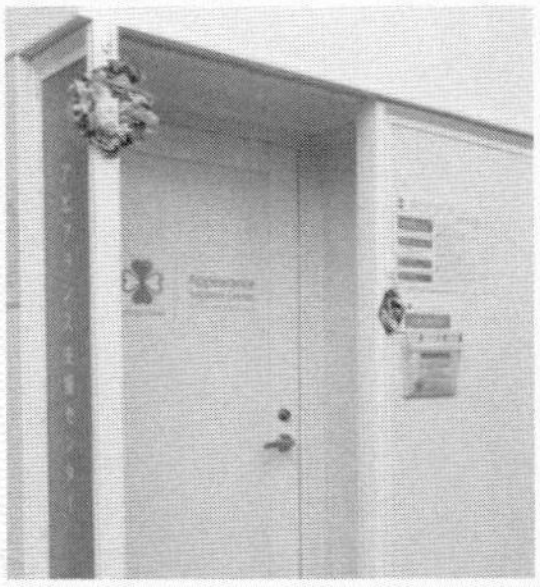

アピアランス支援センター入り口

がんの治療による傷あと、脱毛、皮膚の変色、爪《つめ》の変化など、患者さんの苦痛となる外見の変化についての悩みを軽くし、治療中も今までどおり自分らしく過ごせるように支援を行います。患者さんの相談を受け、すぐに役立つ外見のケアに関する情報を発信し、心身の悩みに対応すると同時に、皮膚科医、形成外科医、腫瘍内科医、臨床心理士、薬剤師、看護師、美容専門家がチームを組み、常に新たな問題に対応していく態勢をとっています。

自分らしく暮らすために

ーがんになったとき助けとなる専門職の提言ー

一人の人間として寄り添い、ともに生活の質を高める支援を

がんと診断されたときから始まる緩和ケアと聞き、読者のみなさんはどんな印象をもたれるでしょうか。具体的にイメージをもつことができるでしょうか。

　がんと診断されたときからの緩和ケアの推進は、国によって示されているがん対策推進基本計画の重点課題の一つとして挙げられ、その普及が求められています。全国のがん診療連携拠点病院での実態調査などが進められ、医療提供側の人材育成やシステム整備の地域差など、問題点も指摘されています。

　幸いなことに、われわれの施設では、全国でもまだ珍しい精神腫瘍《しゅよう》科をもつ、あるいは教育や研修を経て経験を積んでいる専門性の高いスタッフがいる、などの背景から、恵まれた緩和ケアのチーム編成が可能になっています。しかし、それが、患者さんが満足し、納得のいくケアの提供につながっているかは、いまだ改善の余地があるのではないか、と考えています。医療者側に、患者さんの本音に耳を傾け、寄り添う姿勢が十分培われているか、その姿勢を十分に患者さんに示し、緩和ケアの重要性あるいは必要性を伝えることができているかを顧みれば、十分でないのではないかとの懸念が残ります。

　患者さんの多くは、「緩和ケア」とは終末期のもので、まだ先のことと思っていたり、困ったことを相談するのは治療とは関係ないと思っていたりするようです。その一因は、担当医にあるのかもしれません。医師にとって、基本的な目標は、病気を治すことです。できれば治したい、治ってもらいたいと願い、そのために努力を惜しまないのは、当然です。しかし、いい換えれば、「治らない」「治せない」という現実に向き合うことが苦手であるともいえます。

　もちろん、「治る」ことを望まない患者さんはいません。しかし、患者さんは、患者であると同時

●診断時からの緩和ケア

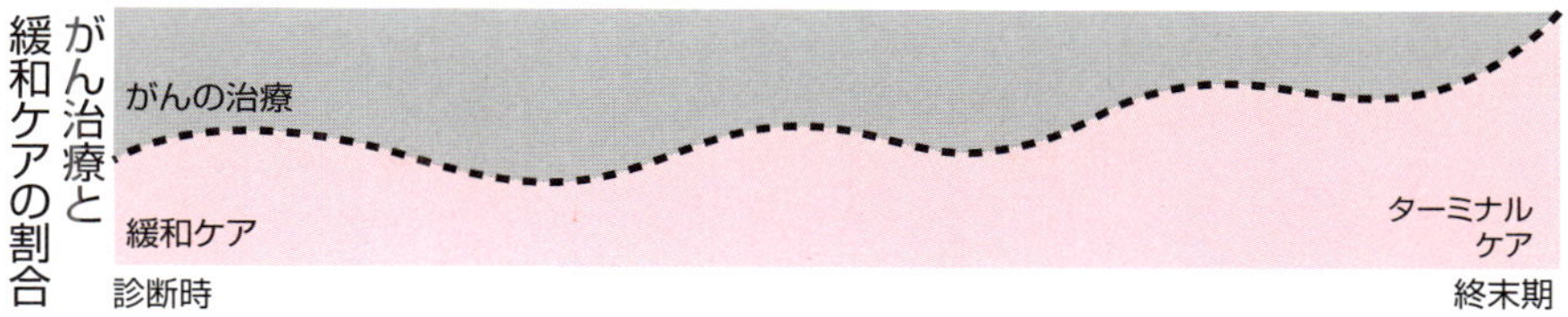

緩和ケア .net 図より改変

治療に伴う苦痛やがんの症状、日常生活の問題点などに対する緩和ケアが、そのときどきの状況に応じて、がんの治療とあわせて行われる

●専門職で構成される緩和ケアチーム

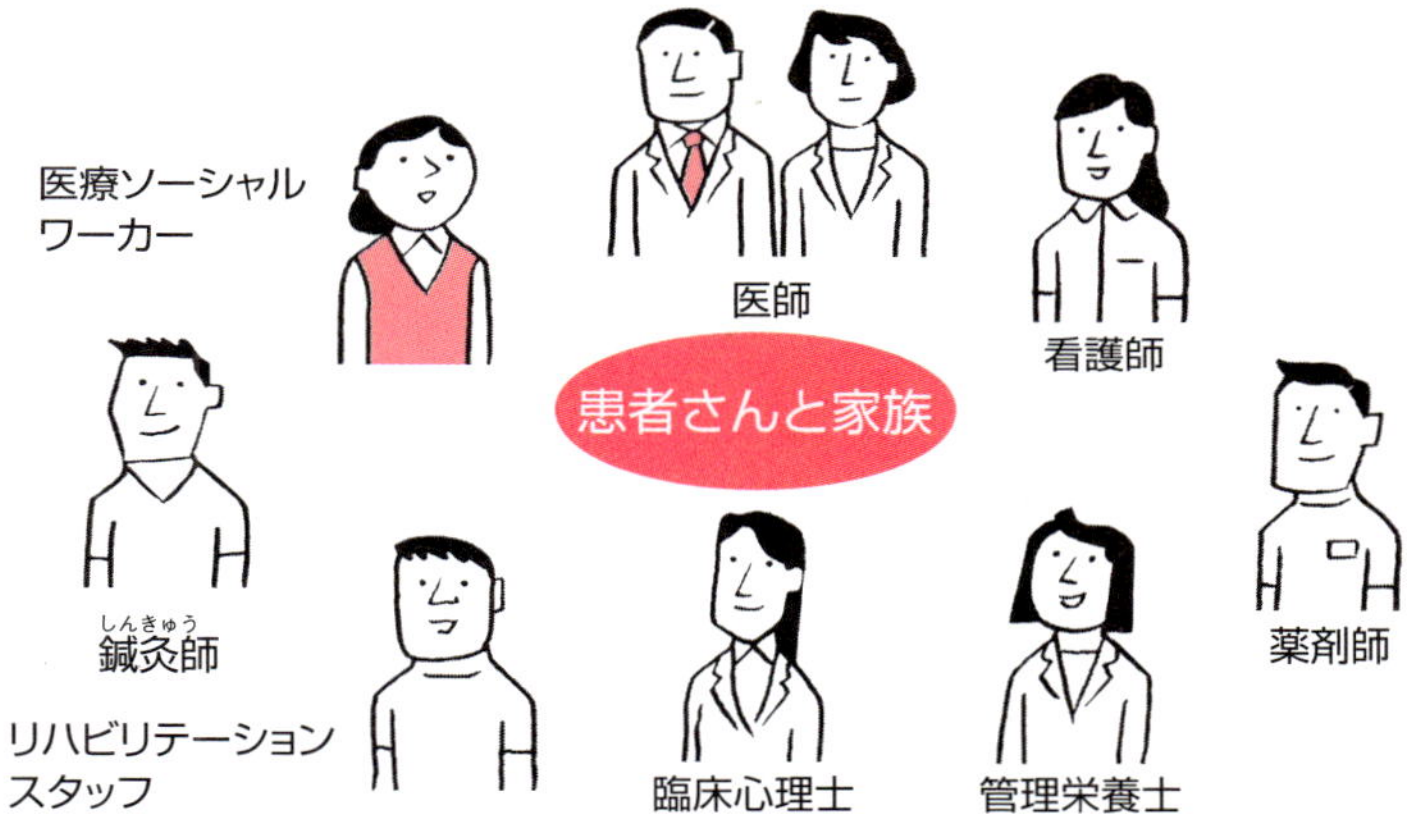
医療ソーシャルワーカー
医師
看護師
患者さんと家族
鍼灸《しんきゅう》師
薬剤師
リハビリテーションスタッフ
臨床心理士
管理栄養士

に、一人の人間です。がんを患ったからといって、生活がなくなるわけではなく、むしろ、日常生活をどれだけ自分らしく過ごせるかが大きな課題であるといえるかもしれません。自分らしい生活というその願いは、医師の力だけではかなえることはできないのです。

難治とされる胆道がん、膵臓がんを担当するわれわれのような医師は、周囲のさまざまな専門性を備えたスタッフの協力なくして、患者さんの生活の質を保ったうえで、治療を進めていくことはできません。何でも話してくださいといっても、患者さん本人や家族が話しやすいのはやはり看護師さん、という場面は、多くの医師が経験するところです。精神的な落ち込み、食事がとれない悩み、家族との関係などの問題が見え隠れしていても、それに取り組み、実際の解決への糸口をみつけてくれるのは、それぞれの専門スタッフであり、彼らのチームワークです。

患者さんには、そうしたさまざまな問題と向き合い、自分らしく生きられるようにサポートをする一連の過程が緩和ケアであるとの理解を深めてほしいと思うと同時に、緩和ケアという名称が大切なのではなく、サポートを求めてよいのだと患者さん自身が納得し、安心して周囲のスタッフにSOSを発することができるようになってほしいと望んでいます。

その助けになればと、ここでは、おのおのの専門職が、どのような視点で、患者さんとかかわり、どのような対応を行うのかをまとめました。ぜひ、参考にして、みなさんのSOSを私たちに伝えてください。

（奥坂拓志／肝胆膵内科）

生活の質を高める緩和医療のスタート時期と苦痛への対応

緩和医療 緩和ケア

緩和医療科長
里見絵理子さん

●患者さんが参加してはじめて「緩和」は機能する

私たちの施設をはじめ、全国のがん診療連携拠点病院では、緩和医療科のほか、精神腫瘍科、緩和ケアや疼痛《とうつう》管理などに精通した看護師や薬剤師、臨床心理士、管理栄養士などが緩和ケアチームとして、担当医を主軸に、患者さんや家族のみなさんを支えるシステムが整備されています。当院は社会福祉や就業支援に加え、外見の変化などにも対応する部門があり、国内でも「緩和医療」「緩和ケア」を担うしくみやスタッフが充実している施設といえます。とはいえ、患者さんやその家族が自ら積極的に「緩和医療」を求めることは、まだ多いとはいえません。一般には、「緩和」と聞くと、依然として終末期に行う医療としてとらえ、通常の治療とは「別物」と理解している人がほとんどです。

実際に患者さんと接していて、われわれ緩和医療に携わる医療者の重要な役割の一つとして実感するのは、患者さんが抱いているいくつかの誤解に気づいてもらうことです。それらの誤解を解き、正しい理解のもと、患者さん自身が、自分に必要な助けをタイミングを逃さずに求めることができるようになる、それがあって、はじめて施設がもつシステムが十分に生かされることになると考えています。緩和医療は、患者さんの情報発信と、それを感知できる医療者の資質、そして、互いのコミュニケーションのもと、実現される医療です。

●緩和医療への誤解を解く

いくつかの誤解とは、まず「緩和医療」そのものに対するもの、そして「痛みの管理」に対するものです。

当院は、がんと闘おうという患者さんたちに対し、手術、薬物療法、放射線治療など、治験及び臨床研究の段階を含め、最新、最善の治療を提供し、治癒《ちゆ》を目指す施設です。しかし、発見される病期や患者さんそれぞれの病態によって、積極的な治療が主体となる場合、苦痛を取り除いたり、生活の質を保ったりする、いわゆる緩和医療が主体となる場合など、治療戦略が変化します。

ところが、先に「別物」といったように、多くの患者さんは、緩和医療は、終末期になってから行われるもので、診断を受けたばかりの時期、治療を始めたばかりの時期だと、自分にはかかわりのない、対象外のものと感じています。しかし、実際には、効果的に治療を進めるうえで、どの時期であっても、緩和医療は欠かせないものです。１００％緩和医療で対応する終末期はもちろん、重きの置き方に差はあるものの、常に患者さんを支えるものであり、「別物」ではなく、治療の「両輪」と考えるべきでしょう。

緩和医療の重要性について、世界的にインパクトを与えたのが、２０１０年にアメリカのTemelらがNew England Journal of Medicineに発表した論文です。これは抗がん薬治療を行う進行がんの患者さんを、早期から定期的に緩和ケアを行う群と、必要時のみ緩和ケアを行う群とに分けて比較したもので、定期的に緩和ケアを行いながら抗がん薬を投与した患者さんのほうが身体の症状が少なく、ＱＯＬ（生活の質）が良好で抑うつ状態は軽減されたという結果が得られています。さらに、生存期間の延長まで確認されたことで、非常に注目されました。早期から緩和ケアを始め、身体症状をやわらげることが、ＱＯＬや精神状態によい影響を与えるのではないかと推測されます。診断時からの緩和医療の役割は重要です。

●がんがもたらす全人的苦痛の背景

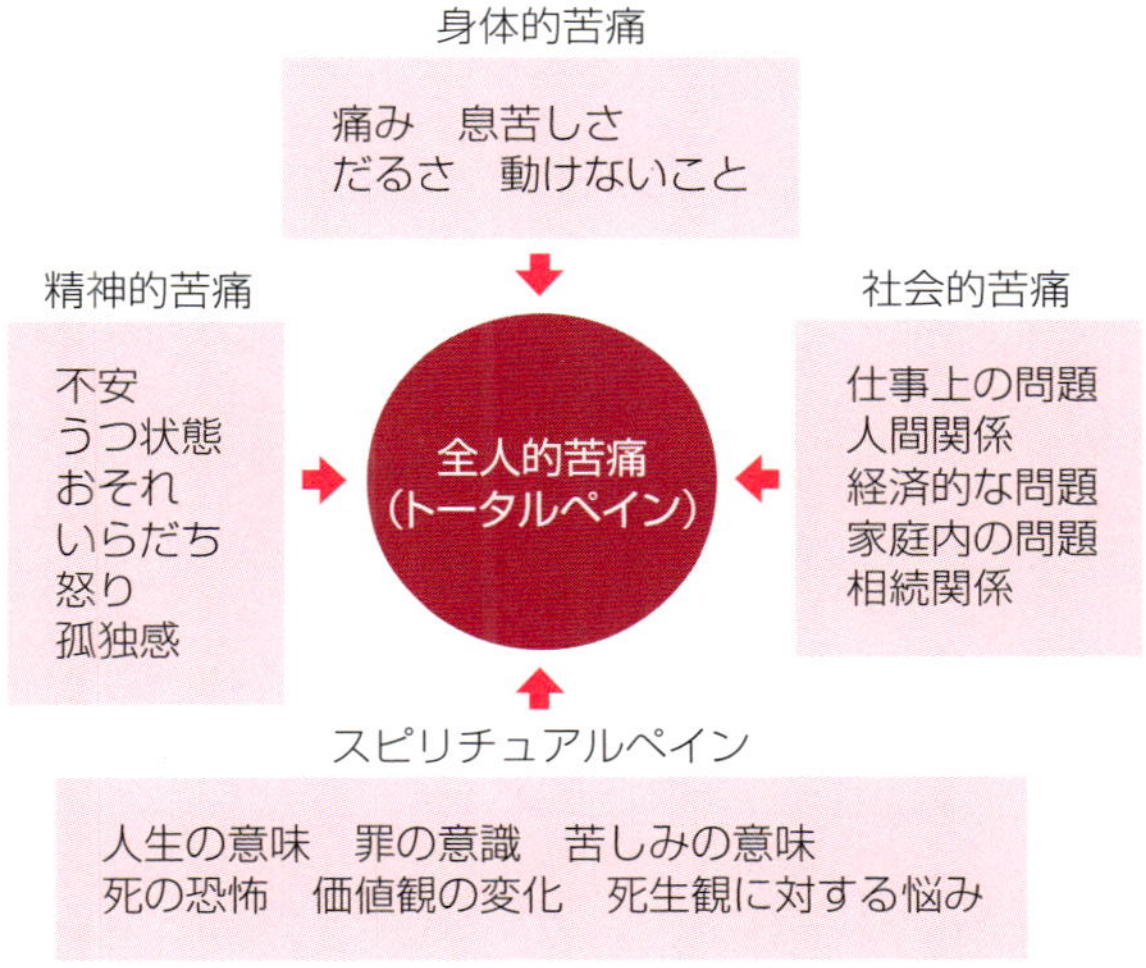

「国立がん研究センターがん情報サービス」資料より

●痛みの管理への誤解を解く

もう一つの大きな誤解は、痛みのコントロールについてです。具体的には、痛みがあるのに我慢して「痛い」といわない患者さんがいること、薬を使いすぎるといずれ効かなくなる、あるいは薬には依存性があると誤解し、薬を使うことをためらう患者さんが多いことなどが挙げられます。

たとえば、膵臓は周囲を神経に囲まれているため、腫瘍ができると進行にかかわらず強い痛みが現れやすいのが特徴です。痛みを避ける特有の姿勢があるのですが、よくよく聞くと「夜は、体を曲げると少し楽になるので、その姿勢だと何とか

●痛みを伝えるときの大切な点

時期	痛みは1日中あるか、どんなときに痛いのか、たいていはよいけれどときどき急に痛くなるのか、など
場所	どこが痛いのか、1カ所か広い範囲なのか、痛む場所はいつも同じなのか、など
感じ方	鋭い痛みか鈍い痛みか、ビリビリ、ジンジン、ズキズキ、しびれた感じ、ヒリヒリ、キリキリ、締めつけられる感じ、など
日常生活への影響	トイレやお風呂のときつらい、眠れない、食べられない、体が動かせなくて困る、座っているのもつらい、何も手につかない、など
痛みの程度	イメージできる最も強い痛みを「10点」、まったく痛みのない状態を「0点」とすると、今回の痛みは何点ぐらいか、など。痛みの治療を受けるとき、日々痛みの変化を記録しておくと役に立つことがある
痛み止めの効果	効果が途中で切れる、全体に少しやわらいだ、ほとんど効果を感じない、など

「国立がん研究センターがん情報サービス」資料より

眠れます」と、数カ月にわたって痛みに耐えている患者さんが少なくありません。

「痛み」は睡眠を妨げること、起きている間の心身の活動性を低下させることなどから、決して我慢してほしくない症状です。痛みは、検査からは把握できません。安定した治療の継続やQOLの維持のためにも、患者さんから積極的に、率直に訴えてほしい症状であることを伝えています。

現在は、痛みに対し、効果を最大限に引き出し、コントロールする薬の使い方が示されており、患者さんごとに種類や量、用法が検討されます。がんによる痛みの場合、痛いときだけに使う「頓用《とんよう》」という用法は有効ではなく、定期的に薬を使用することが勧められています。自宅での自己管理になりますから、医療者との信頼関係を基盤に、患者さんの理解、納得が欠かせません。

●患者さんが意思決定できる心身の管理

胆道がん、膵臓がんは早期発見が難しいがんであることから、患者さんや家族にとって、診断当初、恐怖心や不安が大きいという側面があります。体の痛みを我慢するように、ときにはそれ以上に、精神的なつらさを自分で抱え込んでしまう患者さんもみられます。うまく言葉で伝えられない、何をどのように聞けばよいのかわからないということもあるようです。そうした患者さんの悩みについても、われわれは、担当医、精神腫瘍科、看護師などと連携をとり、対応しています。

治療を行ううえで、患者さん自身が選択、決定を求められる場面は少なくありません。最終的には患者さん自身が納得し、意思決定に至ることが大切です。医療者は寄り添いながら、患者さんが納得した決意ができるように支えていきます。思いや考え方を整理する過程を妨げないような心身の状態を保つ、特に多くの方が悩む痛みをはじめとする身体的な症状を緩和することが、われわれの大きな役割だと考えています。（談）

症状や治療への不安や疑問を医療者に上手に伝えるには

がんに伴うストレスに対する心のケア

精神腫瘍科・臨床心理士
柳井優子さん

●心の悩みをともに考える精神腫瘍科

精神腫瘍科は、精神科医、臨床心理士、認定看護師をスタッフとして、全国に先駆け、1992年に開設された診療科です。聞き慣れない科名なので、なかには「精神にも腫瘍ができるのか?」と勘違いされる患者さんもいます。当科の役割を端的にいえば、がんにかかったことに伴うさまざまなストレスに対する心のケアを行うことです。

当院では、私たち精神腫瘍科とともに、緩和医療科をはじめ、看護師や薬剤師、管理栄養士などの専門スタッフがチームを構成し、緩和ケアを行っています。週に1回の定期的なカンファレンス(患者さんごとに経過や心身のさまざまな問題を報告、確認し合う場)を行い、患者さんを巡る情報を共有し、必要なスタッフとの協力のもと、大まかには、痛みなどの身体的な症状は緩和医療科が対応し、不安や落ち込みといった精神的な症状は精神腫瘍科が対応しています。

担当医や看護師からの「少しようすが心配なので」といった連絡を受け、患者さんとのかかわりが始まります。最近では、直接、受診を申し込む患者さんもみられるようになってきていますが、まだ多くはありません。衝撃が大きく心の整理ができないまま強いストレスを自覚できていない、不安や恐怖といった心の悩みは人にいうことではないと我慢している、つらさをどう伝えていいのか、また誰に伝えていいのかわからないといった事情が背景にあると考えられます。一般の患者さんの間では、「緩和ケアは診断時から始まっている」「心のケアも含めて、いろいろなケアが提供される」といった緩和ケアのイメージはまだ定着しているとはいえないのかもしれません。

がんと告知を受けてから、患者さんには実にさまざまな変化が訪れ、そのたびごとに大きなストレスに見舞われます。多くの患者さんを診《み》てきたなかで、注意すべきタイミングと相談内容としては、最初にがんという診断をされた直後のつらさ、治療中の副作用や効果への不安、抑うつ症状、再発してしまったときのショック、根治を目指す治療が中止され、終末期へと切り替わるときの気持ちの整理といったものが挙げられます。また、治療が中心の生活から日常生活に戻るにあたって葛《かっ》藤《とう》を抱え、相談にくる患者さんもいます。薬の力を借りて症状を軽減する、カウンセリングによってともに問題解決を目指すなど、患者さんの状態に応じて、適切な対応法が検討されます。

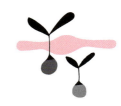

●話すことで心の整理、自覚、行動へ

臨床心理士のかかわりは、まず、患者さんの話を聞くことが中心となります。多くの患者さんから「こんなことといってよいのかわからないのですが…」という表現が聞かれます。それに対し、「多くの方がそう感じていらっしゃいますよ」「そのような状況で気持ちが落ち込むのは自然なことですよ」といった事実を伝えると、自分だけが特別ではないということに気づき、それだけで安心につながることもあります。つらい状況そのものがいきなりなくなるわけではありませんが、患者さんは、第三者に話すことで、自身の気持ちの整理が進み、問題との向き合い方を考えることができるようになります。

さらには、たとえば、担当医に聞けなかったことを聞いてみる、勤務先に相談する、家族に気持ちを伝えるといった患者さん自身が実行できそうな具体的な行動が見えてくることもあります。こちらがそうした答えを用意しているわけではありません。聞く相手がいるということが、患者さん自身でそこにたどり着くサポートになるのです。

●コミュニケーションへのサポートも役割の一つ

患者さんにとってストレスの要因が、症状や治療に対する不安、疑問である場合、外来や病棟で忙しそうにしている医療者には、それをいい出しにくいと感じている患者さんも少なからず見受けられます。そこには、いわなくても察してほしいという思いがあることもあります。対立や衝突を避けたいという気兼ねや気遣い、察することに価値をおく日本の文化に知らず知らずのうちにとらわれていると、率直に伝えるということは、非常に難しくなります。こうした診療場面でのスムーズなコミュニケーションの進め方についてサポートするのも私たちの役割の一つです。

実際に1日の外来患者数を考えると、患者さん1人に対する診察時間が十分とはいえない現状があります。短い時間のなかで、端的かつ的確に疑問や問題点を伝えることは、実は至難の業《わざ》です。また、専門知識を豊富にもっている医師であっても、不安で自信がない患者さんの言葉の端々から、正確に意図や趣旨を把握、理解し、適切な回答やアドバイスをすることは容易でないことも事実です。そのため、患者さんがなんらかの発信をしない限り、解決に至るのは困難です。

具体的には、自分から発信することの大切さ、スタッフのなかから発信しやすい相手をみつけること、事前に発信の内容を整理しておくこと（メモにするのもよい）、自分の話し方の特徴（コミュニケーションのとり方が受け身、感情的になりやすい、横道にそれがちなど）を知り注意点を考えることなどをアドバイスしています。

●できるだけ早期のかかわりを目指す

いろいろなストレスを経験してきていても、がんと診断されることは、それまでの経験とは比較にならないほど大きな衝撃です。「この先、自分はどうなるのだろう？」「自分の人生とはなんだったのだろう？」といった不安や悩みが生じるのは当然です。特に、胆道がん、膵臓がんは、難治といわれ、一般的に予後の悪いがんとして知られています。それは、ほかのがんに比べて治療のプロセスが短く、短期間のうちに人生にとって大きな決断や選択を行わなければならないということでもあります。患者さんから、もっと早い時期に精神腫瘍科に、かかわってほしかったという声が聞かれることもあります。緩和ケアに対する患者さんの理解を深め、どのタイミングであっても、どんな悩みであっても声を上げ、支援を求めてもよいことを浸透させていく重要性を感じます。

当科では、患者サポート研究開発センターにおいて、リラクセーション教室やAYA（Adolescent and Young Adult：思春期および若い成人）ひろば、レジリエンス（苦難を乗り越える力）外来、日々の充実感やよろこびを取り戻すプログラム（行動活性化療法）など、患者さんの目的に沿ったプログラムを用意し、参加を呼びかけています。

当科を含め、緩和ケアにかかわるすべてのスタッフには、緊密な連携をとり、1人でも多くの患者さんのSOSをすばやくキャッチして、ともに解決に向けて取り組める環境づくりへの一層の努力が求められています。

（談）

●覚えておいてほしいこと

・コミュニケーションは難しいものである
・医療者がコミュニケーション上手とは限らない
・自分の特徴、医療者の特徴を理解する
・相手に理解してもらうための方法を考える
・多職種を上手に使ってみよう

●診療場面でよくある風景

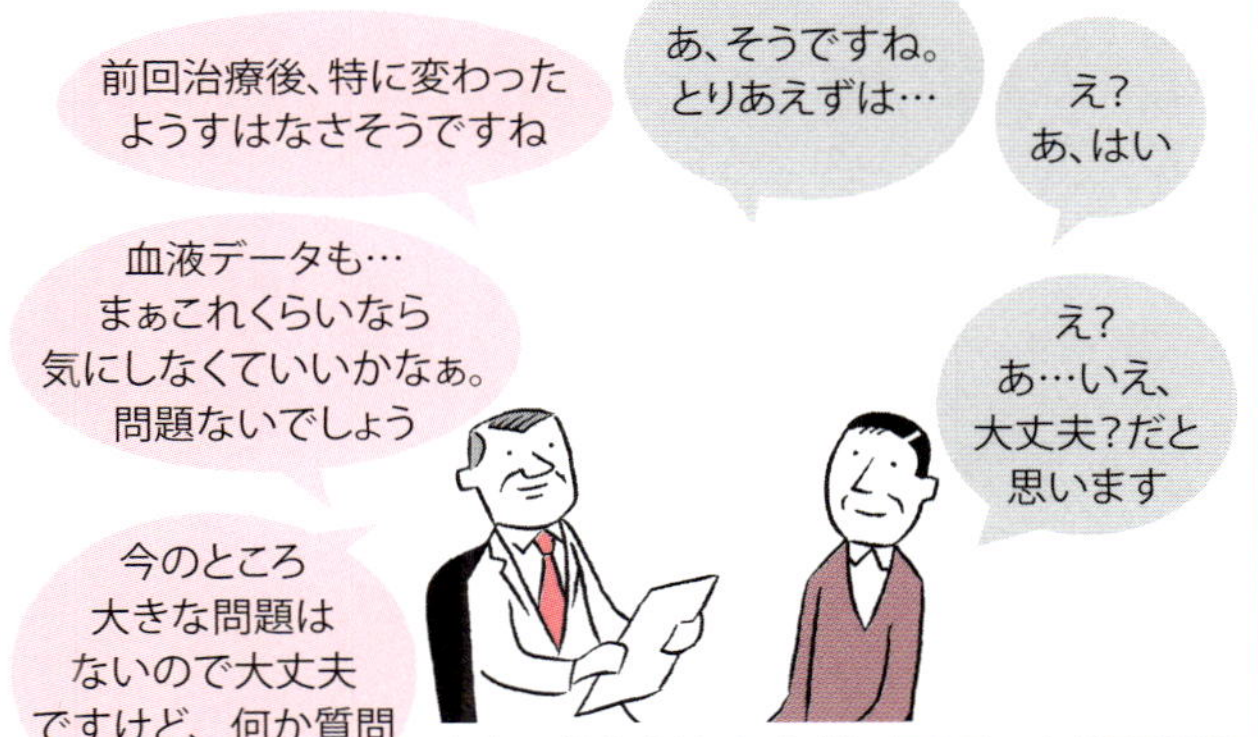
前回治療後、特に変わったようすはなさそうですね
あ、そうですね。とりあえずは…
え？あ、はい
血液データも…まぁこれくらいなら気にしなくていいかなぁ。問題ないでしょう
え？あ…いえ、大丈夫？だと思います
今のところ大きな問題はないので大丈夫ですけど、何か質問ありますか

自身の状態を遠慮せずに伝えることが問題解決への第一歩となる

生活と治療の両立のために
適切な時機での声かけを実践

看護の目標・役割

看護部
17B（肝胆膵内科）病棟看護師
がん看護専門看護師
和田千穂子さん

●がん専門施設であっても、告知は衝撃

当院は、がん治療の専門施設です。訪れるのは、検診などでがんが強く疑われる人、すでにほかの病院で診断を受けた人、治療方針に納得がいかずセカンドオピニオンを求めに来た人、がんの治療中の人、再発や転移が発見された人、臨床試験の参加を希望している人などです。

ですから患者さんががんの可能性をまったく考えておらず、ここで初めてがんという病名に触れるということはなく、その意味では、ほかの一般病院とは違い、私たちが接するのは、ある種の覚悟をもった人たちということができます。

しかし、CTやX線写真を一緒に見ながら、「この黒い部分ががんですね」「転移もみられますね」と、がんの専門医から、改めて現在の診断、病状を伝えられると、多くの人が新たな衝撃を受けます。間違いなく自分の体にがんがある、という実感はやはり大きなショックをもたらします。

患者さんのなかには、進行状態の説明を聞きながら「自分の寿命はどれくらいですか？　先のことを考えなくてはいけないから教えてください」と聞く人もいます。切実な思いからの問いかけです。どうしても知っておきたいという患者さんに対しては、同じ病状であっても、余命は個々の患者さんで異なり、一概にはいえない、そのことを前提に、統計学上の数字から担当医は今のところの見通しを伝えることになります。期間が区切られることで、実感がさらに現実として迫り、患者さんや家族の頭のなかには一気にいろいろな不安や悩みが渦巻くはずです。

●大切な初診時の対応

初診時は、患者さんや家族にとって、また、今後かかわる医療者にとっても、非常に重要なタイミングと考えられます。私たち病棟看護師は、できるだけ、外来に出向いて、初診時の診察に立ち会うようにしています。

初診の患者さんのなかには、動揺が大きく落ち込みが激しい、事実を受け止めかね、診断や治療方針が頭に入っていないといったようすがみられる場合があります。できるだけ、このタイミングを逃さず、患者さんや家族と接し、状況に応じて、

その場で直接患者さんと対話する（気持ちを落ち着かせたり、説明の補足をしたりする）、担当医や外来看護師につなぐ、通院治療センターや患者サポート研究開発センターなど適宜必要と思われる部署に連絡をし、連携をとる、といった対応をとります。どんな悩みでも話してよいのだという安心感を患者さんにもってもらう、そこから、緩和ケアがスタートする、看護師は、その起点になりうると考えています。

当院でも看護師は、通院の患者さんに対応する外来看護師（通院治療センター、患者サポート研究開発センター含む）、入院の患者さんに対応する病棟看護師（診療科ごと）、手術室担当の看護師に分かれ、それぞれ担当の場で職務に携わっています。化学療法、心のケア、緩和ケア、食事のとり方など、関心のある分野の専門知識や技術を学んで資格を得ている看護師も多く、そうした専門看護師、認定看護師を軸に、部署を越え、看護師どうしはもちろん、医師、薬剤師、管理栄養士などと連携して、患者さんにとって必要なケアを工夫して、実践につなげています。

●患者さんと接する機会の多い看護師の果たす役割

患者さんや家族との信頼関係および
円滑なコミュニケーション

▼

▽治療方針や治療法の選択に迷ったときの相談や支援、理解を深める補足説明
▽治療の副作用をはじめ、心身の苦痛、つらさに気づき、ケアにつなげる
▽さまざまな患者さんの訴えの内容に応じ、専門スタッフへ橋渡し

▼

医師	心身の症状、苦痛を軽減する
薬剤師	薬物療法のアドバイスや指導を行う
医療ソーシャルワーカー	療養にかかわる助成制度や経済的問題、生活面全般についてアドバイスを行う
臨床心理士	がんに伴うストレスに対し、カウンセリングやケアを行う
管理栄養士	食欲の低下、かみにくさや飲み込みにくさに対応し、食事の内容や食材、調理法についてのアドバイスを行う
リハビリテーション	患者さんの自立を助け、日常生活を維持するための治療を行う

●時機をとらえ、役立つサポートを

がんと診断されたときから緩和ケアが始まるという理解は、患者さんや家族にとってはまだ浸透していないのが実情です。「緩和ケア」というとターミナルケア（終末期医療）を思い浮かべ、もう自分はなにも治療ができないと考える人がほとんどです。治療を進めるにあたって、身体、精神、社会的な問題など、内容にかかわらず、何かしらの不都合を感じたら、周囲の医療者に助けを求めてよいのだとは思っておらず、患者さんは、少なからず、なんらかの我慢をしていることがあります。

食事や睡眠はとれているか、吐き気やだるさはないか、爪《つめ》や皮膚に変化はないか、家庭や職場で

困っていることはないか、患者さんの我慢に気づき、困っていることを解消できるようなケアを実践するには、患者さんとの信頼関係を築き、円滑なコミュニケーションを保つことが欠かせません。患者さんの体調や状況は、日々変化していくので、アドバイスはタイミングが非常に大切で、そこを見極めるには患者さんとの継続的なかかわりが不可欠です。

たとえば「化学療法は始めるとこんな不調が起こるかもしれません」、「いずれ支援が必要になると思うので職場の上司には伝えておいたほうがいいですよ」「脱水などの可能性もあるので、点滴してくれる病院をみつけておきましょうね」といったアドバイスは、そのときになってみないと本人にはなかなか必要性が伝わりません。私たちは多くの患者さんに接してきて、経験の蓄積からさまざまな可能性の推測ができます。それを生かし、タイミングをとらえて事前に危険を避けるためにサポートすることも、看護師ならではの役割だといえます。

●がんとともに生きる社会に向けて

近年は、通院してがんの治療を続けることが主流になっています。それは、できるだけ、自宅でのそれまでの生活を変えずに、治療を両立させていくことを目指し、研究が積み重ねられてきた結果です。そこには、がんになっても自分らしく生きたい、あるいは、その人らしく生きてほしい、という患者さん自身と医療者の願いがともに込められています。

いずれ、がんが進行すると、命と向き合い、厳しい選択を迫られるときが必ずきます。自分らしく生き抜くには、どんな医療を求めるのか、それは、がんになってから考えても遅くはありませんが、健康なうちに準備しておくという考え方も注目されはじめています（アドバンス・ケア・プランニング：ＡＣＰ＊）。がんという病気とともに生きていく人が増えるこれからの社会にとって、大きな課題であり、私たちが充実した緩和ケアを実践するためにも、重要な視点ではないかと考えています。

（談）

＊アドバンス・ケア・プランニング　自らが希望する医療・ケアを受けるために、大切にしていることや望んでいること、どこで、どのような医療・ケアを希望するかを自分自身で前もって考え、周囲の信頼する人たちと話し合い、共有するための取り組み。

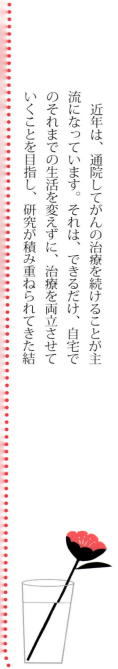

使用する薬への理解を促し
在宅での自己管理も支援

抗がん薬治療へのサポート

薬剤部・薬剤師
西渕由貴子さん
牧原玲子さん

●副作用への心構えを伝える

私たち薬剤部では、点滴は診療科別に、内服薬は全診療科を担当しています。胆道がん、膵臓がんの抗がん薬治療には、いくつかの選択肢があります。どの治療法でいくかを決めるために、まず生検を受けます。薬剤師はその時点からかかわり、すでに痛みの強い患者さんに対しては、痛み止めの説明と必要性、実際の使い方などを伝えます。

持続点滴を行うためにポート（必要時に薬を投与するため皮下に留置した管の入り口となる小さな器具）を埋め込む必要がある治療法が選択された患者さんは、初回のみ入院となります。担当医からも説明はありますが、改めて、私たちから病状と薬について、今後どんな時期にどんな副作用が現れる可能性があるか、その際にはどのような対応をすればよいか、など予想されるおよその経過を説明します。あわせて、処方されているほかの病気（たとえば糖尿病や脂質異常症など）の治療薬の使用状況を確認します。

診断直後の患者さんは、やはり気持ちの整理がついておらず、動揺がみえる場合もあり、初回1回でしっかり理解するのは難しいため、治療経過に沿って、随時、必要な内容はくり返し伝えます。

●治療薬切り替え時の葛藤

今は、インターネットをはじめ患者さんが情報を得る手段に事欠きません。ほかのがん種に比べ、使用できる薬の種類が少ないことや、予後を含めその効果について、自分なりに情報を得ている患者さんがほとんどです。その厳しさも知ったうえで治療が進んでいきます。患者さんによっては、かなりつらい副作用に耐えてでも、治療を続けようとする場合もあり、担当医からの治療法の切り替えや、中止の診断には納得がいかないようすをみせることもあります。

薬剤師からは、抗がん薬は、薬でもあるが副作用自体は負担にもなりうること、そのメリット（効果）、デメリット（副作用）のバランスを考えて、たくさんの研究を重ねて投与法や投与期間が厳密に決められていること、デメリットがメリットを上回ったら、使用するべきでないことなどを説明し、患者さんの理解を促すようにしています。

●がん疼痛治療の目標

第一目標 痛みに妨げられない夜間の睡眠
第二目標 安静時の痛みの消失
第三目標 体動時の痛みの消失

●チーム全体で患者と家族をみる

点滴は通院治療センターの治療中、内服薬は薬剤師外来などで、直接患者さんと面談する機会を通じて、しびれや食欲低下、痛みで日常生活や睡眠が妨げられていないかなど、副作用の程度を把握します。食べられないといった声があれば管理栄養士に連絡する、家族の同席が必要と感じれば看護師につなぐなど、ほかの職種とは、できるだけ患者さんの状態を共有するようにしています。職種ごとの専門性はありますが、胆道がん、膵臓がんのチームではみんなで患者さんをみていこう、という意識が、ある程度浸透しています。

副作用がつらい時期は、家族もかかわり方に悩みます。家族が「本人は何もいってくれない」と病状がわからないことへの不安をもらすことがあれば、向き合って話を聞きます。聞いてもらうだけでも気持ちを整理できるのか、そっと患者さんを見守る気持ちになれた、という場合もあります。

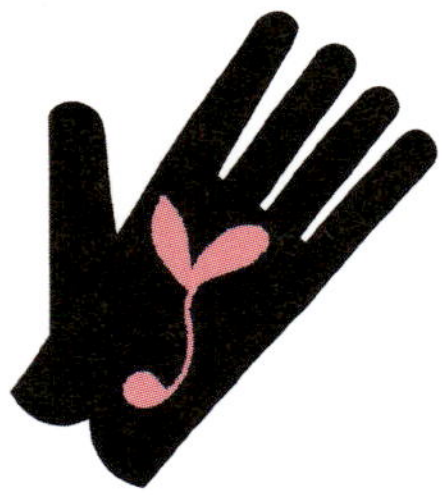

●セルフメディケーションを身につける

内服薬の治療は、自宅での自己管理（セルフメディケーション）になり、患者さんが主導権をもって続けなければなりません。そこで、自分で自分の体調をコントロールする意識をもってもらえるように働きかけています。できるだけ自宅での生活が続けられるように、薬をうまく使うという意識です。たとえば、痛み止めであれば、どこに目標を置くか。眠れるようになればよいのか、テレビを見ているようなじっとしているときに痛まなければいいのか、散歩や買い物のときも痛みをなくしたいのか。身近な目標ごとに、薬の量や使い方を相談し、順次それが達成される実感を得てもらうようにします。こうした病気と治療とのつきあい方のサポートを続けていくと、抗がん薬の服薬スケジュールにしても、妻と旅行に行きたい、娘さんとのイベントを楽しみたい、といった意向に合わせて、患者さん自身が調整できるようになっていきます。

患者さんが今まで生きてきたなかで大事にしてきたもの、また、世代によっても、治療への向き合い方は違ってきます。私たちはそれらの数々の選択に寄り添いながら、薬の専門知識を生かし、患者さんたちが自分らしい人生を送れるように支援を続けています。（談）

がんばり過ぎから発想を転換
食べられるときに食べられるものを

食事問題へのアドバイス

栄養管理室・副栄養管理室長
管理栄養士
鈴木知子さん
栄養管理室・管理栄養士
星野早紀さん

●食べることは命と直結している

食事は、がん患者さん、特に胆道がん、膵臓がんで手術を受けた患者さん、化学療法を受けている患者さん、どちらにとっても切実な問題となりえます。おいしく食べられない、という状況になってみて、改めて、食べるということが、命（＝生きる）と直結していることに気づき、実感します。また、病気の治療は、医療者によって行われ、受け身の立場ですが、食事は自分でできる行為です。能動的に取り組めるだけに、一生懸命がんばる、ときにはがんばり過ぎて、食べられないことに落胆したり、自己嫌悪に陥ったりする患者さんは少なくありません。家族も同様です。何とか食べてほしいという気持ちから、三度三度、あれはどうだろう、これなら食べられるかとテーブルに食事を用意する。でも、やはり食事が進まない…。結果的に、本人と家族との関係がぎくしゃくしたり、楽しかった食事の時間が、互いの負担になったりすることもみられます。

●理想の食事にこだわらない

食事は、治療を継続する体力の維持という面からも、患者さんのＱＯＬにかかわる重要な問題です。管理栄養士は栄養管理・食事支援の観点から問題の改善に取り組みます。たとえば、体重減少や食欲低下、消化不良、下痢、便秘といった症状がみられる患者さんに対し、担当医、看護師からの連絡を受け、管理栄養士が面談を行うことがあります。病棟や通院治療センターなどに出向き、患者さんやときには家族から直接話を聞きます。問題の背景をできるだけ具体的に分析し、その内容に沿って、アドバイスを行います（次ページ表参照）。また、補完代替療法や健康食品に関する

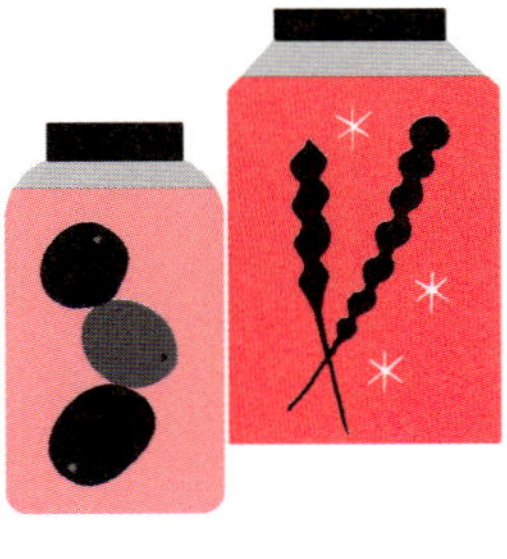

●食の悩みとその対策

悩み		対策
食欲がわかない 吐き気がする		・口あたり、のどごしのよいもの（果物、ゼリー、アイスクリーム、麺類など）を選ぶ ・補助食品を利用する ・量にこだわらず、食べられるものを食べられるときに（小さな食器に少量ずつ） ・吐き気が強いときは、冷たい料理で匂いを抑える
一度にたくさん 食べられない		・無理せず、食事量と回数を調整する
下痢		・食事量は控えめに ・消化のよいものを選ぶ ・整腸作用のある食品（乳酸菌飲料等）を取り入れる ・こまめな水分補給
口腔内の問題	口の中が痛い（口内炎）	・熱い、冷たい、固い、酸味や辛味など刺激の強いものは避ける ・とろみをつける
	味覚異常	・感じ方に合わせた味つけの工夫 ・口腔内を清潔に保つ

相談もあります。現在、がんに対する治療効果が科学的に証明されたものはなく、あまり極端な食事制限は勧めていません。

栄養管理室では年に4回、入院患者さんを対象に食事アンケートを行い、治療中の食事摂取量低下時に食べやすかったもの、食べにくかったものの情報提供をお願いしています。その結果のフィードバックとして、量が少ない食事や薄味対応などの味つけを調整した食事、〝さっぱりしたもの〟が食べやすい人向けの対応（果物、ゼリー類付加など）、普通食では食欲がわかない人向けの食事も用意しています。従来のバランスのよい定食スタイルにとらわれない、お茶漬けやラーメン、シリアルなどの軽食スタイルの食事は、どうしたら少しでも食べられるかに視点を変えた対応です。果物や汁物、ゼリー類など、無理なく食べられるものだけを提供することもあります。「食べられた」ことが自信につながり、患者さんの気持ちを前向きに変化させます。

食事は、個人や家庭ごとにそれまでの食習慣や価値観と密接に結びついているものです。そこにとどまったままだと、解決のきっかけはなかなかみつかりません。「カップ麺なら、食べられたという人がいましたよ」「規則正しく3回でなくてもいいんですよ」「少しの量をちょこちょこ食べるのもあり」「たまには外食もいいじゃない」「栄養補助食品を利用してみて」といった提案をすると、本人も家族も「できない」ことではなく、「できる」ことに目が向き、発想の転換につながる場合があります。食事は、コミュニケーションの場でもあります。できれば、苦痛の場であってほしくはありません。質も量も理想を求めるあまり、陥りがちな悪循環を断ち切るきっかけづくりが、私たちがかかわる意義だと考えています。（談）

仕事や経済面、退院後の暮らしなど、患者さんと家族の心配ごとに対応

生活の困りごとに耳を傾け、解決策をともに考える

がん相談支援センター

●がん相談支援センターは、がんにまつわる「よろず相談所」

がんの告知は、誰にとっても大きなできごとです。一瞬にして、これまでの生活が変わってしまったような気持ちになる方もいるでしょう。同時に、漠然とした不安を感じ、途方に暮れる方も少なくありません。さらに、治療が始まったあとも、病状や治療時期によって、さまざまな不安や困りごとが生じるのが現実です。

相談支援センターは、患者さんとその家族のあらゆる不安・困りごとに寄り添い、一緒に解決策を考える場です。療養中に直面する課題に対し、自身の力で乗り越えられるよう、次の一歩を踏み出す後押しをしています。

スタッフは、看護師や社会福祉士・精神保健福祉士の資格を有した医療ソーシャルワーカーで構成されています。医師ではないので、患者さんの個人的な病状や治療についての判断はできませんが、それ以外のさまざまな相談に応じています。

いわば「よろず相談所」のようなものです。最近では、メディアで紹介される機会が増えてきましたが、まだ認知度は高くありません。実際は、利用した多くの方々から「病院にこんなところがあるなんて。もっと早く知りたかった」という声が寄せられています。

これから、よくある相談を紹介していきます。当てはまる内容がありましたら、当院に限らず、近くのがん相談支援センターに立ち寄ってください。相談は無料です。

※がん相談支援センターは、全国の「がん診療連携拠点病院」(がん情報サービス「病院を探す」https://hospdb.ganjoho.jp/kyoten/)に設置されています。

●国立がん研究センター中央病院 相談支援センター

- 社会福祉士、精神保健福祉士が在籍
- 場所：8階患者サポート研究開発センター
- 窓口受付時間:9～16時(土日祝日除く)
- 電話相談時間：10～16時(土日祝日除く)
- 対面、TELにて対応
- 院内､院外の患者､家族､友人、地域関係者、がんに関心のある方など、どなたでもOK
- 予約の方優先
- 連絡先：TEL:03-3547-5293

●どんなことでも一人で抱え込まず、相談してください

相談支援センターに来たら、まず、考えていること、困っていること、知りたいこと、不安に感じていることを話してみてください。漠然とした内容でもかまいません。話すことで、内容が整理され解決すべき課題が明確になったり、それらの課題の優先順位が見えてきたりすることが多いのです。たとえば、早急に解決すべきことと、治療の状況を見ながら考えていってもいいことなどがはっきりしてきます。また、話していくうちに、自身では気づいていなかった別の課題が浮上してくることもあります。

●ソーシャルワーカーが大切にしていること

それは、相談のなかで、相談者の言葉に耳を傾け、その方のこれまでの生活や価値観、大切にしていることを軸に置いて、サポートすることです。

その方らしい、よりよい療養生活を送っていくために、相談者一人ひとりが、これから何を大切にしていきたいのかを知ることこそ、私たちの支援の第一歩であり、一貫した柱となっています。

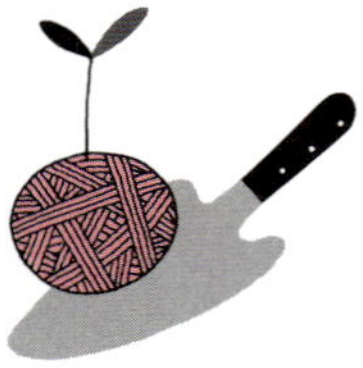

■不安や気持ちの落ち込みを感じたときも

- ・病名がわかり茫然《ぼうぜん》としている
- ・ショックで何も手につかない
- ・家族の前では弱音が吐けない。このまま、まっすぐ帰れない

診断時や再発がわかったときに、大きな衝撃や動揺を感じる患者さんや家族は少なくありません。また、「なぜ自分が」というやり場のない怒りに苦しんだり、気力がわかない日々が続いたり、ときには周囲に対し罪悪感を抱く方も多くみられます。

このような気持ちは自分のなかに抑え込まず、できるだけ自分らしい形で表出してみることが大切です。身近な人には話しづらいときこそ、相談支援センターの利用をお勧めします。その時点で具体的な解決策は見いだせなくても、話すことによって気持ちが軽くなった、という感想がたくさん寄せられています。他者へ話すことに抵抗のある場合は、別の方法（たとえば日記、メモ、SNS等）を利用することもできます。患者さんや家族どうしのサポートグループに参加することも一つの方法です。サポートグループに関する情報も相談支援センターで用意しています。そのほか、必要な方には医療的ケアへつなぐことも可能です。

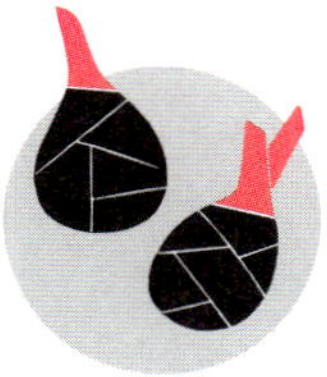

■治療や病院の選択に悩んだときも

・提示された二つの治療法、どちらを選ぶか悩んでいる
・標準治療と臨床試験の違いがわからない
・病院の実績が知りたい
・医師の説明が十分理解できなかった
・免疫療法やゲノム医療について教えてほしい
・民間療法、代替医療は有効か
・セカンドオピニオンを受けたいと考えているが、担当医にいい出せない
・将来、子どもが欲しいと思っている。治療を受けても大丈夫か

治療にまつわる相談はとても多く、やはりいちばんの関心事のようです。

前述のように、相談支援センターのスタッフは医師ではないので、個々の治療に関して提案することはありません。

治療の選択や病院選びは、本当に悩ましい課題です。こんな相談を受けたときは、患者さんや家族の価値観、生き方、生活状況、仕事、趣味など「大切にしたいこと」を一緒に考えることから始めています。たとえば、今手がけている仕事を形にするまでは治療と仕事を両立したい、娘の家の近くで治療を受けたい、趣味を続けたいのでできるだけ副作用の少ない治療を受けたいなど、話を聞いているうちに大切にしたいことが見えてきます。そのうえで、どのように考えていくかを具体的に検討していきます。多くの方は「治療のための生活」を考えがちですが、「治療は生活の一部」であることに気づいてほしいと願っています。

また、昨今はメディアやインターネットに、がんにまつわるさまざまな情報が氾濫《はんらん》していて、信頼できる情報や、自身にとって必要な情報を選ぶことは容易ではありません。相談支援センターでは「がん専門相談員」の研修を受けたスタッフが信頼できる情報をわかりやすく説明しています。

当院以外の地域の病院の探し方や診療実績など、必要に応じた情報提供も行っています。

セカンドオピニオンを希望しても、担当医にいい出せないという相談もとても多く寄せられています。セカンドオピニオンは、今では一般的なことであり、患者さんや家族が気にするほど、医師は特別なこととは感じていません。それよりも、患者さんや家族が納得して治療に臨み、治療が進んだときに後悔しないために、セカンドオピニオンを勧めています。担当医への上手な切り出し方も一緒に考えます。

当院の患者さんとの相談の場合は、必要に応じて、担当医や看護師等、各専門職と連携をとっています。

■経済面の課題は、療養に直結する問題です

・診断を受けて真っ先に思いついたことはお金のこと。高額な治療費は払えない
・高額療養費制度について教えてほしい
・治療の副作用が強くて仕事に出られないが、利用できる制度があるか
・自分は障害年金の対象になるか

制度の申請・手続きは煩雑でめんどうなものです。特に高齢の方には難しい作業です。しかし、利用しない手はありません。周囲のサポートが得られない場合は相談支援センターがお手伝いします。

一般的に「がんの治療はお金がかかる」という印象をもたれています。確かに、抗がん薬などには高価なものが多く、驚くことがあるかもしれません。しかし、わが国の医療制度は手厚く整備されていて、「思ったほどかからなかった」とほっとされる方も多いのです。

それでも、これまでの生活費に治療費が上乗せとなるわけですから、想定外の出費が毎月続くことになります。住宅ローンや教育費を抱えている働き世代の方、年金や貯蓄で暮らしている高齢世代の方、事情は違っても、誰もが不安を感じるのは当然のことです。

ここでは、基本の助成制度を紹介します。多くの制度は、自己申告制なので、「知って」「利用する」ことを強くお勧めしています。

●基本の助成制度

①高額療養費制度

医療費には自己負担限度額があり、実際に支払った治療費（負担額）が、一定の計算式に基づいた限度額を超えると、超えた額が払い戻しになります。この制度には「多数回該当」や「限度額適用認定証」の取得、「合算制度」等、知っておくと助かる規定があります。申請方法は、加入している公的医療保険に問い合わせてください。

②障害年金制度　③身体障害者手帳

この二つは対象と認定されるために、いくつか条件があります。認定にあたっては病状も大きく関係してきますので、まず担当医や年金事務所、市区町村の窓口等に相談してください。

④医療費控除

１年間（1 ～ 12月）に支払った医療費に応じて所得税や住民税が減税されます。居住地の税務署が窓口です。

⑤生活福祉資金貸付制度

各市区町村の社会福祉協議会が窓口となり、低金利もしくは無利子で治療費を貸し付けます。返納は必要ですが、一時的には助かる制度です。

⑥傷病手当金

健康保険組合等に加入している被保険者が、業務外の病気やけがのため、仕事を休み、報酬を受けられないときに支給されます。最長で１年半受給が可能ですが、受給条件があるので注意が必要です。保険証に記載されている保険者に問い合わせてください。

■仕事と治療の両立で悩んだら

・病気について、職場にどう伝えればよいか
・伝えることにより、不利が生じないか心配
・治療の副作用が出た場合の働き方の工夫があれば教えてほしい
・職場への相談のしかたがわからない
・休職のタイミングや利用できる制度、傷病手当金について知りたい
・治療を受けながらできる仕事があるか？

病気について伝えるかどうかは、個人の考え方や仕事の内容によっても違います。また、雇用形態、勤続年数、職種等により、職場との相談方法や利用できる制度も違います。

仕事との両立について配慮すべき点を、必ず担当医に確認することも大切です。

現在は、医療の進歩により、がんの治療中であっても、仕事との両立が可能な時代となりました。国でも「がん対策基本法」のなかで、がん患者の治療と仕事の両立を掲げており、最近では、患者側だけでなく、受け入れ側の事業者にもその対応が求められています。しかし、今でも「治療に専念するために仕事を辞める」「治療と仕事の両立は困難だ」と考える患者さんも多く、診断時や治療開始のタイミングで仕事を辞めてしまうことも少なくありません。仕事の継続に対する最終判断は、病状はもちろんですが、その患者さんの価値観や経済状況にもよります。

実際、通常の生活費に治療費が上乗せとなるなか、退職による収入減は生活に直結する大きな問題となります。また経済面だけでなく、患者さんによっては、精神面にも大きく影響することがあります。仕事に生きがいを感じていたり、仕事を通して社会とのつながりを得ていたりすると、退職により逆に治療に対するモチベーションの低下を招いたり、病気と向き合わざるをえない時間が増えてしまったという話も多く聞かれます。

また、休職中であっても職場に籍を置くことにより、利用できる傷病手当金（前ページ参照）のような制度もあります。できれば、退職という答えを急がずに、両立が可能となる方法を探ってみることから始めてください。

●国立がん研究センター中央病院の就労支援

当院では、医療ソーシャルワーカーのほかに、社会保険労務士やハローワークの就労ナビゲーターによる出張相談会を毎週１回程度実施し、勤務先との労働環境についての相談や職業紹介など、より専門的な相談に応じています。当院で治療中の患者さんだけでなく、院外の方にも対応しています。

要予約となりますので、希望する方は、相談支援センターに連絡してください。

■家族、周囲とのかかわりで悩むときも

・病気について、家族や周囲にどう伝えればいいのかわからない
・患者への言葉かけが難しい
・不安やイライラが募り、ついつい家族に当たってしまう

精神面の課題は、心のもちようでもあります。ときには視点を変えることも必要です。

患者さんと家族、友人、職場の方など、その関係性により、どのように伝え、どのように支えるかは一様ではありません。しかし、がんになってもこれまでの生活と大きく変わることなく、良好な関係で過ごしていきたいと誰もが望んでいるはずです。相談支援センターでは、その一人ひとりに合った上手なコミュニケーションのとり方、言葉かけの工夫、支え方を一緒に考えます。

●言葉かけに悩んだら…

「がんばって」「負けないで」は患者さんにとって、苦しいときもあるようです。言葉がなくても、患者さんの話にうなずく、隣に座って背中をさするなど、気持ちを伝えるほかの方法を探してみましょう。

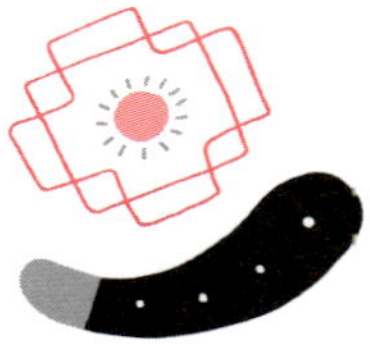

■療養生活に不安や困りごとが生じたら

・治療中、子どもたちの世話をどうしよう
・介護サービスを利用してみたいが、初めての経験で進め方がわからない
・一人暮らしでも安心して過ごせるようなサービスがあるだろうか

介護サービスの利用や家族以外の方のサポートに対し、抵抗を感じる患者さんも少なくありません。しかし、本人だけでなく、家族も安心して過ごせる環境を整えることが、よりよい療養の基盤になります。

治療の影響や病状の進行により、これまでの生活になんらかの障害が生じることが考えられます。そのようなときは、患者さん自身や家族内だけでその問題を解決しようとせず、周囲の援助や公的サービスの利用を検討することも大切です。初めての経験では、わからないことが多いものです。相談支援センターでは、公的サービスに限らず、ニーズに合った援助の案内と調整を手助けしています。

・介護保険を利用したサービスや福祉用具の購入、レンタル
・訪問看護／・子どもの一時保育／・家事代行
・介護付きタクシー、通院の同行　など

■緩和ケアへの専念を考えるときにも

・担当医から、今の治療が最後といわれたが、ほかに治療法がないのか。ほかの病院で受けられる治療があるのではないか
・緩和ケアって、どんなケアなの?
・緩和ケア病棟の情報が知りたい
・自宅で最期まで過ごしたい。どんな準備が必要か

治療方針の転換時、特に積極的な治療を終了し、緩和ケアに専念する方針を決めなければいけないときは、誰にとっても厳しい選択を迫られます。しかし、避けては通れない課題であることも事実です。できるだけ、納得して次の療養に進んでいけるよう、家族や医療者との相談を重ねることが大切です。セカンドオピニオンの利用も方法の一つです。

ここでは、主に「積極的がん治療の終了後に受ける緩和ケア」について述べます。

がん治療と並行して受ける緩和ケアと積極的な治療終了後に受ける緩和ケアとで、その内容は大きくは変わりません。しかし、当院のように専門の緩和ケア病棟をもたない多くの施設では、積極的がん治療終了後の療養を支えてもらえる新たな環境、緩和ケアチームを整えることが必要となります。これは、ともに病気と向き合ってきた医療者にとっても、つらい状況です。

また、環境を整えるといっても、実際は簡単に進められるものではありません。そこには患者さんと家族の価値観の違い、家族構成、生活状況、経済面、地域の社会資源など、多くのことがかかわってくるからです。大切な時間であるからこそ、限られた条件のなかでも、できるだけその人らしい療養生活であってほしいと考えています。

具体的には「患者さん自身が、どこで、どんなふうに過ごしたいか。周囲の方は、どんなサポートができるか」という、一人ひとりの気持ちや考えを尋ねることから始めます。デリケートな話になりますが、とても大切な部分ですので、できれば治療中の時期から、「何を大切にしたいか」を周囲の方々と話し合っておくことをお勧めします。

●地域との連携

自宅で受ける緩和ケアは、訪問診療と訪問看護が主となり、病院での緩和ケアと同様の医療を受けることが可能です。さらに、介護サービスも上手に利用することで、希望があれば最期まで自宅で過ごすこともできます。

当院の相談支援センターでは、地域の医療情報をできるだけ集め、患者さんや家族の意向や生活に沿った緩和ケアが受けられる環境づくりのサポートをしています。今後はますます、地域が、がん患者を支える時代になります。地域とのよりよい連携も、私たちに求められる重要な役割です。

家族とのかかわり方

膵臓がん治療中のAさん（男性・50歳代）

Aさんは膵臓がんの診断を受け、抗がん薬治療のために定期的に病院へ通いつつ、体調に合わせて出勤しています。しかし、出勤日数が減ることにより収入が不安定となり、経済的な問題があると相談支援センターを訪れました。

Aさんはぽつりぽつりと話します。「職場の人にはがんのことを理解してもらい、仕事を補ってもらっています。給料が減った分は、妻がパートに出てくれているので助かっています…」。

話を伺うなかでAさんの真の悩みは、一家の大黒柱として家計を支えてきたのに、減収によりそのパワーバランスが崩れ、家族関係がぎくしゃくしてしまったということでした。「奥さまの収入に頼ることが心苦しかったんですね。今は治療中という特別な時期です。頼る・頼られるのが家族なんだと視点を変えて、奥さまやご家族へねぎらいを伝えることを一緒に考えませんか」。

後日、Aさんは、妻へ今の気持ちを伝えたところ、ぎくしゃく感じていたのはAさんだけで、拍子抜けしたとの報告でした。ものを見るモノサシの目盛りを少し変えるだけで、意外に楽になるのかもしれません。

家事ができなくなったとき

胆道がん治療中のBさん（女性・40歳代）

Bさんは胆道がんの抗がん薬治療を受けています。抗がん薬の副作用により、だるさ、指先のしびれを感じ、今までどおり家事がこなせないことを悩み、家政婦さんや手伝ってくれる人を探せないかと相談支援センターを訪れました。

Bさんは「私が動かないと、家の中が滞ってしまうんです。洗濯も掃除もしたいけど、どうにも体がいうことをきいてくれなくて」と訴えました。介護保険で患者さん自身の家事援助を依頼できる場合もありますが、Bさんには十代の息子さんをはじめ、同居の家族が何人もおられました。お金をかければ家政婦さんも利用できるかもしれませんが、人の手はありそうです。「具体的に何をどうしてほしいか、ご家族へ伝えることを一緒に考えましょう」と提案しました。

そしてBさんは、洗濯機や炊飯ジャーの使い方マニュアルを作り、ゴミ捨て当番、お弁当箱は自分で洗う、洗濯物は取り込むなど、それぞれ家族にちょっとずつ仕事を割り振りしました。家族とはいえ、「察してほしい」は通じないものです。どれだけ具体的に願いごとを伝えるかによって、解決できることもあるようです。

治療と仕事の両立

膵臓がん治療中のCさん（男性・50歳代）

Cさんは、会社の健康診断でがんの疑いを指摘され、膵臓がんの診断を受けると同時に、医師より「仕事はあせって辞めないように」とアドバイスされました。もちろん辞めたくはないが、どうやって治療と仕事を両立できるのか、それを職場にどのように伝えたらいいのかと相談支援センターを訪れました。

Cさんは「がんと伝えたら解雇されてしまうのではないか」と不安そうにいいました。「どのように職場の人に配慮してもらえたら仕事を続けられそうですか？」と尋ねたところ、Cさんはこれから受ける治療の抗がん薬の名前や副作用がどのようなものか把握していないことに気づきました。

後日Cさんは、職場の信頼できる上司に面談を申し入れ、病名と治療のスケジュール、副作用を伝えつつ、引き続き会社に貢献したい熱意を示しました。その結果、当面夜勤は免除、通院日は休みをとりやすいような仕事の分担にしてもらいました。「自分を説明できる」ことは相手の理解を得る大きな一歩かもしれません。

がんの夫を支えていく

膵臓がん患者の妻Dさん（60歳代）

Dさんは、膵臓がん患者の妻で、抗がん薬治療を受ける夫を献身的に支えています。夫は仕事一筋で、長年勤めた職場を定年退職し、これからは妻と二人で旅行や趣味を楽しもうと話し合っていた矢先、膵臓がんの診断を受けました。Dさんはショックでふさぎ込む夫に、散歩や患者会を勧め、バランスのとれた食事を心がけて作り、ほかに何かできることはないかと相談支援センターに来られました。

お話を詳しく伺うと、Dさんは夫に用意した食事を食べてもらえなかったり、明るく振る舞っても「ああ」「うん」と返答されたりすることを苦しく感じているとわかりました。「Dさんは十分がんばっておられ尊敬します。でも共倒れになってしまわないような方法を一緒に考えましょう」。

Dさんによると、夫はもともと小食で、大勢の輪に入るより妻と二人で穏やかに過ごすことを好まれる方でした。夫を患者である前に個人としてとらえ、今まで大切にしてきたことに思いをはせると見えてくる寄り添い方があるかもしれません。

（清水理恵子／社会福祉士・松永直子／社会福祉士、精神保健福祉士、認定医療社会福祉士）

患者さんと家族のための教室とサロン●

膵臓がん・胆道がんと診断されて不安を感じている患者さんや、どのように支えたらよいかと悩んでいる家族をサポートするための場として、「膵がん・胆道がん教室」「膵がん・胆道がん患者・家族サロン」が設けられています。

■膵がん・胆道がん教室　療養を支える「松葉杖」になりたい

信頼できる情報を届けることで、少しでも不安を取り去る

膵臓がんと胆道がんは、非常に手ごわいがんとして知られています。患者数の少なさなどを背景に、5大がん（胃がん、大腸がん、乳がん、肝臓がん、肺がん）に比べると、病気について正しい知識を知っておきたい、治療法を選ぶために理解を深めたいといった患者さんや家族の要望があっても、信頼できる情報が少ないのが実情です。

「知らない」ことは、不安につながります。不安を抱えたまま治療に臨むことは望ましくありません。

そこで、「単に治療を行うだけではなく、もっと患者さんや家族に寄り添い、安心して治療に向き合える環境を整えることも、重要な役割である」という医療者の考えのもと、2007年6月より、この教室が開催されています。

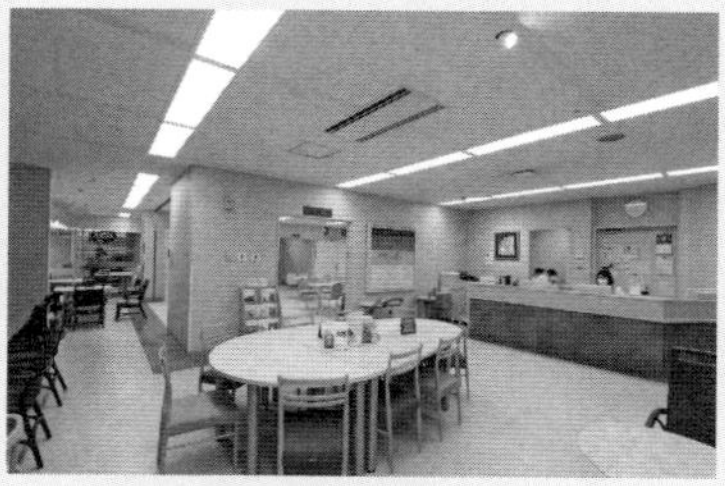

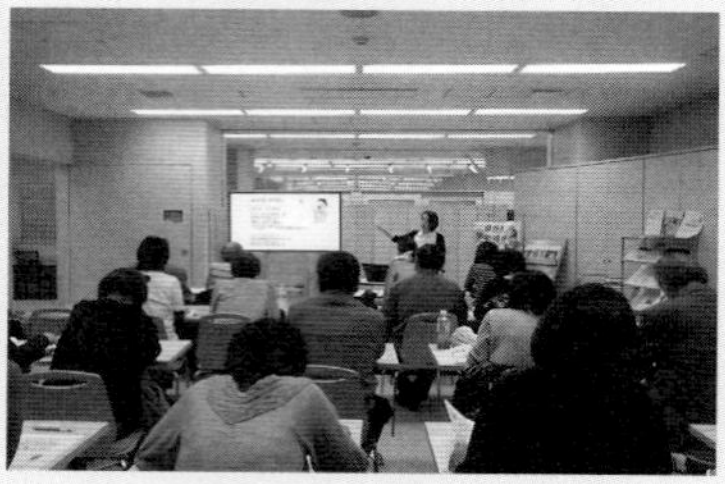

膵がん・胆道がん教室は「患者サポート研究開発センター」にあるレクチャールームで開かれている

医療者にとっても有意義な場

この教室の大きな特徴は、講師が多職種によって構成されていることです。患者さんや家族にとって有用であるだけでなく、チーム医療によって、緩和医療や緩和ケアの機能を高めることが示され、患者さんを中心にかかわり合うスタッフは、互いの専門性を認め合い、連携がスムーズに行われるようになっています。

- **講師**：テーマによって、医師、臨床心理士、看護師、薬剤師、管理栄養士、相談支援センターの医療ソーシャルワーカーなどが適宜講師を務める
- **テーマ**：食事のとり方、ストレスの対処法、仕事と治療の両立、アドバンス・ケア・プランニング、制度の利用法など、病気や治療の知識だけでなく、生活に密着した幅広い内容

■膵がん・胆道がん　患者・家族サロン　病気と上手につきあい　自分らしく生活するために

膵がん・胆道がん教室の参加者から「同じ病気の者どうしで話をしてみたい」「患者や家族の経験談を聞きたい」という希望が多く寄せられ、2016年6月より開設されました。患者さんや家族どうしが互いに情報交換したり、経験を共有したりする場となっています。悩んでいるのは自分だけではない、同じようなつらさを経験している人もいるという共感が得られることは、患者さんや家族の大きな支援となっています。

- **進行形式**：患者さんや家族どうしのグループに、医療者がファシリテーター（会話や交流を促す役）として加わり進行。

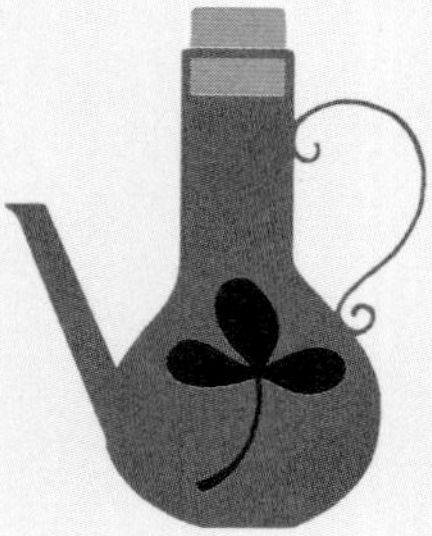

胆道がん・膵臓がん治療にかかる費用の例

国立がん研究センター中央病院にて胆道がん・膵臓がん治療を受けた場合の、標準的な費用の例です。

ここに示した費用以外に、必要に応じて診察費・その他の検査費・入院費・処置費などの諸費用がかかります。患者さんの病状によってもかかる費用は変わってきます。また治療を受ける医療機関によっても費用は異なる場合があります。

(2018年12月現在)

＊自己負担額は、公的医療保険適用による3割負担の金額の概算です。
＊男性、63歳、身長165㎝、体重60㎏をモデルケースとしています。
＊制吐剤は一般的に使用されるものを使い、ジェネリック医薬品を使用しています。
＊医療機関や薬局の窓口で支払う医療費が1カ月（1日から末日まで）で上限額（自己負担限度額）を超えた場合、その超えた額が公的医療保険から払い戻しを受けられる「高額療養費制度」が利用できます。

胆道がん

患者さんの自己負担額（3割負担の場合）

●検査

超音波（エコー）検査	1,800円
MDCT：マルチスライスCT	9,500円
上部消化管内視鏡	3,500円
MRI検査	13,600円
MRCP：磁気共鳴胆管膵管造影	28,000円
PTC：経皮経肝胆道造影	3,100円
ERC：内視鏡的逆行性胆管造影	4,600円
EUS：超音波内視鏡検査	4,500円
PET：陽電子断層撮影	61,000円
病理検査	4,900円

●手術・処置

門脈塞栓術（血管塞栓術）	100,000円
拡大肝葉切除 ＋ 肝外胆管切除	500,000円
膵頭十二指腸切除	270,000円
PTBD（経皮的胆道ドレナージ）	50,000円
内視鏡的胆道ドレナージ	50,000円

●化学療法（1サイクル当たり）

ゲムシタビン＋シスプラチン併用療法	16,000円
ゲムシタビン単独療法	11,000円
S-1単独療法	12,000円

膵臓がん

患者さんの自己負担額（3割負担の場合）

●検査

超音波（エコー）検査	1,800円
造影CT検査	12,900円
MRI検査	6,600円
MRCP：磁気共鳴胆管膵管造影	28,000円
EUS：超音波内視鏡検査	4,500円
ERCP：内視鏡的逆行性胆管膵管造影	14,000円
PET：陽電子断層撮影	61,000円
病理検査	4,900円

●手術・処置

膵頭十二指腸切除術	270,000円
膵体尾部切除術	200,000円
膵全摘術	350,000円
内視鏡的胆道ドレナージ	40,000円
内視鏡的十二指腸ステント留置	110,000円

●化学療法（1サイクル当たり）

ゲムシタビン単独療法	11,000円
S-1単独療法	12,000円
FOLFIRINOX療法 （レボホリナートカルシウム＋フルオロウラシル＋イリノテカン＋オキサリプラチン）	15,000円
ゲムシタビン+ナブパクリタキセル併用療法	99,000円
S-1＋放射線療法	302,000円

患者支援団体パンキャンジャパン

Pancreatic Cancer Action Network すい臓がんアクションネットワーク

－合い言葉はすい臓がん撲滅－

特定非営利活動法人パンキャンジャパン（PanCAN Japan）は、日本最大の膵臓がん患者の支援団体です。アメリカの非営利団体膵臓がんアクションネットワーク（PanCAN）の日本支部として2006年に発足し、膵臓がんの早期発見と治療のために、研究者や医療者の支援、患者や家族のサポートなど、〝すい臓がん撲滅《ぼくめつ》〟を合言葉に、より充実した膵臓がんコミュニティの構築を目指し、全国的な活動を展開しています。

自分の病気を知る、経験を分かち合う、ともに行動して社会に働きかけるといった患者に向けた啓発活動として、医療セミナーや勉強会、患者サロンなどのイベントが企画、開催されています。さらに、患者のみならず、医療者や研究者への支援に対しても精力的です。2011年より「パンキャン賞」を設け、日本膵臓学会を通じて、優秀な基礎研究者、臨床研究者、若手研究者に授与す

●PanCAN Mission Statement：パンキャンジャパンのミッション

①**Advance Research：研究者・医療者支援**
我が国のがん研究支援、膵臓がん研究者と海外の研究者とのコラボレーション、家族性膵がん登録システムの支援、研究シンポジウム資料の提供

②**Support Patients：患者・家族支援**
最新情報をウェブサイトに掲載、電話相談センター、シンポジウム・セミナー、相談会・勉強会を通して提供

③**Create Hope：希望を創る**
草の根運動をとおしてパープルリボン運動、政策提言活動

ホームページ　https://pancan.jp/
SNS（ソーシャルネットワークサービス）
Facebook　https://www.facebook.com/pancanjapan
Twitter　https://twitter.com/PanCANJapan

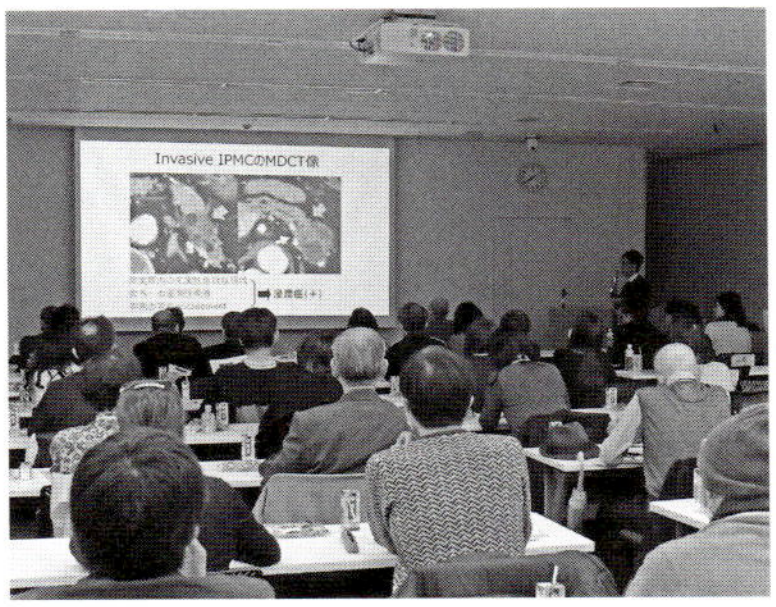

国立がん研究センター中央病院の医療者の協力のもとに開かれた「膵がん勉強会スプリングスペシャル」

る活動も始まっています。

ウェブサイトは、膵臓がんの基礎的な知識から検査法、治療法の解説、ビデオ講座、医療者向けのインフォームドコンセントのアプリ、膵臓がん経験者の体験記など、多角的な視点で、さまざまなニーズにこたえる構成となっています。

特に、海外とのネットワークを生かした情報収集能力に優れ、最新の臨床試験情報をはじめ、米国臨床腫瘍学会（ＡＳＣＯ）やジョンズ・ホプキンズ、メイヨー・クリニックなど第一線の米国の医療機関の最新情報など、国内も含め研究開発の動向や治療法の最前線については、タイムリーに更新され、その内容は充実しています。

国際的な標準治療の早期承認を目指し、ドラッグラグを解消するための署名運動など、政策提言にも積極的に取り組んでいます。

膵臓がんだけでなく、希少がんの患者さんなども広く支援

NPO 法人パンキャンジャパン　理事長　**眞島喜幸**さん

2006年4月、妹（当時49歳）を膵臓がんで亡くし、その年にパンキャンジャパンを立ち上げました。妹が告知を受けてから、アメリカの情報も随分集めましたが、その際にロサンゼルスのパンキャンの本部にもお世話になりました。活動内容を知るにつれ、日本でもこういう団体があったら、膵臓がんの患者さんや家族の方々の助けになるのではないかとの思いが募った結果です。

妹の18カ月の闘病期間で、私たち家族はチームとして彼女を応援し続けました。ありがたいことに、妹の夫の職場の方々など周囲の人たちもいろいろな側面で協力してくれました。妹は、がんであっても笑顔も絶えず、元気に過ごし、私たちはその姿に本人一人ではなく、チームで闘うことの大切さを知らされ、今もそれは訴えたいことの一つです。

ドラッグラグの問題も、そのときに体験しています。国際標準の治療薬がなぜ、日本で使用できないのか。難治といわれる膵臓がんの治療法の選択の幅を少しでも広げるために、積極的に国に働きかけ政策提言を行う、社会全体で研究を支援する体制をつくるというのもパンキャンの活動の柱です。

私自身も家族性膵がんの疑いのあるIPMN患者として経過観察を続け、2012年に膵臓がん（ステージ0）と膵腫瘍（神経内分泌腫瘍：NET）がみつかり、膵臓を全摘しています。早めに検査を受け、早期発見につながったことは、妹に感謝しています。情報や経験の共有によって、主体的な行動を起こすこと（アクション）が、がんの予防や予後の改善につながると実感しています。

私の腫瘍が希少がんに分類されるNETであったことから、希少がんの置かれた環境の改善を目指し、一般社団法人日本希少がん患者会ネットワークを設立しました。2018年8月には、国立がん研究センターの産学共同プロジェクト「MASTER KEYプロジェクト」との連携協定を締結し、希少がんの患者の情報、データベースの構築、ゲノム医療を応用した治療機会の提供など、少しでも希少がんの患者さんが希望をもてるような活動を展開していこうと思っています。

（談）

胆道がん・膵臓がんの治験・臨床試験で実績のある主な医療機関リスト

日本各地で、数多く「胆道がん・膵臓がん」の治験・臨床試験を行っている主な医療機関リストです。本資料は、日本臨床腫瘍研究グループ（JCOG）の肝胆膵グループに参加している医療機関を参考とし、編集部が許可を得て掲載しております。

なお、治療を受ける際は、必要な紹介状や検査データなどの診療情報について、各医療機関までお問い合わせください。また、治験や臨床試験の内容や期間、費用などは、それぞれの医療機関によって異なります。　（2018年12月28日現在）

出典：JCOG（日本臨床腫瘍研究グループ）ホームページ　http://www.jcog.jpより引用、改変

医療機関名	郵便番号	住所	電話番号
JA北海道厚生連 札幌厚生病院	060-0033	北海道札幌市中央区北3条東8-5	011-261-5331
北海道大学病院	060-8648	北海道札幌市北区北14条西5丁目	011-716-1161
手稲渓仁会病院	006-8555	北海道札幌市手稲区前田1条12-1-40	011-681-8111
東北大学病院	980-8574	宮城県仙台市青葉区星陵町1-1	022-717-7000
栃木県立がんセンター	320-0834	栃木県宇都宮市陽南4-9-13	028-658-5151
自治医科大学附属病院	329-0498	栃木県下野市薬師寺3311-1	0285-44-2111
埼玉県立がんセンター	362-0806	埼玉県北足立郡伊奈町大字小室780	048-722-1111
千葉県がんセンター	260-8717	千葉県千葉市中央区仁戸名町666-2	043-264-5431
千葉大学医学部附属病院	260-8677	千葉県千葉市中央区亥鼻1-8-1	043-222-7171
国立がん研究センター 東病院	277-8577	千葉県柏市柏の葉6-5-1	04-7133-1111
国立がん研究センター 中央病院	104-0045	東京都中央区築地5-1-1	03-3542-2511
国立国際医療研究センター病院	162-8655	東京都新宿区戸山1-21-1	03-3202-7181
東京女子医科大学病院	162-8666	東京都新宿区河田町8-1	03-3353-8111
がん研究会有明病院	135-8550	東京都江東区有明3-8-31	03-3520-0111
帝京大学医学部附属病院	173-8606	東京都板橋区加賀2-11-1	03-3964-1211
杏林大学医学部付属病院	181-8611	東京都三鷹市新川6-20-2	0422-47-5511

医療機関名	郵便番号	住所	電話番号
神奈川県立がんセンター	241-8515	神奈川県横浜市旭区中尾2-3-2	045-520-2222
横浜市立大学附属 市民総合医療センター	232-0024	神奈川県横浜市南区浦舟町4-57	045-261-5656
聖マリアンナ医科大学病院	216-8511	神奈川県川崎市宮前区菅生2-16-1	044-977-8111
北里大学病院	252-0375	神奈川県相模原市南区北里1-15-1	042-778-8111
東海大学医学部付属病院	259-1193	神奈川県伊勢原市下糟屋143	0463-93-1121
新潟県立がんセンター新潟病院	951-8566	新潟県新潟市中央区川岸町2-15-3	025-266-5111
富山大学附属病院	930-0194	富山県富山市杉谷2630	076-434-2281
金沢大学附属病院	920-8641	石川県金沢市宝町13-1	076-265-2000
静岡県立静岡がんセンター	411-8777	静岡県駿東郡長泉町下長窪1007	055-989-5222
愛知県がんセンター 中央病院	464-8681	愛知県名古屋市千種区鹿子殿1-1	052-762-6111
京都大学医学部附属病院	606-8507	京都府京都市左京区聖護院川原町54	075-751-3111
大阪国際がんセンター	541-8567	大阪府大阪市中央区大手前3-1-69	06-6945-1181
国立病院機構 大阪医療センター	540-0006	大阪府大阪市中央区法円坂2-1-14	06-6942-1331
近畿大学医学部附属病院	589-8511	大阪府大阪狭山市大野東377-2	072-366-0221
関西医科大学附属病院	573-1191	大阪府枚方市新町2-3-1	072-804-0101
神戸大学医学部附属病院	650-0017	兵庫県神戸市中央区楠町７-5-2	078-382-5111
兵庫医科大学病院	663-8501	兵庫県西宮市武庫川町1-1	0798-45-6111
兵庫県立がんセンター	673-8558	兵庫県明石市北王子町13-70	078-929-1151
山口大学医学部附属病院	755-8505	山口県宇部市南小串1-1-1	0836-22-2111
国立病院機構 四国がんセンター	791-0280	愛媛県松山市南梅本町甲160	089-999-1111
高知医療センター	781-8555	高知県高知市池2125-1	088-837-3000
国立病院機構 九州がんセンター	811-1395	福岡県福岡市南区野多目3-1-1	092-541-3231
九州大学病院	812-8582	福岡県福岡市東区馬出3-1-1	092-641-1151
長崎大学病院	852-8501	長崎県長崎市坂本1-7-1	095-819-7200

本書の執筆者

国立研究開発法人　国立がん研究センター中央病院

■肝胆膵内科

奥坂 拓志（おくさか　たくじ）

森実 千種（もりざね　ちぐさ）

肱岡　範（ひじおか　すすむ）

坂本 康成（さかもと　やすなり）

大場 彬博（おおば　あきひろ）

丸木 雄太（まるき　ゆうた）

永塩 美邦（ながしお　よしくに）

前原 耕介（まえはら　こうすけ）

〔研究所　臨床ゲノミクス研究ユニット〕

柴　知史（しば　さとし）

大本 晃弘（おおもと　あきひろ）

■肝胆膵外科

島田 和明（しまだ　かずあき）

■放射線診断科

曽根 美雪（そね　みゆき）

菅原 俊祐（すがわら　しゅんすけ）

■放射線治療科

伊丹　純（いたみ　じゅん）

■相談支援センター

清水 理恵子（しみず　りえこ）

松永 直子（まつなが　なおこ）

（敬称略）

●編集

国立研究開発法人　国立がん研究センター中央病院 肝胆膵内科

肝胆膵内科長

奥坂　拓志（おくさか　たくじ）

※所属・肩書きは、平成31年１月現在のものです。

国がん中央病院　がん攻略シリーズ

最先端治療　胆道がん・膵臓がん

平成31年２月27日　第１刷発行
令和４年９月14日　第２刷発行

編　　著　国立研究開発法人
　　　　　国立がん研究センター中央病院
　　　　　肝胆膵内科、肝胆膵外科、他
発 行 者　東島俊一
発 行 所　株式会社 法 研
　　　　　〒104－8104　東京都中央区銀座1－10－1
　　　　　電話03（3562）7671（販売）
　　　　　http://www.sociohealth.co.jp
編集・制作　株式会社 研友企画出版
　　　　　〒104－0061　東京都中央区銀座1－9－19
　　　　　法研銀座ビル
　　　　　電話03（5159）3722（出版企画部）
印刷・製本　研友社印刷株式会社

0123

ISBN 978-4-86513-553-4　定価はカバーに表示してあります。